도해 스트레칭 해부 개정2판

유연성 증진 및 부상 재활 도해 지침서

2nd Edition

JN450262

도해

스트레칭 해부

유연성 증진 및 부상 재활 도해 지침서

The Anatomy of

Stretching

your illustrated guide to flexibility and injury rehabilitation

개정 2판

Brad Walker

영 문 출 판 사

옮긴이

정연옥 동원대학교 보건운동관리과 교수
AFAA Certified & Consultant (Yoga, Pilates, Personal Trainer, Group Exercise)

김정한 동원대학교 보건운동관리과 겸임교수
건국대학교 대학원 체육학 석사 졸업
AFAA Certified Yoga/Pilates Instruction

임규돈 PT, DC. 모던필라테스 협회 명예회장

유미정 동원대학교 보건운동관리과 외래교수
건국대학교 대학원 체육학 석사 졸업
AFAA Certified Yoga/Pilates Instruction

문재영 동원대학교 보건운동관리과 외래교수
세계 에어로빅스 협회 회장
세계 Life 요가 협회 회장

김효철 원광디지털대학교 한방미용예술학과 교수

The Anatomy of Stretching, Second Edition
by Brad Walker

Translation and adaptation of the second English language edition.

Copyright © 2011, by Brad Walker/Lotus Publishing and North Atlantic Books.

Translation Copyright © 2014 Yeong Mun Publishing Company.

본 책은 영문출판사와 저작권자와의 계약에 따라 발행한 것이므로 이 책의 복제는 저작권법에 의해 금지되어 있으며
본 책은 저작권자의 허락없이는 어떤 자료도 복제할 수 없습니다.

도해 스트레칭 해부 개정 2판

유연성 증진 및 부상 재활 도해 지침서

2014년 3월 5일 초판인쇄
2014년 3월 12일 초판발행

지은이 : Brad Walker
옮긴이 : 정연옥 외
발행인 : 박 병 조
발행처 : 도서출판 영문출판사
등 록 : 1987년 12월 21일 제2-419호
주 소 : 서울시 강남구 삼성동 69-1
전 화 : (02)514-5590, 776-5590
팩 스 : (02)756-8943
홈페이지 : www.ymsbook.net
E-mail : yeongmunsa@empal.com
정 가 : 22,000원
ISBN 978-89-7224-345-0 93510

※ 파본은 교환해 드립니다.

차 례

제5장 배 근육 스트레칭 (Stomach) 65

제6장 등과 옆쪽 스트레칭 [Back and Sides(Upper, Middle, and Lower)] 73

제7장 엉덩관절과 볼기 스트레칭 (Hips and Buttocks) 97

제8장 넙다리네갈래근 스트레칭 (Quadriceps) 111

이 책의 사용법

『*스트레칭 해부*』는 스트레칭과 유연성의 기초, 해부학과 생리학 그리고 135가지의 독특한 스트레칭운동을 어떻게 수행할 것인가에 대한 실질적인 적용에 관한 균형 있는 이론적 정보를 제공하기 위하여 계획되었다. 모든 스트레칭운동은 신체 어느 부분이 스트레칭되느냐에 따라 색인을 달았고 나아가 정확하게 어느

근육이 목표가 되는지에 대한 더 많은 정보를 제공하였다.

각각의 스트레칭 부분에는 상세한 해부학 그림뿐 아니라, 스트레칭은 어떻게 수행되는지, 스트레칭을 통하여 가장 유익한 스포츠와 스포츠 손상, 스트레칭과 관련된 보편적 문제에 대한 부가적 정보들을 포함하고 있다.

각 스트레칭과 관련된 정보는 전체적으로 동일한 양식으로 제시하였다. 아래에 예를 제시하였는데 표제의 의미를 볼드체로 보기 쉽게 하였다.

각 스트레칭은 고유번호가 있는데, 참고하기 쉽게 이름지어 표시된 것이다.

시각적인 해부학 그림은 스트레칭운동을 하는 동안 스트레칭되는 목표 근육을 나타낸다.

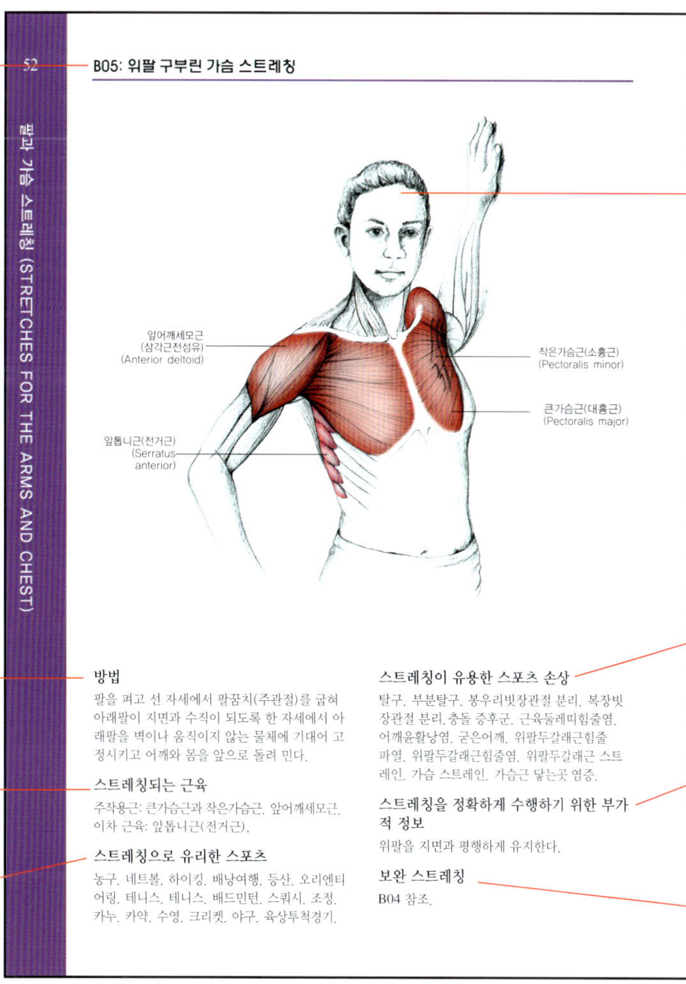
52

팔과 가슴 스트레칭 (STRETCHES FOR THE ARMS AND CHEST)

B05: 위팔 구부린 가슴 스트레칭

방법

팔을 펴고 선 자세에서 팔꿈치(주관절)를 굽혀 아래팔이 지면과 수직이 되도록 한 자세에서 아래팔을 벽이나 움직이지 않는 물체에 기대어 고정시키고 어깨와 몸을 앞으로 돌려 민다.

스트레칭되는 근육

주작용근: 큰가슴근과 작은가슴근. 앞어깨세모근.
이차 근육: 앞톱니근(전거근).

스트레칭으로 유리한 스포츠

농구. 네트볼. 하이킹. 배낭여행. 등산. 오리엔티어링. 테니스. 테니스. 배드민턴. 스쿼시. 조정. 카누. 카약. 수영. 크리켓. 야구. 육상투척경기.

스트레칭이 유용한 스포츠 손상

탈구. 부분탈구. 봉우리빗장관절 분리. 복장빗장관절 분리. 충돌 증후군. 근육둘레띠힘줄염. 어깨윤활낭염. 굳은어깨. 위팔두갈래근힘줄 파열. 위팔두갈래근힘줄염. 위팔두갈래근 스트레인. 가슴 스트레인. 가슴근 닿는곳 염증.

스트레칭을 정확하게 수행하기 위한 부가적 정보

위팔을 지면과 평행하게 유지한다.

보완 스트레칭

B04 참조.

해부학 그림과 더불어 스트레칭을 어떻게 수행해야 하는지 정확하고 자세하게 개요를 설명하였다.

주작용근: 스트레칭운동 동안 스트레칭되는 목표 근육
이차 근육: 스트레칭운동 동안 스트레칭되는 추가 근육

스포츠의 활동을 유지하는 동안 목표 근육에 사용되는 스포츠의 모든 목록

스포츠 손상 예방 또는 스포츠 손상 치료를 위해 유용한 스포츠 손상의 목록

스트레칭을 안전하고 유익하게 수행하기 위해 주의점, 특별한 요구사항, 그리고 부가적 정보

이 스트레칭의 효과를 더욱 증가시기기 위한 보완적 스트레칭

서 론

스트레칭과 유연성의 주제는 지난 15년에서 20년 동안 상당히 발전되어 왔다. 스트레칭이라는 주제가 건강과 체력관련 도서의 후미에 겨우 몇 페이지의 내용 정도로만 취급받거나, 스트레칭의 가장 기초적인 부분을 수행하는 고정된 그림 겨우 몇 장이 상세한 참고자료로 생각되던 시절은 이미 지났다.

15년 전에는 특별히 스트레칭을 서술한 도서를 발견하기는 어려웠지만 오늘날에는 많은 참고문헌들이 있다. “신세대(New Age)” 스트레칭 기법으로부터 태권도 스트레칭에 이르기까지의 모든 것과 학문적으로 매우 상세한 스트레칭의 임상 적용에 대한 저술들이 이루어졌다.

*『스트레칭 해부』*가 2007년에 처음으로 출간되었을 때, 이 책은 스트레칭과 유연성을 위하여 해부학과 생리학의 주제를 다룬 최초의 책이 되었다. 그때부터 다른 책들이 저술되어 왔지만, 이 주제에 대해 스트레칭운동의 예를 보다 많이 포함하거나 보다 상세한 해부학적 정보를 수록하고, 모두가 이해하기 쉬운 방법으로 설명한 책은 없었다.

이것이 *『스트레칭 해부』*가 다른 점이다. 이것은 여러 분을 신체 내부로 안내하여 스트레칭 과정 동안에 활동하고 있는 주작용근과 이차 근육을 보여준다.

*『스트레칭 해부학』*은 ‘생리학과 유연성, 스트레칭의 장점, 서로 다른 유형의 스트레칭, 스트레칭의 안전수칙, 어떻게 적절하게 스트레칭할 것인가?’를 포함하여 모든 각도에서 스트레칭을 주목한다. *『스트레칭 해부』*는 휘트니스 전문가는 물론 모든 등급의 휘트니스 애호가들을 대상으로 하고 있으며, 또한 *『스트레칭 해부』*는 특정 스포츠 손상의 완화와 재활을 위하여 어떤 스트레칭이 유용한 것인지에 대해서도 초점을 두고 있다.

이 제2판에 더하여 20개 이상의 새로운 스트레칭이 추가되었으며, 생리학의 장이 확장되었으며, 각 스트레칭의 장에 더 상세한 해부학 그림이 포함되었고, 각 스트레칭의 참조에 도움이 되도록 새로운 번호 체계가 포함되었다.

운동선수나 체력 관련 전문가를 위하여 시각적 도움을 줄 수 있도록 작성된, *『스트레칭의 해부학』*은 독자들에게 스트레칭과 유연성의 기초, 해부학과 생리학 그리고 135가지의 독특한 스트레칭운동을 어떻게 수행할 것인지에 대한 실질적인 적용에 관한 균형 있는 이론적 정보를 제공한다.

스트레칭의 종류별로 독립적으로 서술되어 있는 *『스트레칭 해부』*는 책 속에 포함되어 있는 정보를 이용하기 위하여 처음부터 끝까지 모든 부분을 다 읽어야 하는 것은 아니다. 근육이 어떻게 작용하는가를 알고 싶다면 제1장을 참조하고, 스트레칭이 여러 분에게 어떻게 유용한 것인지를 알고 싶다면 제2장의 몇몇 장점들을 통독하며, 그리고 뒤넙다리근(슬괵근) 스트레칭에 대한 정보를 원하면 제9장 이하를 보라.

여러 분이 전문적인 선수 또는 체력 훈련에 열중하는 사람이든 아니든, 코치 또는 개인의 트레이너이든 아니든, 물리치료사 또는 스포츠 전문의사이든 아니든 이 책은 여러 분에게 유익할 것이다.

Brad Walker

역자 서문

오늘날 운동요법에 대한 관심과 중요성이 더욱 높아지면서 스트레칭운동의 중요성에 대해서 모두가 알고 있다. 그러므로 스트레칭운동은 우리 인생의 동반자이기도 하다. 그 이유는 스트레칭은 근육을 이완시켜 긴장을 풀어 줌으로써 근육, 장기, 분비계, 폐, 심장, 신경계 그리고 마음을 차분하게 안정시켜 주는 효과가 있기 때문이다. 이러한 효과를 위해 우리는 가능하다면 매일 일상에서 스트레칭 운동을 생활습관으로 하는 것이 필요하고 요구되고 있다. 그래서 이 책은 해부학과 스트레칭의 유연성 기초, 해부학과 생리학 그리고 135가지의 독특한 스트레칭운동을 어떻게 수행할 것인가에 대한 실질적으로 사용할 수 있는 정보들을 상세하게 설명하였다. 또한 모든 스트레칭운동은 신체 어느 부분이 스트레칭되느냐에 따라 색인을 달았고 나아가 정확하게 어느 근육이 목표가 되는지에 대한 더 많은 정보를 제공해 주어 모든 사람들이 쉽게 이해하고 보고 따라할 수 있도록 되어 있다.

이 책은 운동지도자 및 건강관리사 그리고 물리치료사 등 전문지도자들에게 유익한 도움이 되므로 적극 추천하고자 한다. 본 교재가 모든 사람들의 건강한 삶을 위해 널리 사용이 되어 도움이 되길 바라면서 이 책이 번역되어 나오기까지 헌신적으로 애써주신 박병조 사장님과 영문출판사 직원분들께 진심으로 감사의 말씀을 전합니다.

2014. 1
역자대표 정 연 옥

1 유연성과 해부학 및 생리학
Flexibility, Anatomy and Physiology

체력과 유연성 (Fitness and Flexibility)

개개인의 체력(physical fitness)은 수많은 구성 요소에 의하여 달라지는데, 유연성은 그 중 하나의 요소이다. 유연성은 체력을 구성하는 없어서는 안 될 부분이지만 체력이라는 바퀴에 있는 하나의 살(spoke)일 뿐이라고 생각하는 것이 중요하다. 또 다른 구성요소에는 근력, 근 파워, 속력, 지구력, 균형, 협조성, 민첩성, 그리고 기술이 있다.

특정 스포츠는 각각 다른 수준의 체력 구성요소를 필요로 하지만, 모든 체력 구성요소를 아우르는 규칙적인 운동이나 훈련 프로그램을 계획하는 것이 필수적이다. 예를 들면, 럭비와 미식축구(gridiron)는 근력과 근 파워에 대부분 의지하지만, 운동기술의 연마와 유연성 훈련을 배제한다면 심한 손상을 입을 수 있으며, 경기력 또한 저하될 것이다. 근력과 유연성은 운동선수에게는 중요한 관심사이지만 철저한 훈련 프로그램 또한 근 파워, 속력, 그리고 지구력을 증진시킬 것이다.

모든 사람에게 동일하게 적용된다는 사실이다. 선천적으로 강하거나 유연하게 보이는 사람이 있다고 하자. 이러한 사람들에게 체력의 다른 요소들을 철저하게 무시하는 것은 어리석은 일이 될 것이다. 그것은 바로 어떤 사람의 한 관절 또는 하나의 근육그룹의 유연성이 좋다고 하여 그 사람 전체의 유연성이 좋다고 하는 것을 의미하지는 않기 때문이다. 따라서, 유연성은 특정 관절 또는 근육그룹에 한정적인 것으로 생각되어야 한다.

유연성 저하에 따른 위험 요인과 제한점 (The Dangers and Limitations of Poor Flexibility)

근육이 딱딱하고 뻣뻣하면 정상적인 운동범위가 제한된다. 어떤 경우에는, 유연성의 부족이 근육통과 관절통을 초래하는 주요 원인이 될 수 있다. 예를 들면, 완전히 구부리거나 뒤돌아보는 일이 어렵다는 것은 유연성이 극도로 부족하다는 것을 의미한다.

근육이 딱딱하고 뻣뻣하면 적절한 근육의 작용을 방해한다. 근육이 효율적으로 수축하고 이완할 수 없다면 운동수행 능력의 감소와 근육의 운동조절 부족을 초래할 것이다. 짧고 딱딱한 근육은 또한 신체 활동을 하는 동안 근력과 근 파워의 심각한 상실을 야기한다.

희귀한 경우지만 딱딱하고 뻣뻣한 근육으로 인하여 혈액순환이 제한될 수도 있다. 원활한 혈액순환은 근육이 적당한 산소와 영양소를 공급받을 수 있도록 하는 데 중요한 것이다. 불충분한 순환은 근육의 피로를 증가시키는 결과를 초래하며 궁극적으로는 강렬한 운동으로부터의 회복과 근육의 회복과정에 방해가 된다.

이들 요인 중 어느 하나가 손상될 가능성이 극도로 증가될 수 있다. 그러한 손상들은 근육 불편감, 운동수행능력 상실, 손상 위험증가, 그리고 반복 손상 가능성의 증대를 포함한 종합적인 결과로 나타난다.

유연성은 어떻게 제한되는가? (How is Flexibility Restricted?)

근육계통은 최상의 수행능력을 획득하기 위하여 유연해져야 될 필요가 있으며 스트레칭은 유연한 근육과 힘줄(건)을 발달시키고 유지하는 가장 효과적인 방법이다. 그러나 유연성의 감소에 일조하는 많은 다른 요인들이 있다.

유연성 또는 운동범위는 내재적 요인과 외재적 요인에 의하여 제한될 수 있다. 뼈, 인대, 근육두께, 근육의 길이, 힘줄(건), 그리고 피부와 같은 내재적 요인 모두 어떤 특정 관절의 운동량을 제한한다. 예를 들면, 인간의 다리는 무릎관절을 구성하는 뼈와 인대들의 구조 때문에 앞으로 구부러질 수 없다.

나이, 성, 기온, 꽉 조이는 옷 그리고 어떤 손상 또는 장애 역시 유연성에 영향을 끼칠 것이다.

유연성과 노화 (Flexibility and the Ageing Process)

해가 거듭될수록 근육과 관절이 더욱 딱딱하고 뻣뻣하게 보이는 것은 감출 수 없는 것이다. 이것은 노화의 한 부분이며 육체적 퇴화와 비활동성의 결합이 만들어낸 결과이다. 우리는 나이가 들어가는 것에 대하여 어떤 도움을 줄 수는 없지만 유연성을 증진시키려는 노력을 포기하지는 않는다.

나이는 체력과 능동적인 삶에 대한 장벽이 될 수 없지만 우리가 늙어갈 때 특별한 주의를 기울여야 한다. 더 오래 일 하고자 하는 사람은 조금 더 인내하고 조금 더 주의하여야 한다.

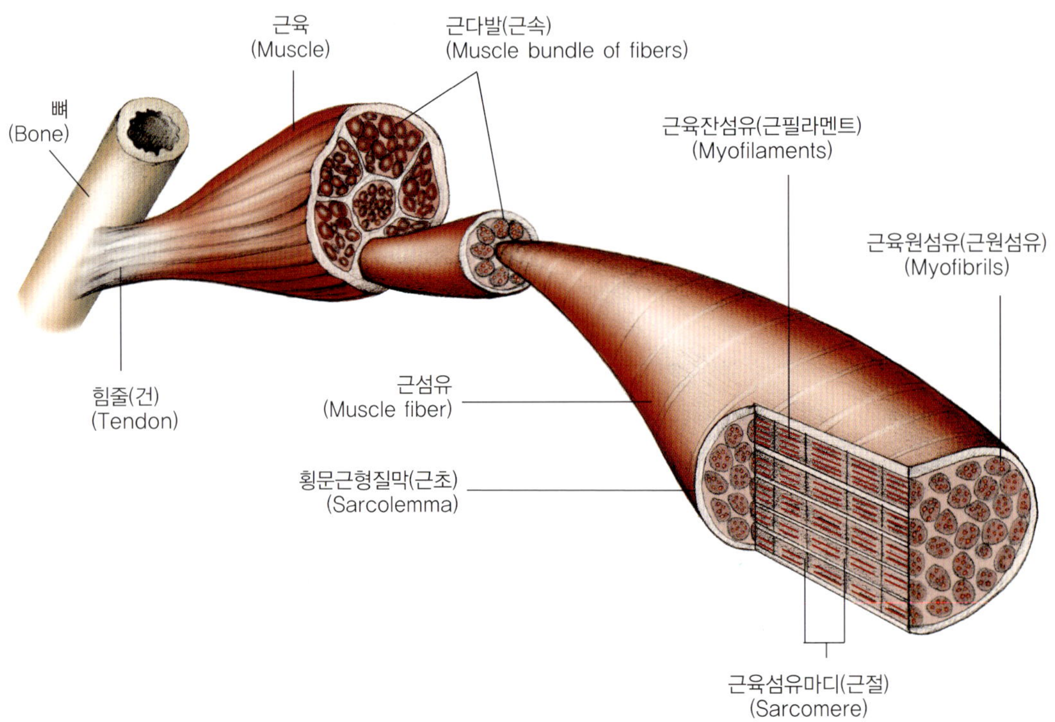

그림 1.1 근육원섬유(근원섬유), 근육섬유마디(근절) 그리고 근육잔섬유(근필라멘트)를 포함한 근섬유의 횡단면

근육 해부학 (Muscle Anatomy)

유연성을 증진시키고자 한다면, 유연성 운동 시 중요한 초점은 근육과 근막(근집)에 두어야 한다. 뼈, 관절, 인대, 힘줄(건), 그리고 피부가 전체적인 유연성에 공헌하는 요소들이기는 하지만, 우리는 이러한 인자들을 거의 통제할 수 없다.

뼈와 관절 (Bones and Joints)

인대는 뼈와 뼈를 연결하며 관절에서는 안정근으로서 작용한다. 인대를 과하게 신장을 해서는 안 되며 인대가 스트레칭될 경우, 관절의 안정성에 영구적인 결손을 초래하며 관절이 약화되고 손상될 수 있다.

힘줄(건) (Tendons)

근육은 힘줄(건)의 형태로 뼈에 부착되어 있으며 이것은 밀도가 높은 결합조직으로 구성된다. 힘줄(건)은 굉장히 강하며 동시에 유연하다. 힘줄은 관절 안정성에 기여하며 전체적인 관절의 유연성에는 10% 정도 기여하기 때문에 힘줄은 스트레칭의 주된 관심 대상이 아니다.

근육 (Muscles)

인체는 215개 쌍 이상의 골격근을 포함하고 있으며, 이것이 체중의 약 40%를 차지한다. 골격근은 대부분이 뼈에 부착되어서 뼈를 움직이며, 그래서 몸 전체를 움직이는 역할을 맡기 때문에 명칭을 이에 따라 부르게 되었다.

골격근은 막대한 양의 혈관과 신경을 제공하며, 이것은 골격근의 주요 기능인 수축과 직접적으로 연결된다. 각각의 골격근은 일반적으로 혈액공급을 경유하여 영양분을 운반하는 하나의 주동맥, 그리고 대사 폐기물을 배출하는 여러 개의 정맥들을 가지고 있다. 혈액과 신경공급은 일반적으로 근육의 중심을 통하여 근육속으로 들어가지만, 때때로 근육의 말단을 향해 가며, 결국 이것은 각 근육섬유의 주변을 둘러싼 근내막을 투과하게 된다.

세 가지 형태의 골격근섬유가 있는데, 이들은 적색연축지근섬유, 백색중간속근섬유, 백색속근섬유이다. 각각의 색깔은 산소의 저장고인 산소운반색소(마이오글로빈)의 현존량을 반영한다. 산소운반색소는 산소보급량을 증가시킬 수 있으며, 따라서 적색연축지근섬유들은 더 긴 시간 동안 수축할 수 있고, 이것은 특히 장시간 지속활동에 유용하다. 백색속근섬유는 적은 량의 산소운반색소를 보유하고 있다. 이들이 글리코겐(에너지) 저장에 의존하기 때문에, 신속히 수축할 수 있지만, 이들은 또한 신속히 피로하게 되며, 그리하여 단거리 경주자 또는 짧고 신속한 움직임이 요구되는 역도 등에서 나타난다. 세계적인 마라톤 선수들은 자신들의 장딴지근에 93~99%가 지근연축섬유를 보유하고 있으며, 한편, 세계적인 단거리 경주자들은 그들의 장딴지근에 오직 25%만 지근연축섬유를 보유하고 있다(Wilmore & Costill, 1994).

각각의 골격근섬유는 단일 원통형 근육세포이며, 횡문근형질막이라고 부르는 혈장막에 의해 둘러싸여 있다. 횡문근형질막은 특정한 개방형의 모습을 하고 있으며, 가로세관으로 알려진 관으로 연결된다[횡문근형질막은 잠재적인 막의 상태로 유지하며, 이것이 박동을 할 수 있게 하며, 특히 근형질(근장)세망에 싸여 있으며, 수축을 만들어 내고 있다].

개별 골격근은 수백 개 또는 심지어 수천 개의 근육 섬유다발로 이루어져 있으며, 근바깥막(근외막)이라고 부르는 연속적인 섬유껍질에 싸여 있어서 그대로 형상을 이루고 있으며, 또한 주변의 근육이 움직일 수 있도록 표면을 제공하고 있다. 근막은 근육 바깥의 연속적인 섬유이며, 근육을 둘러싸서 분리시킨다.

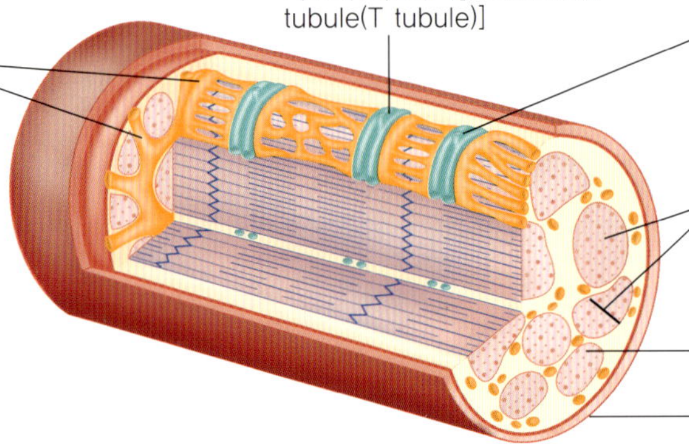

그림 1.2 각각의 골격근섬유는 원통형 근육세포이다.

근육바깥막의 일부는 내부로 향하여 근육을 나누어서 구획을 짓도록 한다. 각 구획은 한 다발의 근육섬유를 포함하며, 각각의 다발은 갈래(가지)(라틴어로 작은 가지의 다발)라고 하는데, 근육다발막이라고 하는 한 겹의 연결섬유에 의해 둘러싸여 있다. 각 갈래는 여러 개의 근육세포로 구성되어 있으며, 갈래 내에는 각 개별 근육 세포가 섬세한 연결섬유인 근육속막(근내막)에 의해 둘러싸여 있다.

골격근은 그들의 갈래의 배열에 의해서, 그리고 근육의 위치와 행동과 관련된 근육의 기능에 따라서 여러 가지 다양한 모습으로 나타난다. 평행근은 한 가지 예로서, 넙다리빗근(봉공근, sartorius muscle) 등 근육의 긴축에 평행하게 달리는 갈래를 가진다. 깃모양근(우상근)은 짧은갈래를 가지며, 이는 힘줄에 경사지게 붙어 있으며, 예를 들면, 넙다리곧은근(대퇴직근, rectus femoris muscle)은 깃 모양을 하고 있다. 집중근(삼각형)은 넓은 바탕을 가지고 있으며, 예를 들면, 큰가슴근(대흉근, pectoralis major muscle) 등, 단일 힘줄에 방향으로 집중하는 갈래를 가지고 있다. 원형(구형) 근육은 예를 들면, 안구 근육 등이 있는데, 가운데가 뚫린 동심원 고리 주변에 갈래가 배열되어 있다.

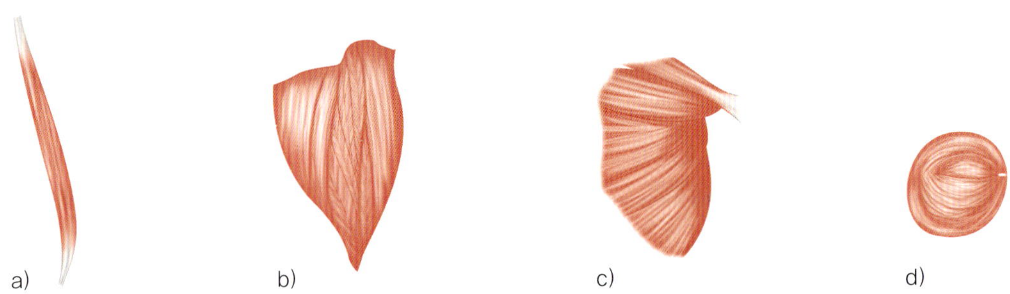

그림 1.3 근육의 모양. (a) 평행근, (b) 깃모양근(우상근), (C) 집중근(삼각형), (d) 원형(구형)

각각의 근육섬유는 근섬유 또는 근원섬유라고 부르는 미세조직으로 구성되어 있다. 이러한 근원섬유는 평행으로 놓여 있으며, 근육세포에 줄무늬 모양을 제공하는데, 그 이유는 이들이 규칙적으로 배열된 근섬유실로 구성되어 있기 때문이다. 근육섬유실은 단백질분자의 사슬이며 현미경으로 보면, 명암띠처럼 보인다. 밝은 등위성의 띠는 단백질 액틴으로 구성되어 있다. 어두운 차위의 띠는 마이오신 단백질로 구성되어 있다(티틴이라고 부르는 제3의 단백질 확인되었으며, 이는 11%의 근육 단백질의 내용물로 구성되어 있다). 근육이 수축할 때, 액틴단백질 섬유실은 마이오신 섬유실 사이로 움직이며, 교차 교량을 형성하여 근원섬유를 짧고 굵게 만든다("근육 수축의 생리학" 참조).

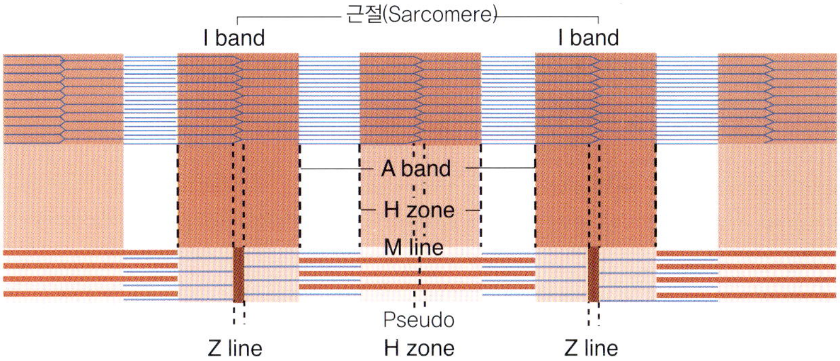

그림 1.4 근육섬유마디(근절) 사이에 있는 근육잔섬유. 근섬유마디는 Z선에 의해 두 개의 끝점에 경계가 있다; M선은 근섬유마디의 가운데 있다; I띠는 액틴으로 구성되었다; A띠는 미오신으로 구성되었다.

일반적으로 외피, 근육다발막, 그리고 근육속막은 근육의 살 부분, 배 부분 너머로 확장되어, 두터운 끈과 같은 힘줄 또는 넓고 납삭한 종이와 같은 힘줄 섬유를 형성하는데, 이들은 널힘줄(건막)로 알려지고 있다. 힘줄과 널힘줄은 근육으로부터 골막 또는 다른 근육의 연결섬유에 이르기까지 간접적인 부착의 형태를 취한다. 그러나 보다 복잡한 근육들은 네갈래근(4개의 부착)처럼 다중 부착을 가지고 있을 수 있다. 그리하여 전형적으로 한 근육이 한 개의 관절을 담당하며, 힘줄의 양단에 의해 뼈에 부착되어 있다. 한 쪽 뼈는 상대적으로 고정 또는 안정되어 있고, 한 편 다른 끝은 근육의 수축의 결과로 움직인다.

각 근육섬유는 근육섬유의 중간에서 끝맺는 단일 동력 신경섬유에 의해 신경자극을 받는다. 단일 동력 신경섬유와 이를 지원하는 모든 근육섬유는 운동단위라 한다. 단일 신경섬유에 의해 공급되는 근육섬유의 수는 요구되는 동작에 따른다. 안구 또는 손가락의 동작처럼 정확하고 통제된 정도의 동작이 요구될 때는 오직 소수의 근육섬유만이 제공되며, 큰볼기근(대둔근)처럼 큰 근육에서 큰 동작이 요구될 때는 아마도 수백 개의 섬유들이 제공될 것이다.

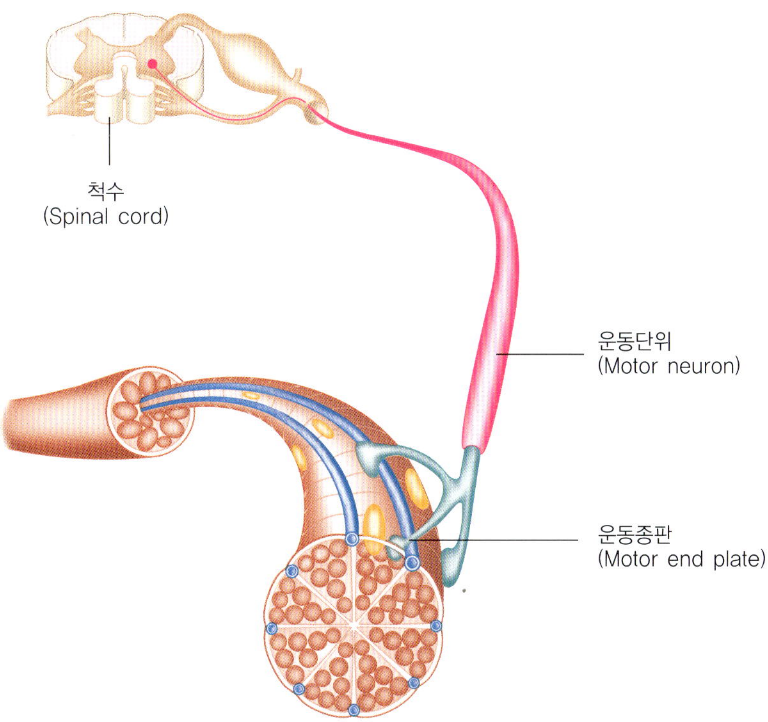

그림 1.5 골격근의 운동단위

개별 골근섬유는 "전부 또는 전무"의 원칙하에 작용하며, 여기에서는 섬유의 자극이 그 섬유에 "완전한 수축을 초래하거나 전혀 수축이 없든지"하며, 섬유는 "조금 수축"할 수는 없다. 어떤 지정된 근육의 전반적인 수축은 어떤 한 순간에서 섬유의 비율에 따른 수축에 관여하며, 다른 부분은 이완된 상태로 유지된다.

근육수축의 생리학 (The Physiology of Muscle Contraction)

신경자극은 그 끝부분에 있는 골근섬유가 수축하도록 유도한다. 근육섬유와 작동신경 사이의 관절은 신경근육 관절이라고 부르며, 이곳에서 신경과 근육간의 소통이 일어난다. 신경자극은, 근섬유막에 가까이 있는, 축삭말단이라고 부르는 신경의 말단에 도달한다. 이러한 말단은 아세틸콜린(ACh)이라고 부르는 신경전달물질로 채워진 수천 개의 막포(소낭)를 함유한다. 신경자극이 축삭단말에 도달할 때, 수백 개의 이러한 막포들이 그들의 아세틸콜린을 분비한다. 아세틸콜린은 통로를 개방하는데, 이렇게 함으로써 나트륨 이온(NA^{+})이 안으로 확산될 수 있도록 한다. 비활성화된 근육섬유는 약 -95mV의 정지 전하를 가지고 있다. 만약 말단 판 전하가 출발점의 전압(약 -50mV)에 도달하면, 나트륨이온이 내부로 유입되고 섬유속에서 활동전하가 발생된다.

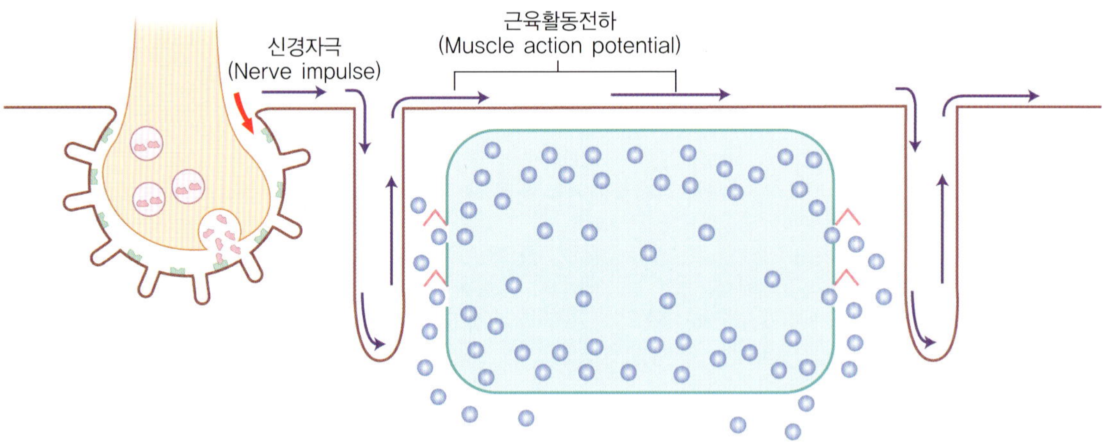

그림 1.6 활동전하/근육수축을 유도하는 신경자극

활동전하 기간 동안에(그리고 직후에) 근섬유 속에서는 어떠한 가시적인 변화도 일어나지 않는다. 휴지기라고 부르는 이 기간은 3~10초간 지속된다. 휴지기간이 끝나기 전에, 아세틸콜린에스트라제 효소가 신경근육관절 속에 있는 아세틸콜린을 분해하여, 나트륨 통로를 폐쇄하며, 또 다른 신경자극의 도달을 위해 활동영역이 청소된다. 섬유의 정지 전하는 포타슘 이온의 누출에 의해서 재충전된다. 정지 전하를 재충전하는 데 필요한 짧은 기간을 무반응성 기간이라고 부른다.

그러면 근육섬유는 어떻게 짧아지는가? 이 질문은 활동섬유이론(Huxley & Hanson, 1954)으로 가장 잘 설명되고 있는데, 이 이론은 근육섬유가 근형질세망(SR) 속에 저장되어 있는 칼슘 이온을 방출한 결과로 신경자극을 받는다고 주장한다(위 참조). 근육이 효과적으로 작용하기 위해서는 에너지가 요구되며, 이것은 아데노신삼인산(ATP)의 파괴에 의해 생성된다. 이 에너지는 칼슘이온이 액틴 및 마이오신 필라멘트와 묶여서 자석띠를 형성하게 하는데, 이것은 섬유가 짧아지도록 하며, 그 결과 수축이 일어난다. 근육활동은 칼슘이 소멸될 때까지 지속되며, 이 때 칼슘은 근형질세망(SR) 속으로 흡입되어 다른 신경자극이 이를 때까지 거기에서 저장된다.

근육의 반사작용 (Muscle Reflexes)

골근육은 특수화된 감지기 장치를 포함하고 있는데, 이것은 근육의 신장(스트레칭)에 민감하다. 이러한 감지기들은 근방추와 골지(Golgi)건 조직이라고 라고 부르는데, 이들은 근육 길이의 변화를 탐지하고 반응하며, 조절하는 데 중요하다.

근방추는 근방추내 섬유라고 부르는 나선형 실로 구성되어 있으며, 신경 단말 양끝이 근육이 신장되는 곳의 속도를 감지하는 연결섬유가닥 내에 싸여 있다. 근육이 신속하게 신장되면 근방추내 섬유로부터 신호가 정보를 보내어 척수를 경유하여 신경체계로 보내 신경자극이 되돌아오며, 이것이 신장되는 근육을 수축하게 한다. 신호들이 계속하여 정보를 주변의 근육에게 위치와 힘을 보낸다(고유수용).

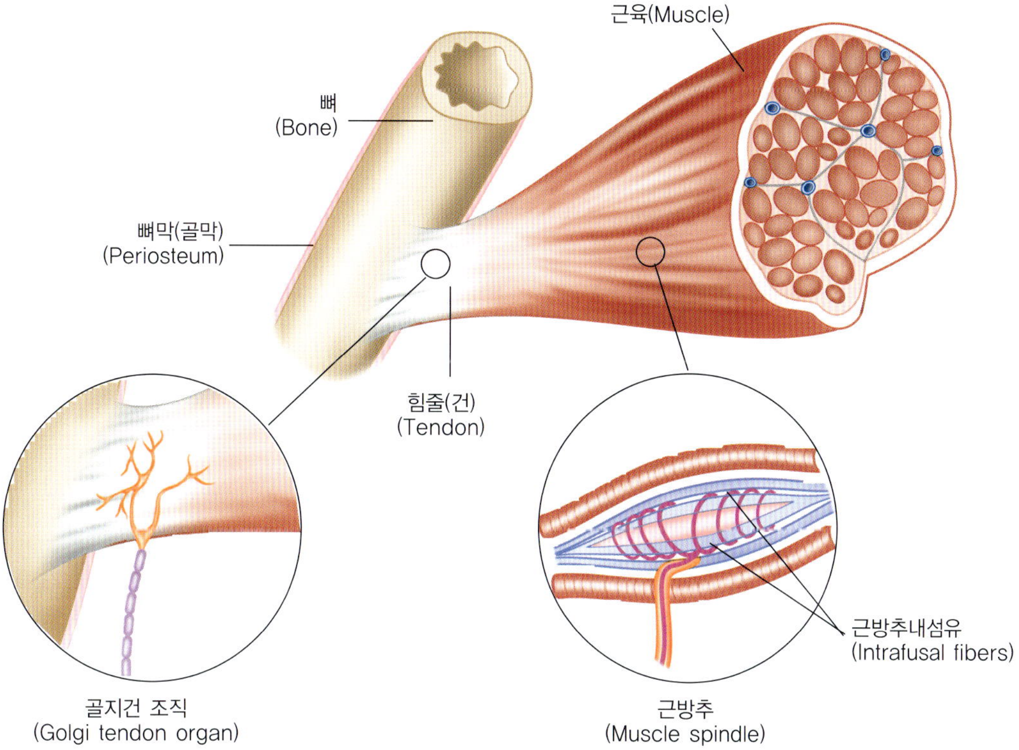

그림 1.7 근방추해부와 골지건 조직

더 나아가서, 근육이 신장되어 유지될 때, 근육이 스트레칭되어 있는 동안은 수축반응을 유지할 것이다. 이 장치는 스트레칭 반사작용 아크(arc)라고 부른다. 근육방추는 스트레칭이 유지되는 동안은 자극된 상태를 유지할 것이다(21쪽 참조).

스트레칭의 반응에 대한 고전적인 치료의 실례는 무릎 경련 시험이며, 이것은 힘줄내의 스트레칭 수용체의 활성화를 포함하며, 이것은 예를 들면, 네갈래근 등의 부착된 근육의 수축 반응을 유발한다.

한편, 근육방추는 근육의 길이를 감지하며, 근육 힘줄내의 골지건 조직(GTOs)은 근육-힘줄 접합부에서의 긴장에 매우 민감하여서, 단일 근육섬유의 수축에 반응할 수도 있다. 골지건 조직은 자연적으로 억제하며, 손상의 위험을 줄임으로써 방어적인 기능을 수행한다. 자극되었을 때, 골지건은 수축하는 근육(주동근)을 억제하며, 길항근을 흥분시킨다.

근골체계 (Musculo-skeletal Mechanics)

가장 잘 조절된 동작은 비교적 정지되어 있는 골근의 한 개의 연결장치를 포함하며, 반면에 다른 쪽 단말의 연결장치는 움직인다. 보다 고정된 연결장치인 기부(proximal)는 기점이라고도 부르며, 보다 멀리 떨어져서 놓여 있으며, 움직이는 연결장치이며, 착생점이라고 알려지고 있다(그러나 연결은 지금 기점이나 착생점 보다 더 선호하는 용어인데, 왜냐하면, 근육이 종종 작용할 때, 어느 쪽이든 한 쪽 단말이 고정될 수 있으며, 반면에 다른 쪽 단말이 움직인다).

대부분의 동작은 근육 힘의 적용을 요구하며, 이것이 종종 주동근(또는 주작용근)에 의해서 이루어지며, 이는 동작에 주동적으로 반응하며, 동작에 요구되는 대부분의 힘을 제공하며, 길항근은 주동근에 의해서 생성된 동작이 가능하도록 신장되어야 하며, 방어적 역할을 수행하며, 협력근(보다 특정적으로 안정근이라고도 함)으로서 주동근을 보조하며, 종종 동작의 방향을 조정하기도 한다. 간단한 예로서는 팔꿈치의 굽힘(flexion, 굴곡)이 있는데, 이는 위팔근(상완근)과 위팔두갈래근[상완이두근(주동근)]의 수축, 그리고 위팔세갈래근[상완삼두근(길항근)]의 이완을 요구한다. 위팔노뼈신경(상완요골신경, brachioradialis)은 위팔근과 위팔두갈래근의 보조에 의해 협력근의 역할을 수행한다.

근육 동작은 세 가지 형태의 수축작용으로 분류할 수 있는데, 집중, 원심, 정지 등이다. 달리기, 필라테스, 요가 등 많은 활동에 있어서, 유연하고 조절된 동작을 생성하기 위해 이 세 가지 형태 모두의 수축이 생성될 수도 있다.

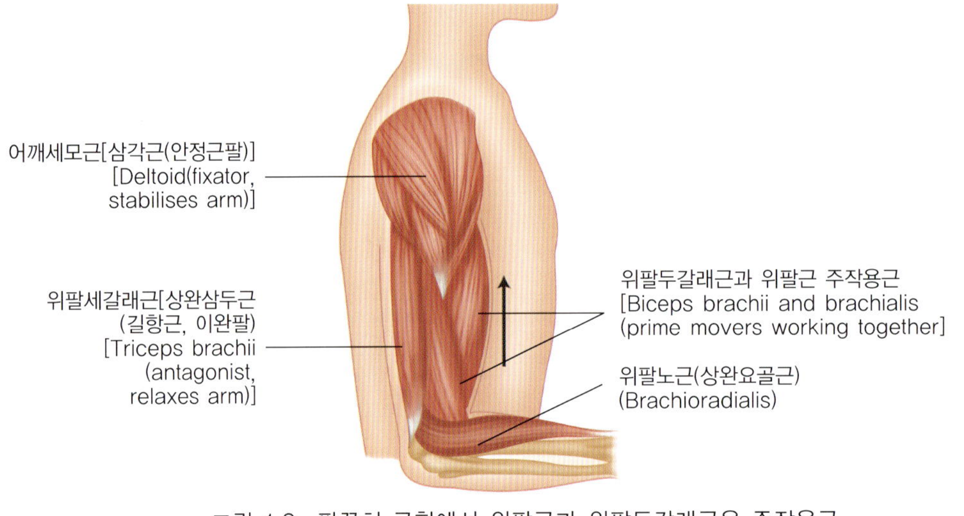

그림 1.8 팔꿈치 굽힘에서 위팔근과 위팔두갈래근은 주작용근, 위팔세갈래근은 길항근이고 위팔노근은 협력근이다.

골근은 크게 두 가지 형태로 분류될 수 있다.

1. 안정근*은 필수적으로 관절을 안정시킨다. 이들은 지구력을 위해 연축지연근으로 구성되어 있으며, 자세를 유지함으로써 보조한다. 이들은 더욱 세분하여 분류할 수 있는데, 주안정근은, 매우 깊이 부착되어 있으며, 관절의 회전축에 가까이 놓여 있으며, 2차 안정근은 강력한 근육으로서, 큰 힘을 흡수할 수 있다. 안정근은 중력에 상대하여 작용하며, 시간이 지남에 따라 약해지며, 길어질 수 있다(Norris, 1998). 실례로서는 뭇갈래근(다열근), 가로무늬근(횡근), 복근(주 안정근), 폄근(대신근), 큰모음근(대내전근)(이차 안정근) 등이 있다.

** 중요한 것은 모든 골근은 안정근과 가동근이며, 이것은 신체의 동작과 위치에 달려 있으며, 이는 동시에 근육들이 반동하도록 하였다.*

2. 가동근*은 동작을 담당한다. 이들은 비록 안정근보다 덜 강력하지만 보다 더 피상적인 경향이 있지만, 더 넓은 범위의 동작을 생성한다. 이들은 두 개의 관절을 교차시키는 경향이 있으며, 이들은 연축속근 섬유로 구성되어 있으며, 힘을 생성하지만, 지구력은 부족하다. 가동근은 신속함 또는 급속한 동작으로 지원하며, 강력한 힘을 생성한다. 오랜 시간동안 사용하면, 이들은 긴장하고 짧아지는 경향이 있다. 이 근육에는 넙다리뒤근, 궁둥구멍근, 그리고 마름근 등이 있다.

근육의 주된 활동은, 짧아지는 것이며, 여기에서 근육 부착은 서로 점점 더 길어지며, 이를 원심성 수축이라고 한다. 관절의 동작이 움직일 때는 원심성 수축은 구심성 수축으로 된다. 예를 들면, 물건을 잡고 있을 때, 여기에는 팔꿈치관절이 굽힘(굴곡)되며, 손은 어깨 방향으로 올라간다.

또 하나의 동작은 구심성 수축이며, 여기에서 근육은 신장 시 힘을 방출할 수도 있다. 원심성 수축에서처럼, 관절의 동작이 생성되기 때문에, 원심성 수축이라고 한다. 액틴 필라멘트가 근원섬유마디의 중심으로부터 더 멀리 당겨지며, 그것을 효과적으로 스트레칭시킨다.

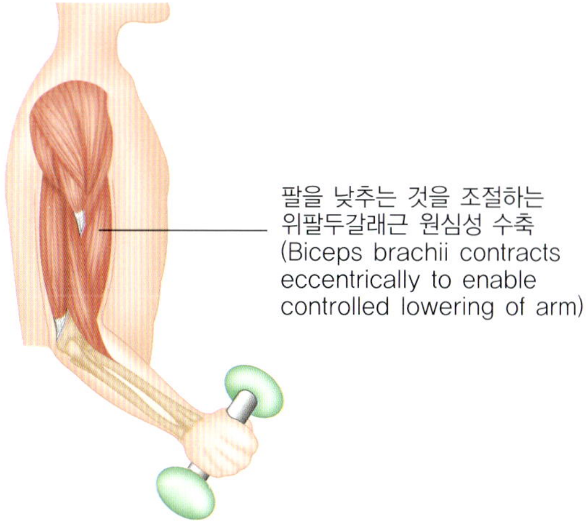

그림 1.9 원심성 수축의 예는 팔꿈치가 무거운 무게를 낮추기 위해 폄시킬때 위팔두갈래근(상완이두근)이 작용하는 것인데, 중력에 저항하기 위해 위팔두갈래근이 점점 길어지면서 움직임을 조절한다.

근육이 움직이지 않고 활동할 때 힘이 생성되지만, 그 길이는 변화하지 않고 유지된다. 이를 정지(등척) 수축이라고 한다.

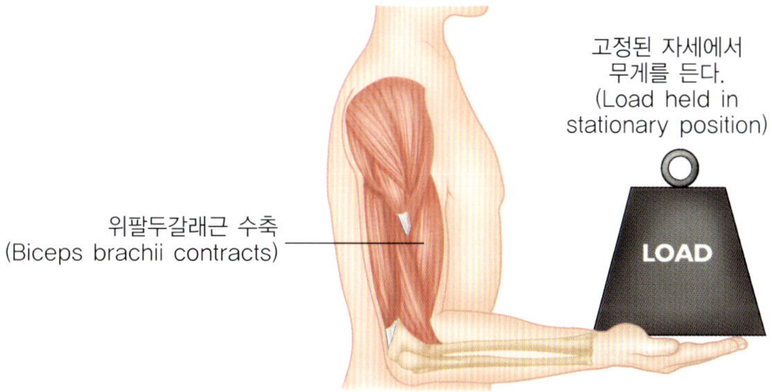

그림 1.10 팔꿈치를 고정하고 90˚로 구부려서 무거운 무게를 든 등척성 수축의 한 예

지렛대 (Levers)

지렛대는 전달하는(그러나 힘을 생성하지는 않음) 장치이며, 고정된 지점(받침대) 둘레를 움직이는 단단한 막대기로 구성되어 있다. 보다 더 구체적으로 지렛대는 작용력과 저항력, 단단한 막대기, 그리고 받침대로 구성되어 있다. 뼈, 관절, 그리고 근육이 함께 신체 내에서 하나의 지렛대를 형성하는데, 여기에서 관절이 받침대 역할을 하고, 근육이 작용력을 만들며, 뼈가 신체부분의 중량을 움직이도록 운반한다. 지렛대는 받침대의 위치, 저항(하중), 그리고 각각에 대한 작용력에 따라서 분류된다.

제1종의 지렛대에 있어서, 작용력과 저항은 받침대의 반대편에 위치한다. 제2종 지렛대에 있어서, 작용력과 저항은 받침대와 같은 방향에 위치하며, 저항은 받침대와 작용력 사이에 위치한다. 마지막으로, 제3종 지렛대에 있어서, 작용력과 저항은 받침대의 같은 방향에 위치하지만, 작용력은 받침대와 저항 사이에서 활동하며, 이것이 인간의 신체에 있어서 가장 일반적인 형태의 지렛대이다.

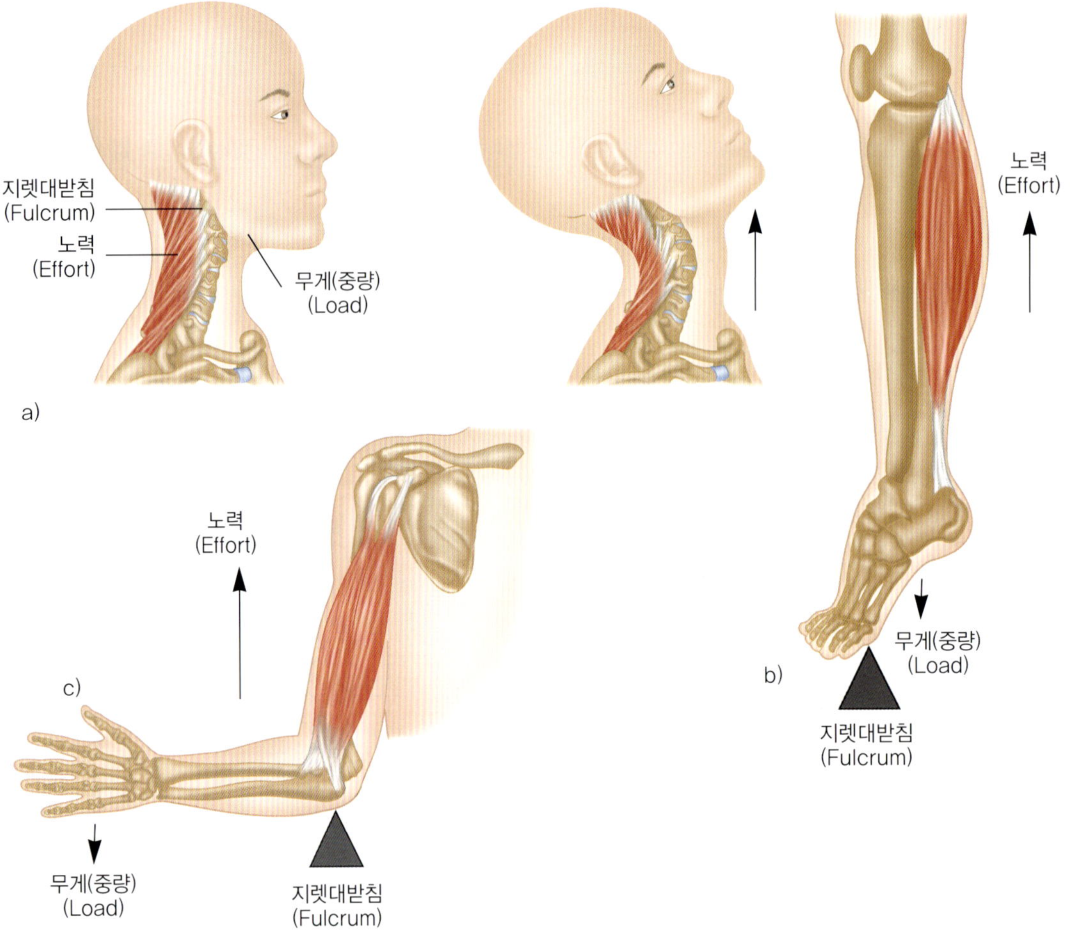

그림 1.11 인체의 지렛대의 예. (a) 첫 단계 수준, (b) 두 번째 수준, (c) 세 번째 수준

힘의 생성 (Generation of Force)

골근의 힘은 힘을 생성하는 능력에 반영된다. 만약 역도선수가 75kg을 들어 올릴 수 있다면, 근육은 75kg을 들어 올릴 수 있는 충분한 힘을 생성할 수 있는 것이다. 심지어 중량을 들어 올리려고 하지 않을 때에도, 근육은 여전히 그들이 붙어 있는 곳으로 뼈를 움직일 수 있는 충분한 힘을 발생시킬 수 있어야 한다. 힘을 발생시키는 이 능력에는 여러 가지 요소들이 관련되어 있으며, 여기에는 활성화된 가동근의 수와 형태, 근육의 규격, 그리고 관절의 각도 등이 포함된다.

상호 억제 (Reciprocal Inhibition)

대부분의 동작은, 한 근육은 주동근으로서 역할을 하는, 둘 또는 그 이상의 근육들의 결합된 작용력과 관련된다. 대부분의 주동근은 통상 자신을 보조할 협력근을 가진다. 또한, 대부분의 골근은 하나 또는 그 이상의 길항근을 가지며, 이들은 반대 활동을 한다. 좋은 예로는, 볼기부의 벌림(외전, adductor)으로서, 여기에서 중간볼기근(중둔근)은 주동근의 역할을 하며, 넙다리근막긴장근은 협력근으로서 활동하며, 엉덩모음근(둔부내전근)은 길항근으로서 활동하며, 이들은 주동근의 활동에 의해 상호억제된다.

상호억제(RI)는 생리학적인 현상이며, 여기에는 길항근이 수축할 때 근육의 자동억제가 있게 된다. 특수한 환경 아래에서 주동근과 길항근은 모두 함께 수축할 수 있으며, 이를 공동 수축이라고 한다.

이제, 우리는 유연성, 근육, 그리고 근육체계 등에 대한 일반적인 인식을 가지게 되었으며, 이제 스트레칭을 정의해 보자. 스트레칭은 신체 건강과 보건 등에 관계되어 있듯이, 신체의 특정 부분을 근육 및 관련 부드러운 섬유의 위치로 옮겨 놓는 과정이다.

근육이 스트레칭할 때 무엇이 일어나는가? (What Happens When a Muscle is Stretched?)

규칙적인 스트레칭 운동이 수행될 때 우리 몸에서 특히 근육자체에 여러 가지의 변화가 일어나기 시작하고 있다. 스트레칭 과정에 적응하기 시작하는 다른 섬유들에는 인대, 힘줄, 근막, 피부, 그리고 흉터(반흔) 섬유 등이 포함되어 있다.

본 장의 앞에서 토의하였듯이, 근육을 신장함으로써 동작의 범위를 증가시키는 과정은 근원섬유마디(근절) 내에서 시작된다. 어떤 특정 신체부위가 근육을 신장시키는 위치에 들어갈 때, 두터운 부분과 얇은 부분 사이의 근육잔섬유(근필라멘트)의 막은 감소하기 시작한다. 일단 이것이 이루어지고 모든 근섬유마디들이 완전하게 스트레칭되면, 근육섬유는 최대의 정지 길이에 있게 된다. 이 시점에서 더 이상의 스트레칭을 하면, 연결섬유와 근막을 잡아 늘이는데 도움이 된다. 또한, G. Goldspink(1968)와 P.E. Williams & G. Goldspink(1971)에서는 다음과 같이 결론지었다. *"장기간 규칙적인 스트레칭을 하면, 여러 가지의 근원섬유마디는 연속해서 증가하며, 기존 근원섬유의 단말에 새로운 근원섬유마디가 첨가되며, 이것이 또한 전반적인 근육의 길이와 동작의 범위를 증가시킨다고 생각된다."*

해부학 용어 (Terms of Anatomical Direction)

벌림(외전, Abduction) 중앙선으로부터 밖으로 동작(또는 모음으로부터 원위치).

모음(내전, Adduction) 중앙선을 향한 동작(또는 벌림으로부터 원위치).

해부학적 위치(Anatomy position) 양팔과 손바닥을 앞으로 향하여 선 자세.

앞면(전면, Anterior) 신체 앞 방향(후면의 반대).

휘돌림(회선, Circumduction) 뼈의 기저부(근위) 말단은 정지한 상태에서 뼈의 원위 말단부가 원을 그리며 움직이는 동작.

들어 올림(Elevation) 신체의 일부를 전면 평판을 따라 위 방향으로 움직임.

가쪽 번짐(외번, Eversion) 발바닥을 바깥 방향으로 향하게 함.

폄(신전, Extension) 관절에서의 움직임으로 그 결과 두 각이 서로 떨어짐(굽힘의 반대).

굽힘(굴곡, Flexion) 관절에서의 움직임으로서 그 결과 두 각이 서로 근접함(폄의 반대).

아래쪽(하위, Inferior) 머리에서 아래 또는 더 이상 떨어진 곳.

안쪽 번짐(내번, Inversion) 발바닥이 안으로 향함.

가쪽(외측, Lateral) 중앙선으로부터 멀어짐(중앙의 반대).

안쪽(내측, Medial) 신체 중앙선상 또는 근접한 곳.

중앙(정중선, Median) 신체의 중앙에 위치함.

맞섬(대립, Opposition) 엄지의 오목관절에 대한 동작으로서, 이것이 엄지로 하여금 동일 손의 손가락끝을 접촉할 수 있다.

손바닥(Palmar) 손의 전면.

발바닥(Plantar) 발바닥.

뒤면(후면, Posterior) 등에 관련되거나, 신체의 뒷면(전면의 반대).

엎침(회내, Pronation) 손바닥을 밑으로 향하도록 하는 자세.

엎드린 자세(Prone) 복부가 아래를 향하도록 한 신체의 위치.

돌림(회전, Rotation) 고정된 축의 주변을 움직이는 것.

표면적인(Surpeficial) 표면 가까이의.

위쪽(Superior) 머리 위 또는 머리 가장 가까이 .

누운 자세(Supination) 천장을 향하도록 위로 또는 해부학적 및 태아의 위치를 향하여 손바닥을 위로 향함.

2 스트레칭의 원칙 The Principles of Stretching

스트레칭의 장점 (The Benefits of Stretching)

스트레칭은 운동선수의 경기능력을 향상시키고 손상 가능성을 감소시키며, 근육의 통증을 최소화하는 단순하고 효과적인 활동이다. 그러나 특별히 이것을 어떻게 완성할 수 있는가? 스트레칭의 장점은 다음과 같다.

1. 운동범위의 향상 (Improved Range of Movement)

신체 부위를 특정 자세에 두면, 근육의 길이가 증가될 수 있다. 길이가 늘어남에 따라 근육의 전반적인 긴장이 감소되며, 운동범위가 증진된다.

운동범위가 증진됨에 따라 팔다리의 움직임 반경이 증가된다. 예를 들면, 종아리 뒤에 있는 근육과 힘줄(건)들은 축구에서 공을 찰 때 상당한 스트레인을 받게 된다. 따라서 이러한 근육의 유연성이 확보되면 스트레인 또는 손상을 입지 않고 차는 동작을 더욱 잘 할 수 있게 된다.

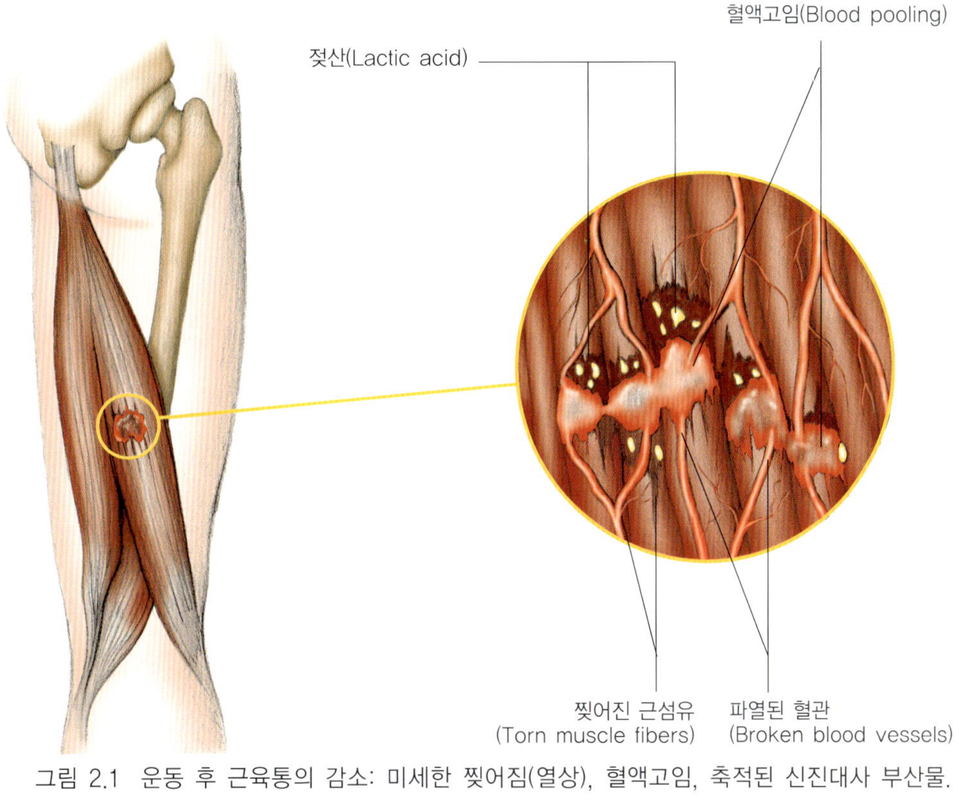

그림 2.1 운동 후 근육통의 감소: 미세한 찢어짐(열상), 혈액고임, 축적된 신진대사 부산물.

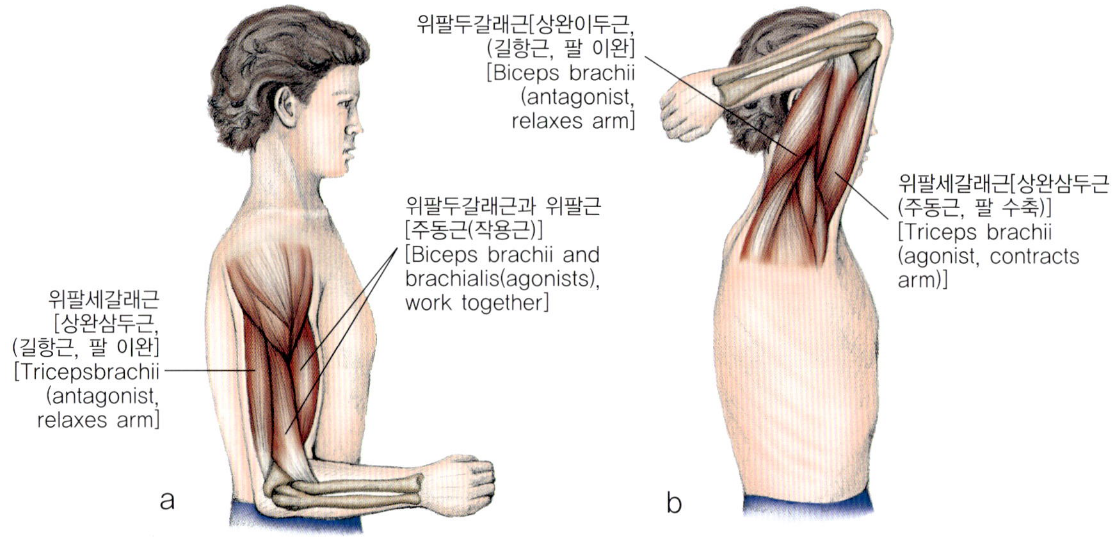

그림 2.2 P a) 딱딱한 길항근은 주동근의 일을 힘들게 한다.
b) 주동근과 길항근 사이의 정상적인 상호작용.

운동범위가 확대되어 얻을 수 있는 이점은 편안해지고, 자유롭게 움직이는 능력이 커지고, 근육과 힘줄(건)의 스트레인 가능성을 줄일 수 있다는 것이다.

2. 근육파워의 증진 (Increased Power)

"스트레칭을 너무 많이 하면 관절의 안정과 근 파워 모두를 잃을 것이다"라고 하는 스트레칭과 관련된 좋지 않은 지어낸 이야기가 있다. 이것은 완전히 잘못된 것이다. 근육의 길이가 증가됨에 따라, 근육이 수축할 수 있는 전체 거리가 증가된다. 이것은 근 파워를 잠재적으로 증가시키는 결과를 초래하며 이에 따라 선수의 능력이 증진되는 한편, 동적 균형 또는 근육 조절 능력이 향상된다.

3. 운동 후 근 통증의 감소 (Reduced Post-Exercise Muscle Soreness)

우리는 모두 몇 달 만에 처음으로 달리기를 하거나 체육관에서 운동을 한 후 무슨 일이 일어나는지 경험해 보았다. 그 이후 근육은 딱딱해지고 통증이 있고 뻣뻣해져서 보통 계단을 내려가기도 힘들게 된다. 보통 강한 신체적 활동에 수반되어 나타나는 이러한 통증은 운동 후 근육통증으로 알려져 있으며 미세한 째짐(열상, 근섬유 내부의 순간적인 찢어짐), 혈액 고임 그리고 젖산과 같은 신진대사 부산물의 축적의 결과이다. 효과적인 정리운동의 한 부분으로서의 스트레칭은 개별 근섬유를 늘이고, 혈액 순환을 증진시키며, 부산물을 제거함으로써 근육통증을 완화시키는 데 도움이 된다.

4. 피로발생의 감소 (Reduced Fatigue)

피로는 모든 사람, 특히 운동하는 사람들에게 중요한 문제이다. 피로는 육체적, 정신적 수행 능력의 감소를 초래한다. 스트레칭을 통한 유연성의 증가는 일하는 근육(작용근)에 대한 압박을 줄여줌으로써 피로의 영향을 방지하는 데 도움이 될 수 있다. 몸에 있는 모든 근육에 대해서는 반대 근육(길항근)이 있다. 반대 근육이 좀 더 유연하면 일하는 근육은 반대 근육에 대항해서 그렇게 많은 힘을 사용하지 않아도 된다. 따라서 일하는 근육이 움직이기 위한 노력은 사실상 줄어들게 된다.

부가적인 장점 (Added Benefits)

다양한 종목들을 규칙적으로 스트레칭 운동을 하면 자세 증진, 신체 인지 발달, 협조성 증진, 순환촉진, 에너지 증가, 그리고 이완과 스트레스 완화에 도움이 된다.

스트레칭의 유형 (Type of Stretching)

스트레칭은 공원 의자에서 다리를 흔드는 것보다는 약간 더 기술적이다. 여기에는 장점을 최대화하고 손상 위험을 최소화할 규칙과 방법이 있다. 이 장에서는 서로 다른 유형의 스트레칭 방법, 특수한 장점, 위험 인자와 용도, 각 스트레칭의 유형은 어떻게 수행되는지에 대한 서술을 덧붙여 살펴볼 것이다.

운동을 강화시키는 많은 상이한 방법이 있듯이, 또한 스트레칭을 하는 많은 다양한 방법들이 있다. 그러나 특별한 한 가지 방법, 또는 어떤 한 가지 스트레칭이 다른 것보다 더 나은 것은 없다는 것을 명심하는 것이 중요하다. 각각의 방법에는 각각 고유의 장점과 단점이 있으며, 최선의 스트레칭을 갖는 것은 당신이 달성하고자 하는 목적 또는 목표에 알맞은 스트레칭의 방법과 형태에 맞출 수 있는 것이다.

예를 들면, 고유감각신경근촉진(PNF)과 수동적인 스트레칭은 유연성을 증진시키는 데 최선이지만, 활동을 위해 몸을 준비하고, 워밍업시키는 데는 크게 유용하지 않다. 반면에, 역동적 스트레칭은 워밍업에는 매우 훌륭하지만, 손상의 재활 초기 단계에서 사용된다면 위험할 수도 있다.

서로 다른 많은 유형의 스트레칭이 있지만 정적 또는 동적, 두 가지 영역 중 하나에 속할 수 있다.

정적 스트레칭 (Static Stretches)

정적 스트레칭이란 움직임 없이 수행되는 스트레칭을 말한다. 즉, 스트레칭 자세를 취하고 일정한 시간 동안 그 자세를 유지하는 것이다. 아래에 제시한 목록들은 정적 스트레칭 운동의 다섯 가지 유형이다.

1. 정적스트레칭 (Static Stretches)

정적 스트레칭은 스트레칭될 근육(근육 그룹)이 당겨져 장력이 발생하는 자세를 취함으로써 수행된다. 대항근(길항근) 또는 반대 근육과 작용근(주동근) 또는 스트레칭되는 근육 모두 이완시킨다. 이 때 스트레칭되는 근육 또는 근육그룹의 장력이 증가되도록 천천히, 조심스럽게 움직인다. 이 시점에서 근육이 늘어날 수 있도록 자세를 고정하고 유지한다.

근육이 이완되고 신장되기 시작하는 데는 약 20초간의 최소 유지시간이 요구되며, 회복 시간이 감소하는 것은 45~60초 이후에 경험하게 될 것이다.

정적 스트레칭은 손상위험을 제한하는 아주 안전하고 효과적인 스트레칭이다. 초보자나 좌식 생활자에게는 훌륭한 방법이다.

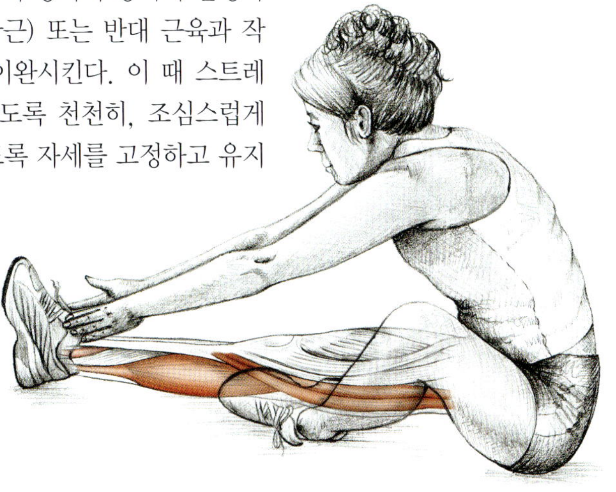

그림 2.3 정적 스트레칭의 예

2. 수동 스트레칭 [Passive (or Assisted) Stretching]

이것은 정적 스트레칭과 아주 유사하지만, 좀더 스트레칭 하는 데 도움이 되도록 다른 사람 또는 기구를 이용하는 것이다. 근육에 가해지는 강한 힘때문에 이러한 형태의 스트레칭은 도전적이며 모험적이다. 따라서 사용되는 기구는 튼튼하고 견고하여야 한다. 동료와 함께 할 때는 스트레칭되는 근육에 갑작스럽게 움직이거나 튕기는 힘을 가하지 않아야 한다. 그래서 동료의 선택을 신중하게 하는데, 동료는 스트레칭을 수행하는 데 있어서 근육과 관절의 안전에 책임이 있다.

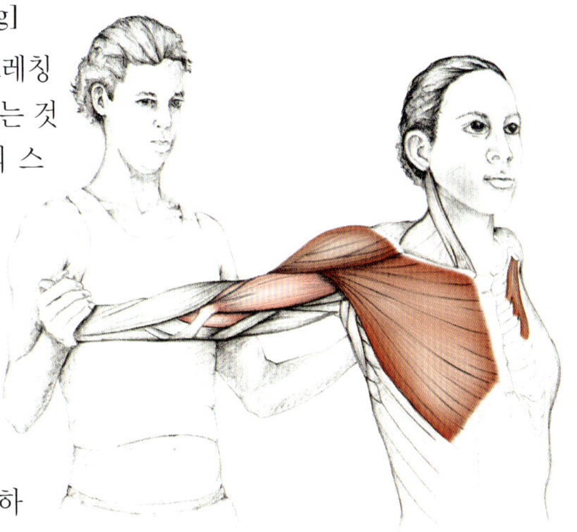

그림 2.4 수동 스트레칭의 예

수동 스트레칭은 넓은 운동범위를 확보하는 데 유용하지만, 손상 위험이 약간 높다. 수동 스트레칭은 재활 프로그램의 한 부분으로 또는 정리운동의 한 부분으로서 효과적으로 사용될 수도 있다.

3. 능동 스트레칭 (Active Stretching)

능동 스트레칭은 외부에 의한 어떤 도움이나 보조 없이 수행된다. 이러한 형태의 스트레칭은 목표 근육그룹(작용근) 내에 신장력을 생성시키기 위하여 반대 근육(길항근)의 근력만을 이용한다는 것을 의미한다. 반대 근육의 수축은 스트레칭 되는 근육을 이완하는 데 도움이 된다. 다리를 가능한 한 높게 앞으로 쭉 뻗어 올리고 동료나 기구의 보조 없이 그 자세를 유지하는 동작은 고전적인 능동 스트레칭의 한 예이다.

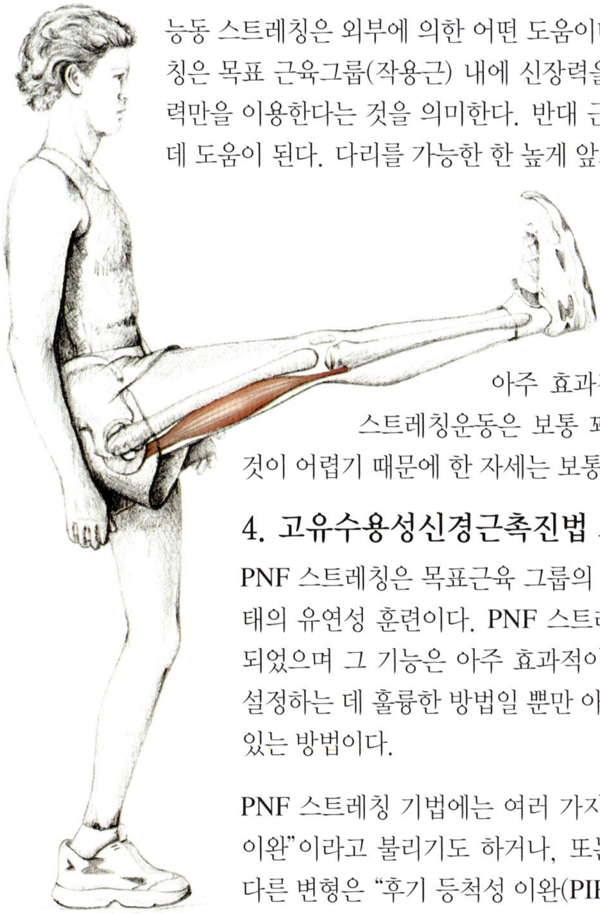

그림 2.5
능동 스트레칭의 예

능동 스트레칭은 재활 도구로 응용하고 동적 스트레칭으로 이행하기 전에 수행하는 아주 효과적인 신체조절 프로그램이다. 이러한 유형의 스트레칭운동은 보통 꽤 긴 시간동안 한 자세로 고정하고 유지하는 것이 어렵기 때문에 한 자세는 보통 10~15초 정도 유지하도록 한다.

4. 고유수용성신경근촉진법 스트레칭 (PNF Stretching)

PNF 스트레칭은 목표근육 그룹의 스트레칭과 수축을 포함하는 좀 더 진전된 형태의 유연성 훈련이다. PNF 스트레칭은 원래 재활 프로그램의 한 형태로 개발되었으며 그 기능은 아주 효과적이다. 이 기법은 또한 특정 근육그룹을 목표로 설정하는 데 훌륭한 방법일 뿐만 아니라, 유연성을 증진하고 근육강화도 꾀할 수 있는 방법이다.

PNF 스트레칭 기법에는 여러 가지 다른 변형이 있으며, 이것은 때때로 " 수축-이완"이라고 불리기도 하거나, 또는 "긴장-이완"이라고 불리기도 한다. PNF의 다른 변형은 "후기 등척성 이완(PIR)이라고도 한다.

목표 근육(또는 근육그룹)이 긴장하도록 스트레칭시킬 부위의 자세를 취한다. 동료가 움직임을 억제하는 충분한 저항을 가할 때, 스트레칭시킬 근육그룹을 5~6

초 동안 수축한다. 수축하는 노력은 전반적인 신체상태에 상응하여 이루어져야 한다. 이제 수축된 근육그룹을 이완하고 30초 동안 잘 조절된 스트레칭을 적용한다. 이후 30초 동안 휴식하고, 이러한 과정을 2~4회 반복한다.

수축과 휴식 시간에 관한 것은 PNF에서 요구하는 것과 약간 다를 수 있다. "얼마나 오랫동안 수축하여야 하는가? 스트레칭과 스트레칭 사이에서 얼마나 오랫동안 휴식하여야 하는가?"에 대한 상반되는 반응들이 있을 수 있지만, 위에 제시한 시간이 PNF 스트레칭으로부터 최대의 효과를 얻을 수 있다는 것이 연구논문의 검색과 개인적 경험을 통한 저자의 전문가적 의견이다.

5. 등척성 스트레칭 (Isometric Stretching)

등척성 스트레칭은 PNF 스트레칭과 유사한 수동 스트레칭의 하나지만, 수축 시간이 좀 더 길다. 등척성 스트레칭은 스트레칭되는 근육에 강압적인 요구를 하기 때문에 어린이나 성장하고 있는 청소년에게는 적합하지 않다. 등척성 스트레칭 사이에는 적어도 48시간의 휴식이 필요하며 한 번의 운동에서 하나의 근육에 단 1회의 등척성 스트레칭을 해야만 한다.

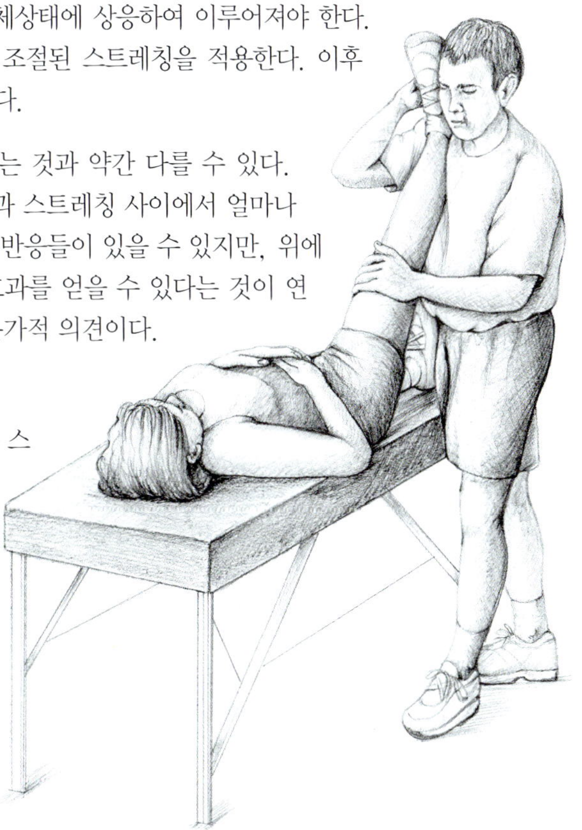

그림 2.6 PNF 스트레칭의 예

등척성 스트레칭이 어떻게 이용되느냐 하는 기존의 예는 장딴지 스트레칭을 위하여 곧게 서서 양손으로 벽을 기대어 앞으로 밀고 한 다리는 발뒤꿈치가 지면에서 떨어지지 않도록 하면서 가능한 벽에서 멀리 놓는 서서 '벽 밀기' 이다(12장, J06 참조). 이 자세에서, 참가자는 벽을 미는 동작을 하면서 장딴지근을 수축시킬 수 있다.

등척성 스트레칭을 하기 위해서는, 수동 스트레칭 자세를 취하고, 스트레칭하려는 근육을 10~15초 동안 수축시킨다. 사지의 모든 움직임이 있어서는 안 된다. 그리고 적어도 20초 동안 근육을 이완한다. 이러한 절차를 2~5회 반복한다.

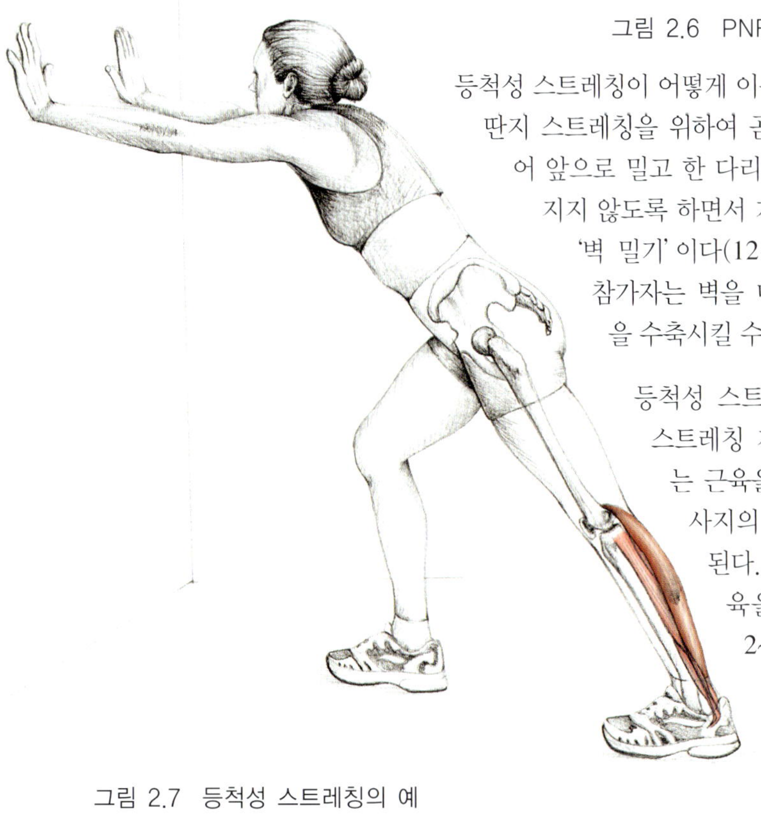

그림 2.7 등척성 스트레칭의 예

동적 스트레칭 (Dynamic Stretches)

동적 스트레칭이란 용어는 움직이면서 수행하는 스트레칭 운동을 의미한다. 즉, 참가자는 자신의 운동범위 또는 유연성을 확장시키기 위하여 흔들거나 탄력 있는 움직임을 이용한다. 아래의 3가지는 동적 스트레칭 운동의 유형이다.

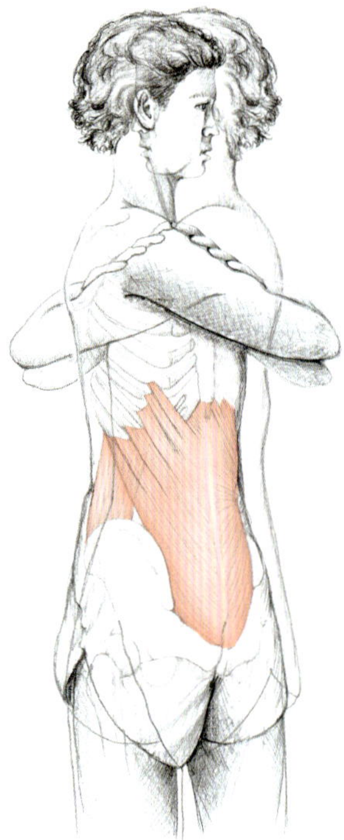

그림 2.8 폭발적(ballistic) 스트레칭의 예

1. 폭발적 스트레칭 (Ballistic Stretching)

폭발적 스트레칭은 통상적인 운동범위를 지날 때까지 신체 부분에 힘을 가하는 빠른 흔들기, 탄력 있는 움직임, 되튀는 움직임에 의하여 발생되는 탄력(momentum)을 이용하는 오래된 스트레칭 형태이다.

2. 동적 스트레칭 (Dynamic Stretching)

폭발적 스트레칭과는 달리, 동적 스트레칭은 운동범위의 제한지점까지 신체부분을 움직이기 위하여 잘 조절된 부드러운 탄성 운동이나 흔드는 동작을 이용한다는 것이다. 탄력 있는 동작이나 흔드는 동작이 점진적으로 증가되어야 하고, 급진적이거나 조절되지 않은 것이어서는 안 된다.

동적 신장과 폭발적 신장을 혼동해서는 안 된다. 동적 신장은 부드럽고 느리며 매우 목적성이 있는 신장이다. 동적신장을 수행하는 도중에는 정상적인 운동범위를 지나도록 신체부위에 힘을 가하는 일은 없다. 한편, 폭발적인 신장은 대단히 공격적이며 이 방법의 진정한 목적은 정상 운동범위의 제한지점을 지나서까지 신체 부분에 힘을 가하는 것이다.

3. 능동 독립 스트레칭 (Active Isolated Stretching)

능동 독립(AI) 스트레칭은 Aaron L. Mattes에 의해 개발된 새로운 형태의 스트레칭이다. 이 기법은 대항근 또는 반대 근육을 수축함으로써 스트레칭 된 근육그룹이 이완하도록 하는 것이다. AI 스트레칭의 절차는 다음과 같다.

1. 스트레칭할 근육그룹을 선택하고 스트레칭되기 시작하는 자세를 취하도록 한다.
2. 대항근 또는 반대 근육그룹을 능동적으로 수축한다.
3. 빠르고 부드럽게 스트레칭한다.
4. 스트레칭된 자세를 1~2초 동안 유지하였다가 놓아준다.
5. 5~10회 반복한다.

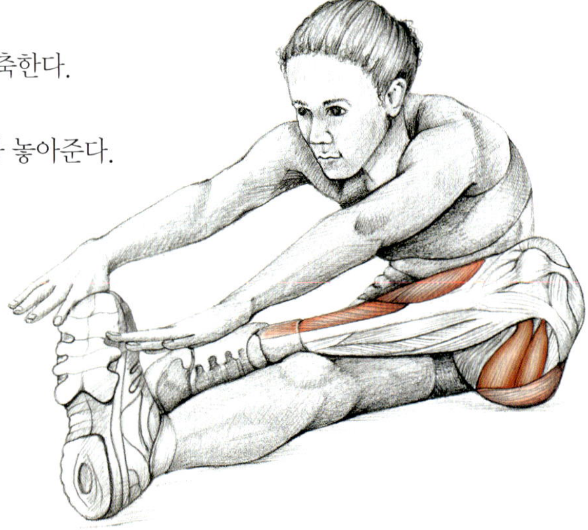

그림 2.9 능동 독립 스트레칭의 예

능동 독립(AI) 스트레칭이 확실히 얼마간의 장점이 있는(주로 전문가 또는 잘 구비된 선수에게) 한편, 여러 가지 터무니없는 주장도 있다. 이 중 하나는 능동 독립(AI) 스트레칭이 오직 2분 또는 그 이하로만 실시되기 때문에 스트레칭 반사작용은 적용되지 않는 다는 것이다 (Mattes 2000, Wharton 1996). 그러나 이것은 기본적인 근육생리학을 무시하고 있다. 예를 들면, 장딴지근에 있어서 스트레칭 반사작용은 1/300초 이내에 격발되기 때문에 능동 독립(AI) 스트레칭이 스트레칭 반사작용을 생략하거나 앞지른다는 주장은 헛된 망상에 불과한 것이다.

4. 저항 스트레칭과 하중 스트레칭 (Resistance Stretching and Loaded Stretching)

저항 스트레칭과 하중 스트레칭은 동시에 근육을 수축 및 신장시키는 동적 스트레칭으로 구성된다. 이들은 수축하는 동안 전 범위의 동작에 걸쳐 근육그룹을 스트레칭함으로써 작용된다. 이러한 이유로 저항스트레칭과 하중 스트레칭 모두 막 스트레칭하려는 근육그룹과 강화하려는 근육그룹이 동일하다.

위에서 말한 능동 독립(AI) 스트레칭처럼 저항스트레칭과 하중스트레칭은 그들의 장점을 가지고 있다. 올림픽 수영 5관왕인 Dara Torres는 그녀의 수영의 성공의 대부분을 저항스트레칭 덕택으로 돌리고 있다. 그러나 이러한 형태의 스트레칭은 근육골격체계에 많은 비중을 두고 있으며, 따라서 전문가 또는 잘 준비된 선수에게만 권유된다.

안전한 스트레칭을 위한 수칙 (The Rules for Safe Stretching)

모든 활동이 그렇듯이 항상 안전을 확보하기 위한 수칙과 지침들이 있다. 스트레칭 역시 예외가 아니다. 스트레칭이 부정확하게 시행된다면, 극도로 위험하고 해로울 수 있다. 스트레칭에 의한 잠재적 이익을 극대화하고 안전하게 시행하기 위하여 다음의 수칙들을 부착하고 항상 눈여겨 보아야 한다.

가끔 어떠한 스트레칭이 좋고 어떠한 스트레칭이 나쁜지 혼동과 염려가 난무한다. 대부분의 경우 어떤 사람들은 먼저 경험한 사람들이 이 방법 또는 저 방법은 해서는 안 된다거나 이것은 좋은 스트레칭이고 저것은 나쁜 스트레칭이라고 말하는 것을 들었다고 말한다.

유일하게 좋은 스트레칭 또는 나쁜 스트레칭이 있을까? 유일한 좋은 스트레칭과 나쁜 스트레칭이 있다면 우리는 어느 것이 좋은 스트레칭이고 어느 것이 나쁜 스트레칭인지 결정할 수 있을까? 이제 혼동에 대한 결론을 단호하게 맺어 보자.

좋거나 나쁜 스트레칭은 없다!

좋거나 나쁜 운동이 없는 것과 같이 좋거나 나쁜 스트레칭은 없고, 오직 개인의 특수한 요구에 대하여 적당한 것만 존재한다. 그래서 한 사람에게 완벽하게 적합한 스트레칭은 다른 사람에게는 적합하지 않을 수 있다.

예를 들면, 어깨관절(견관절) 손상이 있는 사람은 팔굽혀 펴기나 자유형 수영을 할 것으로 기대되지는 않지만, 이러한 운동이 나쁜 운동이라는 의미는 아니다. 이제, 스트레칭의 관점에서 동일한 시나리오를 생각해보자. 앞에서 언급한 사람은 어깨 스트레칭을 피하지만, 모든 어깨 스트레칭이 나쁘다는 것을 의미하지는 않는다.

스트레칭 자체는 좋지도 나쁘지도 않다. 문제는 누가 스트레칭을 효과적이면서도 안전하게 수행하고 누구는 비효과적이며 해롭게 수행하는가 하는 스트레칭을 수행하는 방법이다. "좋고 나쁨"의 판단 영역에 특정한 스트레칭을 두는 것은 어리석고 위험한 것이다. "좋은 스트레칭"이라는 꼬리표를 붙인 스트레칭은 사람들이 각자가 원하는 대로 언제든지 어떻게든 수행할 수 있고, 스트레칭함으로 인한 어떠한 문제도 야기하지 않는다는 느낌을 주는 것이다.

개인의 특수한 요구가 무엇인지 아는 것이 중요하다!

스트레칭은 좋지도 나쁘지도 않다는 것을 명심하라. 그러나 스트레칭 방법을 선택할 때 만족하기 위해서는 우리에게 필요한 많은 주의점과 "점검"을 요하는 것들이 있다.

1. 첫째로, 참가자를 전반적으로 재검토하여야 한다. 이 사람은 건강하고 신체적으로 활발한가? 또는 과거 5년 동안 좌식생활을 하고 있지 않았는가? 이 사람은 전문적인 운동선수인가? 심한 손상으로부터 회복된 사람인가? 몸의 어떤 부분이 쑤신다거나 아프다거나 근육과 관절이 뻣뻣하지 않은가?

2. 둘째로, 스트레칭되는 부위 또는 근육그룹을 특별히 재검토하여야 한다. 근육들은 건강한가? 관절, 인대, 힘줄(건) 그리고 기타 조직이 상하지는 않았는가? 그 부분에 최근 손상 받은 적이 있는가? 또는 아직도 손상으로부터 회복중인가?

스트레칭될 근육그룹의 건강 상태가 100%가 아니라면, 이 부분에 대한 모든 스트레칭은 피하는 것이 좋다. 특수한 스트레칭운동에 돌입하기 전에 회복하고 재활과정을 먼저 거쳐야 한다. 그러나 그 사람이 건강하고 스트레칭 될 부분이 손상으로부터 자유롭다면, 모든 스트레칭에 다음을 적용한다.

1. 스트레칭하기 전에 준비 운동하라.

이 첫째 수칙을 소홀히 하고 효과적으로 스트레칭을 수행하지 않는다면, 심한 손상을 유발할수 있다. 준비되지 않은 근육을 스트레칭하는 것은 낡고 건조한 고무밴드를 늘이는 것과 마찬가지이며, 이 고무밴드는 끊어질 것이다.

스트레칭 전 준비운동은 좋은 효과가 있지만, 준비운동의 주된 목적은 몸과 마음을 좀 더 강한 활동에 대하여 준비시키는 것이다. 그 목적을 달성하는 방법 중 하나는 근육의 온도를 상승시키는 한편, 몸 중심의 온도를 상승시키도록 돕는 데 있다. 근육의 온도를 상승시킴으로써 근육이 느슨해지고 유연해지며 나긋나긋해진다. 이것이 스트레칭으로부터 최대의 이익을 얻도록 하는 가장 중요한 것이다.

정확한 준비운동은 또한 심장박동수와 호흡을 증진시키는 효과를 가지고 있다. 이것들이 증가되면 혈류가 증가하고, 이에 따라 일을 하는 근육에 산소와 영양소의 운반이 증가된다. 이러한 모든 것들이 근육을 스트레칭할 수 있도록 준비시키는 것이다.

정확한 준비운동은 가벼운 활동으로 구성되어야 한다. 대부분의 사람들에게는 10분 정도의 준비운동이 적절하며 가볍게 땀이 흐르는 정도지만, 준비운동의 강도와 기간(또는 얼마나 강하게, 오래)은 참가하는 개인의 체력 수준에 따라 좌우된다.

2. 운동 전후에 스트레칭 하라.

"왜 운동 전후에 스트레칭하여야 하는가?"라는 의문이 자주 생긴다. 이것은 양자택일의 문제가 아니라 모두 필요한 것이다. 운동 후의 좋은 스트레칭은 없고, 우리는 오직 운동 후의 스트레칭을 다음 운동을 위한 운동 전 스트레칭으로 간주하는 것이다. 운동 후의 스트레칭은 운동 전 스트레칭과 완전히 다른 목적을 가진다. 이 둘은 같은 것이 아니다.

그러나, 운동 후의 스트레칭은 아주 다른 역할을 가지고 있다. 운동 후 스트레칭의 목적은 근육과 힘줄(건)의 치료와 회복을 돕는 데 두고 있다. 근육과 힘줄을 늘임으로써 보통 강한 운동에 동반되는 근육이 딱딱해지는 일과 운동 후 근육통증을 예방하는 데 도움이 된다.

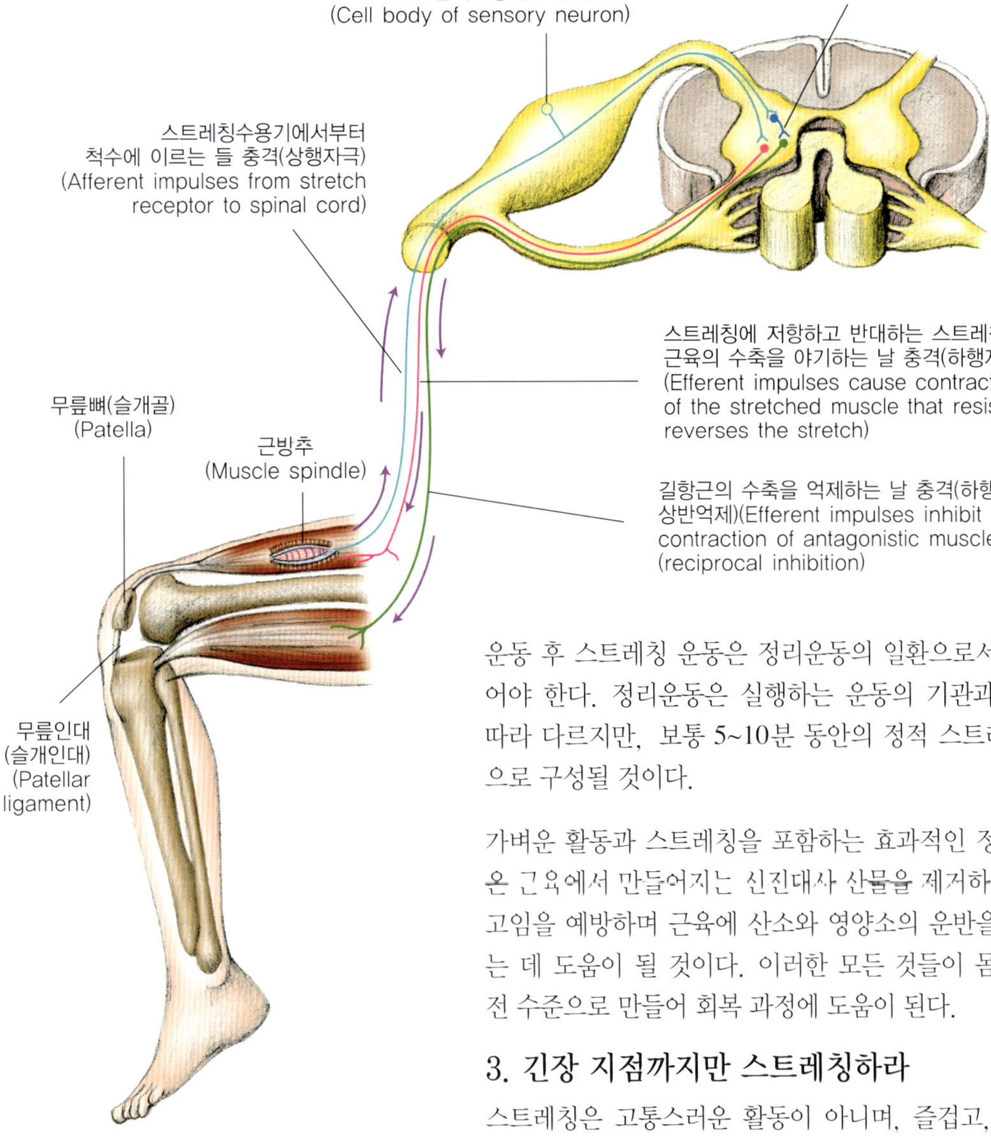

그림 2.10 스트레칭 반사활

운동 후 스트레칭 운동은 정리운동의 일환으로서 수행되어야 한다. 정리운동은 실행하는 운동의 기관과 강도에 따라 다르지만, 보통 5~10분 동안의 정적 스트레칭운동으로 구성될 것이다.

가벼운 활동과 스트레칭을 포함하는 효과적인 정리 운동은 근육에서 만들어지는 신진대사 산물을 제거하고, 혈액 고임을 예방하며 근육에 산소와 영양소의 운반을 촉진하는 데 도움이 될 것이다. 이러한 모든 것들이 몸을 운동 전 수준으로 만들어 회복 과정에 도움이 된다.

3. 긴장 지점까지만 스트레칭하라

스트레칭은 고통스러운 활동이 아니며, 즐겁고, 이완되며, 매우 유익해야 한다. 그러나 많은 사람들은 스트레칭에서 대부분을 얻기 위해서는 지속적인 고통이 필요하다고 생각한다. 이것은 우리가 스트레칭할 때 가장 많이 범할 수 있는 실수 중의 하나이므로 그 이유를 설명하겠다.

근육이 통증점의 시점까지 스트레칭되었을 때, 신체는 "스트레칭 이완"이라는 방어기제를 운용한다. 이것이 근육, 힘줄, 그리고 관절에 일어나는 심각한 피해를 방지하기 위한 신체의 안전장치이다. 스트레칭 이완은 근육과 힘줄이 수축을 함으로써 그들이 스트레칭되는 것을 막아서 근육과 힘줄을 보호한다.

그래서 스트레칭 이완을 피하기 위해서, 통증을 피하라. 편안한 상태 이상의 범위 너머로 스트레칭을 강요하지 말라. 오직 근육에서 긴장을 느끼는 지점까지만 스트레칭하라. 이 방법으로 손상은 피할 수 있고, 스트레칭으로부터 최대의 혜택을 얻을 수 있을 것이다.

4. 모든 주요 근육과 그 반대 근육그룹을 스트레칭하라

스트레칭할 때, 몸의 모든 주요한 근육에 주의를 기울이는 것은 대단히 중요하다. 예를 들면, 다리를 특히 강조하는 스포츠가 있다고 해서 일상적으로 시행하는 스트레칭 운동에서 상체의 근육은 무시되어도 좋다는 것을 의미하는 것은 아니다.

어떤 신체활동을 할 때, 모든 근육이 중요한 역할을 담당하는 것이지 일부 몇몇 선택된 근육만 중요한 역할을 하는 것은 아니다. 예를 들면, 상체의 근육들은 어떠한 달리기 경기에서도 대단히 중요하다. 상체의 근육들은 달리기 운동을 하는 동안 몸의 안정성과 균형에 있어 중요한 역할을 담당한다. 그러므로 근육을 유연하게 그리고 나긋나긋하게 유지하는 것이 중요하다.

모든 근육은 대항 작용을 하는 반대 근육을 가지고 있다. 예를 들면, 다리의 앞에 있는 근육(넙다리네갈래근(대퇴사두근, quadriceps femoris muscle)은 다리의 뒤에 있는 근육[뒤넙다리근(슬괵근, hamstring)]에 저항한다. 이 두 근육은 몸의 균형을 위하여 서로가 서로에게 저항한다. 이 두 근육 중 하나가 상대보다 더 강하거나 좀더 유연하다면, 불균형을 초래하여 손상이나 자세 문제를 유도하기 쉽다.

예를 들면, 넙다리뒤근 부상은 대부분의 달리기에서 보편적인 손상이다. 이러한 손상은 강한 넙다리네갈래근(대퇴사두근)과 약하고 유연하지 않은 넙다리뒤근 때문에 자주 발생한다. 이러한 불균형은 넙다리뒤근에 지대한 압력을 가하고, 이 근육의 부상이나 스트레인을 초래할 수 있다.

5. 부드럽게 그리고 천천히 스트레칭 하라

부드럽게 그리고 천천히 스트레칭 운동을 하는 것은 근육을 이완하는 데 도움이 되며 나아가 스트레칭 운동을 즐겁고 유익하게 만든다. 이것은 또한 빠르고 덜컥거리는 동작에 의하여 일어날 수 있는 근육 부상과 스트레인을 피하는 데 도움이 된다.

6. 스트레칭 하는 동안 천천히 그리고 편안하게 호흡하라

많은 사람들은 스트레칭 운동을 할 때, 무의식적으로 숨을 참는다. 이렇게 하면 근육이 긴장되고, 스트레칭을 아주 어렵게 만든다. 이것을 피하기 위하여 모든 스트레칭 운동을 하는 동안 천천히 깊게 호흡하여야 하는 것을 기억해야 한다. 이것이 이완을 돕고, 혈류를 촉진하고, 근육에 산소와 영양소의 운반을 증진시킨다.

예 (An Example)

이미 수행된 가장 논쟁거리가 되는 하나를 살펴봄으로써 이미 언급한 수칙이 어떻게 적용되는지 알 수 있다. 아래 그림으로 보는 스트레칭 모습은 많은 사람들을 파국으로 몰아넣는다. 이것은 위험하고 나쁜 스트레칭으로 잘 알려져 있으며, 무조건 피해야 하는 방법이다.

그런데 왜 많은 단거리 선수들이 올림픽 경기, 영연방 경기, 그리고 세계선수권대회에서 경기 전 이러한 스트레칭을 하는 모습을 보이는가? 이미 언급한 점검 사항을 가지고 그 이유를 찾아보자.

첫째로, 스트레칭운동을 하는 사람을 생각해보자. 이 사람들은 건강하고 체력이 좋으며, 육체적으로 활동적인가? 그렇지 않다면 이 사람들이 하는 것은 스트레칭운동이 아니다. 이 사람들이 늙었고 체중이 과다하며 체력이 약한가? 젊고 아직 성장하는 중인가? 이 사람들이 좌식 생활을 영위하는가? 그렇다면 이러한 스트레칭은 피해야 한다! 이 첫 번째 생각만으로 스트레칭을 필요로 하는 전체 중 50%의 사람들에게 이러한 스트레칭을 하지 않게 할 것이다.

둘째로, 스트레칭되는 부위를 재검토해보자. 이 스트레칭 방법은 명백하게 넙다리뒤근과 아래 등(요부) 근육에 많은 스트레인을 줄 것이다. 그래서 넙다리뒤근과 아래 등이 100% 건강하지 않다면, 이 스트레칭운동은 하지 않는다. 두 번째의 생각에 비추어 보면, 이러한 스트레칭 방법은 아마도 나머지 25%의 사람들이 제외될 것이며 겨우 25%의 사람들 또는 잘 단련된, 육체적으로 잘 맞는 손상받지 않은 선수들에게나 적당할 것이다.

이제 이미 설명한 6가지 주의점을 적용하여 잘 단련된, 육체적으로 적합한, 손상이 없는 선수들이 이러한 스트레칭을 안전하게 효과적으로 수행할 수 있다.

스트레칭 운동 그 자체는 좋은 것도 나쁜 것도 아니라는 사실을 기억하라. 이것이 스트레칭 운동을 하는 방법이며, 누가 스트레칭운동을 하느냐에 따라 스트레칭 운동이 효과적이고 안전하게 또는 비효과적이고 해로워지는지 판가름 난다.

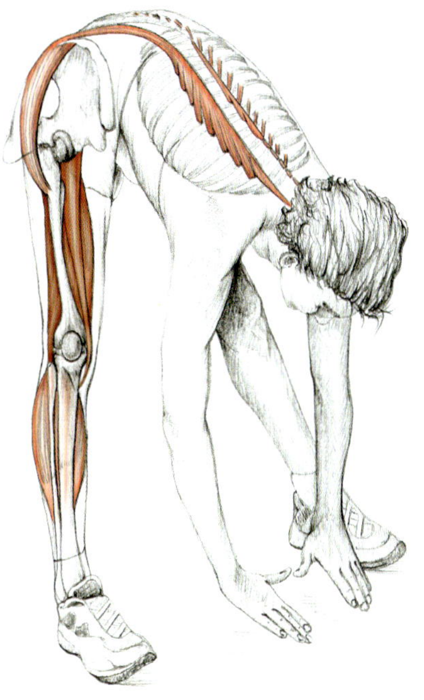

그림 2.11 논쟁의 여지가 있는 스트레칭

어떻게 적절하게 스트레칭할 것인가?
(How to Stretch Properly)

1. 스트레칭 할 때 (When to Stretch)

스트레칭은 훈련에서 휴식만큼 중요한 존재가 될 필요가 있다. 우리가 어떤 경쟁적인 스포츠나 운동 상황에 처한다면, 특수한 스트레칭운동을 할 시간을 가진다는 것은 대단히 중요한 일이다. 띡띡하거나 뻣뻣한 특별한 부위를 스트레칭할 시간을 배정한다. 우리가 건강운동에 더 많이 참여하고 전념할수록 더욱 많은 시간과 노력을 스트레칭 운동에 투자할 필요가 있다.

이미 토론한 바와 같이 운동 전후에 스트레칭하는 것이 중요하다. 그러나 특정한 목적을 위하여 언제 스트레칭을 할 것이며 어떤 스트레칭이 가장 훌륭한가?

정확한 목적을 위한 정확한 스트레칭 유형을 선택한다는 것은 유연성 프로그램의 효율성과는 크게 차별되는 것이다. 이어 다음에 다른 유형의 스트레칭을 언제 사용할 것인가에 관하여 제언한다.

준비운동을 위해서는 동적 스트레칭이 가장 효과적이며, 정리운동을 위해서는 정적, 수동 스트레칭과 PNF 스트레칭이 가장 좋다. 운동범위의 증진을 위해서는 PNF 스트레칭과 능동 독립 스트레칭을 시도하며 재활을 위해서는 PNF 스트레칭, 등척성 스트레칭과 능동 스트레칭 모두의 결합이 최상의 결과를 낳을 것이다.

특별히 언제 스트레칭할 것인가? 하루 중에 주기적으로 스트레칭한다. 이것이 하루의 스트레스를 풀고 느긋하게 하는 데 도움이 되며 느슨하게 유지해주는 가장 좋은 방법이다. 시간을 활용하는 가장 생산적인 방법 중 하나는 텔레비전을 시청하는 동안 스트레칭하는 것이다. 5분 동안의 제자리 걷기 또는 제자리 조깅으로 시작하여 바닥에 앉아 TV를 보면서 스트레칭을 시작하는 것이다.

경기는 몸에 굉장히 큰 요구를 하는 시간이며, 우리의 몸은 최상의 상태에 있어야 한다. 경기 직전에는 최상의 유연성을 가져야 한다. 경쟁적인 스포츠에서 요구하는 갑작스럽고 격렬한 활동에 의하여 너무 많은 손상들이 발생된다. 경기 전 스트레칭운동에 엄격하여야 한다.

2. 멈추고, 수를 세고, 반복하기 (Hold, Count, Repeat)

스트레칭하고 멈추는 시간은 얼마나 길어야 하는가? 몇 회 스트레칭하여야 하는가? 얼마나 오랫동안 스트레칭 하여야 하는가?

이것들은 스트레칭 관련 주제로 토론할 때 가장 보편적인 질문들이다. 이러한 질문에 대하여 상반된 반응이 있지만, 문헌 연구와 저자의 경험을 통한 나의 의견은 최근의 가장 정확하고 유익한 정보를 믿는다는 것이다.

가장 논쟁거리가 되는 질문은 "스트레칭하고 멈추는 시간은 얼마나 길어야 하는가?"이다. 어떤 문헌은 10초 정도면 충분하다고 주장할 것이다. 이 정도의 시간은 최소 시간이다. 10초는 근육이 이완하고 늘어나기 시작하는 데 충분한 시간이다. 유연성을 위한 진정한 이득을 얻기 위해서는 적어도 20~30초 동안 스트레칭을 유지하여야 한다.

우리가 스트레칭에 전념하는 시간은 특정 스포츠에 참여하는 수준과 관계가 있을 것이다. 그래서 전반적인 건강과 체력 수준의 증진을 꾀하는 사람에 대해서는 최소 20초 정도면 충분할 것이다. 그러나 우리가 높은 수준의 경쟁적 스포츠에 참여한다면 적어도 30초 동안의 스트레칭이 필요하고, 60초 또는 그 이상까지 늘려 나갈 필요가 있을 것이다.

"몇 회 스트레칭하여야 하는가?" 스포츠에 참여하는 수준에 따라 전념하는 수준을 맞추는 동일한 원리가 각 근육그룹을 몇 회 스트레칭하여야 하는지에 적용된다. 예를 들면, 초심자는 2~3회 스트레칭하지만 좀더 발전된 수준의 스포츠에 참여한다면 3~5회 스트레칭한다.

"얼마나 오랫동안 스트레칭하여야 하는가?" 동일한 원리를 적용한다. 초심자에게는, 5~10분이면 충분하며, 전문적인 선수는 2시간까지 실시한다. 여러 분의 수준이 초심자와 전문가 사이라면 거기에 따라서 시간을 조정한다.

스트레칭 운동을 하면서 초조해 하지 마라. 한두 주에 적응 할 수 있는 사람은 없기 때문에 일상적인 스트레칭 운동을 통한 기적을 기대하지 마라. 멀리 보라. 어떤 근육은 진정한 증진 효과를 보여 주는 데 최소 3개월이 걸린다. 충실하게 수행하라. 노력할 만한 가치가 있다.

3. 순서 (Sequence)

스트레칭 프로그램을 시작할 때 몇 개의 근육을 선택하여 실시하는 것보다 몸 전체에 대한 전반적인 범주의 스트레칭을 시작한다는 것은 좋은 생각이다. 이렇게 하면 전체적인 근육의 긴장을 감소시키고 관절과 팔 다리의 운동성을 증진시킬 수 있다.

다음 단계에서는 근육과 힘줄(건)의 정상 운동 범위를 지나 당김으로써 전반적인 유연성을 증진시키는 스트레칭이 이루어져야 한다. 이렇게 한 뒤, 딱딱하거나 특정 스포츠에 대하여 중요한 특수한 부위에 대한 스트레칭을 한다. 이 모든 것은 시간을 필요로 한다는 것을 기억하여야 한다. 이러한 스트레칭의 순서는 특히 우리가 민첩성을 기본으로 하거나 근육질을 바탕으로 하는 활동에 대한 기초가 없는 경우 진정한 증진 효과를 보기 위해서는 3개월 이상 소요된다.

우리가 어떠한 순서에 따라 스트레칭하여야 하는가에 대한 자료는 없지만, 앉은 자세에서 스트레칭하는 것이 손상 기회를 줄일 수 있기 때문에 앉은 자세 스트레칭으로부터 시작하여 목까지 올라가거나 역으로 진행할 수 있다. 모든 주요 근육과 반대 근육들을 모두 망라한다며, 순서는 문제되지 않는다.

전체적인 유연성 증진 목적을 넘어 더 발전되면, 특정 근육 또는 근육그룹의 운동 범위를 증진시키도록 하는데, 일상적으로 스트레칭할 때 이러한 근육들을 격리시켜 스트레칭하는 것은 중요한 일이다. 이렇게 하기 위하여, 한 번에 하나의 근육에만 집중한다. 예를 들면, 동시에 양측 넙다리뒤근(슬괵근)을 스트레칭하는 노력을 하기보다는 한 번에 한 다리에 집중한다. 이러한 방법으로 스트레칭하면, 다른 지지하는 근육그룹의 저항을 감소시킬 수 있게 된다.

4. 자세 (Posture)

유연성 훈련에서 자세 또는 신체 배열은 가장 간과되기 쉬운 요소 중 하나이다. 이것이 스트레칭 운동의 전체적인 이점에 있어서 얼마나 중요한 역할을 하는 것인지 아는 것이 중요하다. 나쁜 자세와 부정확한 기법은 근육의 불균형을 초래하고 손상을 유도할 수 있다. 적절한 자세를 취하면, 목표 근육은 가능한 훌륭하게 스트레칭될 것이다.

많은 예에서, 주요 근육그룹은 많은 수의 서로 다른 근육들로 만들어질 수 있다. 자세가 처지거나 부정확하다면, 스트레칭 운동은 그 근육그룹에 있는 하나의 특정 근육을 강조하게 될 것이며 결과적으로 불균형을 유도하여 손상을 초래할 것이다.

예를 들면, 넙다리뒤근을 스트레칭할 때 양발가락이 하늘을 보게 하는 것이 중요하다. 발이 옆으로 돌아가면 넙다리뒤근 중 어떤 한 근육에 원하지 않는 스트레스를 줄 수 있고, 결국 근육 불균형이 유도된다.

스트레칭을 준비운동으로서 어떻게 사용할 것인가?
(How to Use Stretching as Part of the Warm-up)

최근에 나는 스트레칭에 대한 최근의 연구와 조사 결과에 대하여 많은 질문을 받았는데, 가장 인기 있는 질문은 준비운동의 일부로서의 스트레칭의 역할에 관한 질문이었다.

현재, 스트레칭이 준비운동의 일부로서 언제, 어떻게 사용되어야 하는지에 대해 많은 혼동이 있는 듯하며, 일부 사람들은 스트레칭은 함께 거부되어야 한다는 인상을 받고 있다.

이것은 매우 중대한 문제이며, 해명되어야 한다. 아래의 정보는 스트레칭과 준비운동의 일부로서의 스트레칭에 대한 몇 가지 보편적인 허구와 오해를 배제하기 위해 제공된 것이다.

1. 과학이 주장하는 것은 무엇인가?

내가 면접한 대부분의 학생은 손상 예방을 위한 스트레칭의 효과를 알고 싶어 했다. 이것은 그 자체로 실수이며, 스트레칭이 어떻게 손상예방 프로그램과 준비운동의 일부로 사용되고 있는지에 대한 이해의 부족을 보여준다.

신체적인 활동과 손상예방은 과학적으로 측정할 수 없는 것이다. 좌식 즉석 검사 시험과 같은 단순한 시험으로 유연성에 대한 스트레칭의 효과는 분명히 측정할 수도 있다. 그러나 운동경기 실행 효과 또는 손상 감수성 등에 대한 측정 방법을 거의 불가능하거나 매우 어렵다.

스트레칭에 대한 가장 최근 연구에 의하면, 이러한 견해를 다음과 같이 뒷받침하고 있다. 즉, 가용한 연구의 부족과 불균질성(이질성), 그리고 질적인 열악함 등으로 운동관련 손상을 감소시키는 스트레칭의 가치에 대해 명확한 결론을 도출하지 못하고 있다(Weldon, 2002).

비전문가의 용어 속에 상기 내용을 인용하기 위해 충분한 연구가 실시되지 못하였고, 연구된 것은 특정적이지 못하거나 일관성이 충분하지 못하다.

가장 큰 오해

준비운동으로서의 스트레칭이 기여한 바에 대한 혼돈은 많은 사람들이 스트레칭을 포기하게 만들었다. 스트레칭이 수행해온 역할을 이해하는 열쇠는 앞의 문장에서 발견할 수 있을 것이지만, 주의 깊게 읽어야 한다.

스트레칭 ... 준비운동의 일환으로서 ...!

여기에 열쇠가 있다. 스트레칭은 준비운동의 중요한 부분이지만, 그것이 준비운동 그 자체는 아니다.

약간의 스트레칭을 하는 것이 준비운동이라는 잘못된 생각을 갖지 않도록 하라. 효과적인 준비운동은 매우 많은 중요한 요소들을 가지고 있어서 발생 가능한 손상을 최소화하고 신체활동을 위한 개인의 준비시키는 것이다.

효과적이고 안전한 준비운동의 요소를 확인하고 그들을 정확한 순서대로 실행하는 것이 핵심이다. 스트레칭은 단지 효과적인 준비 운동의 한 부분이며, 준비운동 과정에서 스트레칭의 위치는 특정적이며 다른 요소와 의존적임을 명심하라.

효과적이고 완전한 준비운동에 포함되어야 할 네 가지 핵심요소는 다음과 같다.

1. **일반적 준비운동**: 이 단계는 5~15분간의 가벼운 신체활동으로 구성되어 있다. 여기서의 목표는 심장 박동수와 호흡수를 높이며, 근육 온도를 높이는 것이다.
2. **정지 스트레칭**: 다음에 5~10분간의 부드러운 정지 스트레칭이 일반적 준비운동에 가미되어서 주요 근육그룹과 관련 신체의 유연 섬유의 모든 근육들을 점차적으로 신장시켜야 한다.
3. **스포츠 특정 준비운동**: 이 단계 동안에는 해당되는 스포츠에 요구되는 경기를 준비하기 위해 특정 연습과 운동이 10~15분 동안 실시되어야 한다.
4. **동적인 스트레칭**: 이 단계는 특정 신체 부위를 지정된 한도까지 움직이기 위해 통제된, 부드러운 제자리 뛰기, 또는 스윙 동작 등을 포함한다. 제자리 뛰기나 스윙 동작의 힘의 강도는 점차 증가시키지만, 최대한도나 통제할 수 없는 곳까지 도달하지 않도록 한다.

준비 운동의 네 가지 모두가 동등하게 중요하며, 어느 한 부분도 무시되거나 불필요하다고 여겨져서는 안 된다. 이 네 가지 요소는 심신을 최상의 신체적 상태로 올리고, 운동선수가 다가올 활동을 위한 준비가 되었음을 보장하는 것이다.

아래 사항을 주의하라.

1. 동적 스트레칭은 부정확하게 사용될 경우 손상의 위험을 증가시킨다.
2. 위의 준비운동 과정에서 제시한 시간은 진정한 운동선수의 요구에 특정적으로 관련된다. 만약 운동경기 참가자가 전문가급 수준이 아닐 경우, 이에 맞게 시간을 조정하라.
3. 최근의 연구에 의하면, 정적인 스트레칭은 근육 수축의 속도에 부정적인 효과를 가져 오며, 그래서 높은 수준의 힘과 속도를 요구하는 스포츠에 종사하는 선수의 활동을 약화시킬 수도 있다. 이러한 이유로, 정적인 스트레칭은 준비운동의 초기 단계에 실시하며, 항상 스포츠 특정 연습과 동적인 스트레칭이 후속한다.

결론은 무엇인가?

스트레칭은 정확하게 사용될 때 유익하다. 스트레칭은 손상을 줄이고 운동경기 향상을 보조하는 하나의 매우 중요한 요소임을 명심하라. 스트레칭이 다른 손상 방지 기술 및 조절된 운동 등과 연결하여 사용될 때 최상의 결과가 달성된다.

3 목과 어깨 스트레칭
Neck and Shoulders

목과 어깨는 머리와 위팔을 통제하는 다수의 근육으로 구성되어 있다. 목과 어깨 주변의 근육들은 관절 조직과 함께 큰 범위의 동작을 만들 수 있으며, 여기에는 굽힘(굴곡), 폄(신전), 위로 폄, 측방 굽힘, 모음(내전), 벌림(외전), 돌림(회전) 등이 포함된다. 목의 측방 척추 근육은 **사각근(scalenes)** 집단으로 구성되어 있으며, 이들은 목뼈(경추)의 횡단 과정에서부터 갈비뼈까지 연결되며, 또한 두 개의 헤드(끝)를 가진 긴띠 근육인, **목빗근(흉쇄유돌근, sternocleidomastoideus)**이 있다. **넓은목근(활경근, platysma)**은 두드러지게 보이는 근육으로, 격렬한 경기를 마치고 있는 달리기 선수에서 볼 수 있다.

어깨세모근(삼각근, deltoideus)은 세 부분으로 구성되어 있으며, 이들은 전면부, 중간부, 후면부이다. 중간부만이 다중 날개이며, 어깨관절의 체계적인 모음의 불리함때문에 추가적인 힘이 요구된다. 이것은 충격흡수 장치의 역할을 하여 어깨를 보호한다. **등세모근(승모근, trapezius)**은 어깨의 주동근이며, 좌우 등세모근은 전체적으로 마름모 모양이다. **어깨뼈올림근(견갑골거근, levator scapulae)**은 목빗근과 등세모근 속에 깊이 있으며, 어깨뼈를 들어올리는 역할때문에 이름지어졌다. **앞톱니근(전거근, serratus anterior)**은 상부 흉곽벽과 5개의 상부 갈비뼈(늑골)을 연결하는 위팔(사지) 사이의 부분인 겨드랑이의 중간벽을 형성한다. 이것은 일련의 손가락처럼 생긴 조각으로 구성된 커다란 근육이다.

돌림근띠(회전근개, rotator cuff)는 **가시위근(극상근, supraspinatus)**, **가시아래근(극하근, infraspinatus)**, **작은원근(소원근, teres minor)**, 그리고 **어깨밑근(견갑하근, subscapularis)** 등으로 구성되어 있는 근육그룹이며, 이들은 어깨가 움직일 때 어깨뼈의 소켓속에 있는 올바른 위치에서 균형을 유지하고 있는 어깨의 볼을 유지하는 역할을 하며, 따라서 관절탈구를 방지하는 데 기여한다. 어깨밑근은 **큰원근(대원근, teres major)**에 연결하는 겨드랑이 뒷벽의 가장 큰 부분과, 그 주변을 지나가는 넓은등근(광배근, latissimus dorsi)의 힘줄을 이루고 있다.

척추세움근(척추기립근, erector spinae)은 또한 **엉치가시근(천극근, sacrospinalis)**이라고 하며, 평행 막대(columns) 속에 세 개의 근육으로 구성되어 있다. 이들은 측방에서 중앙으로, 엉덩갈비근(장늑근, iliocostalis), 가장긴근(longissimus), 그리고 척수이다. 가장긴근은 척추세움근의 중간부분이다. 이것은 다시 흉곽근(thoracis), 목(cervical), 그리고 머리(capitis) 부분으로 세분화된다. 척수는 척추세움근(erector spinae)의 가장 중앙부분이다. 이 또한 흉곽근, 목부, 그리고 머리 부분으로 세분화될 수 있다. **가로돌기가시근(횡돌기극근, transversospinalis)**은 척추세움근 속에 위치한 세 가지 작은 근육그룹의 결합체이다. 그러나 척추세움근과는 달리 각 그룹은 표면에서부터 옆으로가 아니라, 연속적으로 깊이로 포개져 있다. 근육그룹은 표면으로부터 내부로 깊게, 반가시근(semispinalis), 뭇갈래근(다열근, multifidus), 그리고 돌림근(회전근) 순으로 위치하고 있다. 그들의 섬유들은 일반적으로 가로돌기로부터 위가시돌기로 위로 그리고 중앙으로 확장된다. 뭇갈래근과 돌림근에 대해서는 제 6장에서 논의된다.

목과 어깨 스트레칭이 유용한 스포츠는 다음과 같다; 크리켓과 야구 및 소프트볼과 같은 방망이 운동과 권투, 축구 및 미식축구, 그리고 럭비와 같은 접촉 스포츠, 골프, 그리고 테니스, 배드민턴, 스쿼시와 같은 라켓 스포츠, 수영, 크리켓과 야구와 같은 던지기 스포츠, 그리고 야외 경기, 레슬링 등이다.

A01: 목 가쪽 스트레칭

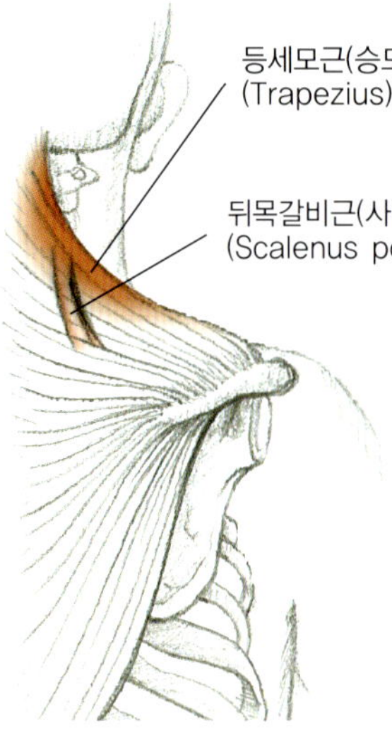

뒷면(Posterior view)

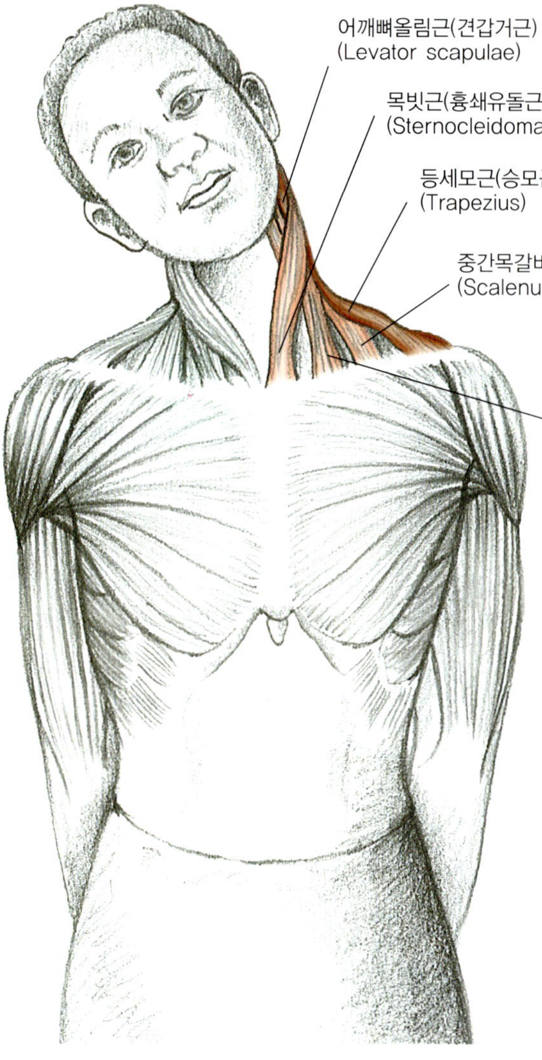

방법

머리를 곧게 하고 앞을 본다. 양손을 등 뒤에 두고 귀가 어깨를 향하도록 머리를 천천히 움직인다.

스트레칭되는 근육

주작용근: 어깨뼈올림근(견갑거근). 등세모근(승모근).
이차 근육: 목빗근(흉쇄유돌근). 목갈비근(사각근, 앞, 중간, 뒤).

스트레칭으로 유리한 스포츠

권투. 미식축구. 럭비. 수영. 레슬링

스트레칭이 유용한 스포츠 손상

목근육긴장. 채찍질 손상[목 삠(염좌)], 목신경 신장 증후군. 기운목(급성 기운목, 사경).

스트레칭을 정확하게 수행하기 위한 부가적 정보

양쪽 어깨는 움직이지 않고 양손은 등 뒤에 둔다. 머리를 옆으로 기울일 때 어깨를 올리지 않도록 한다.

보완 스트레칭

A02 참조.

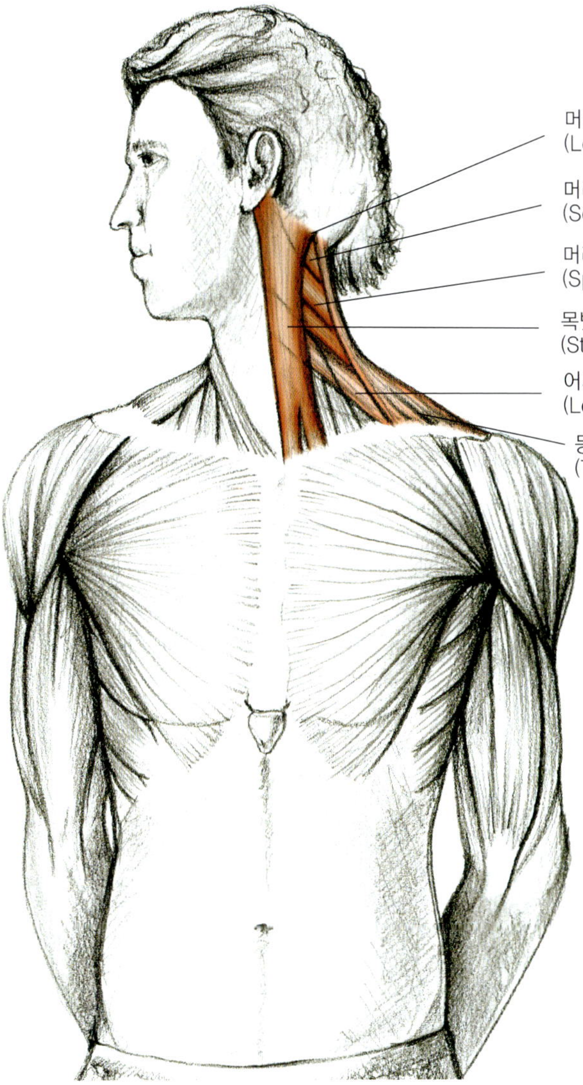

방법

어깨를 움직이지 않고 머리를 곧게 하고 선다. 그 자세에서 턱은 어깨로 향하여 천천히 돌린다.

스트레칭되는 근육

주작용근: 목빗근, 머리널판근(두판상근), 머리반가시근(두반극근), 머리가장긴근(두최장근)
이차 근육: 어깨뼈올림근, 등세모근.

스트레칭으로 유리한 스포츠

양궁, 권투, 미식축구, 럭비, 수영, 레슬링.

스트레칭이 유용한 스포츠 손상

목근육긴장, 채찍질손상(목 삠), 목신경신장 증후군, 기운목.

스트레칭을 정확하게 수행하기 위한 부가적 정보

머리를 바르게 유지한다. 턱을 어깨쪽 앞으로 삐죽 내밀지 않도록 한다.

보완 스트레칭

A06 참조.

A03: 목 앞쪽 굽힘 스트레칭

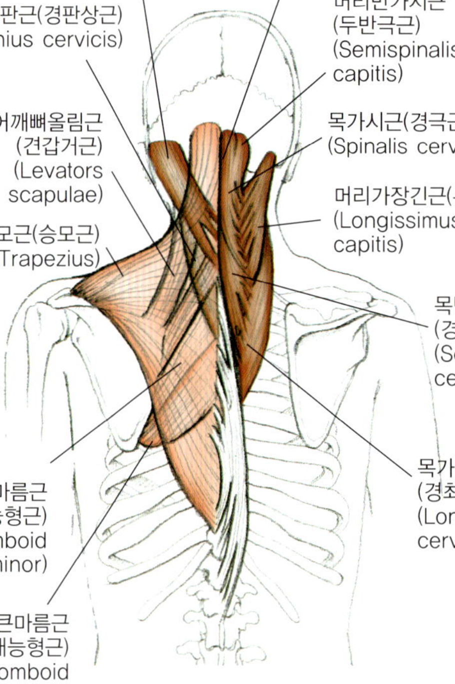

뒷면(Posterior view)

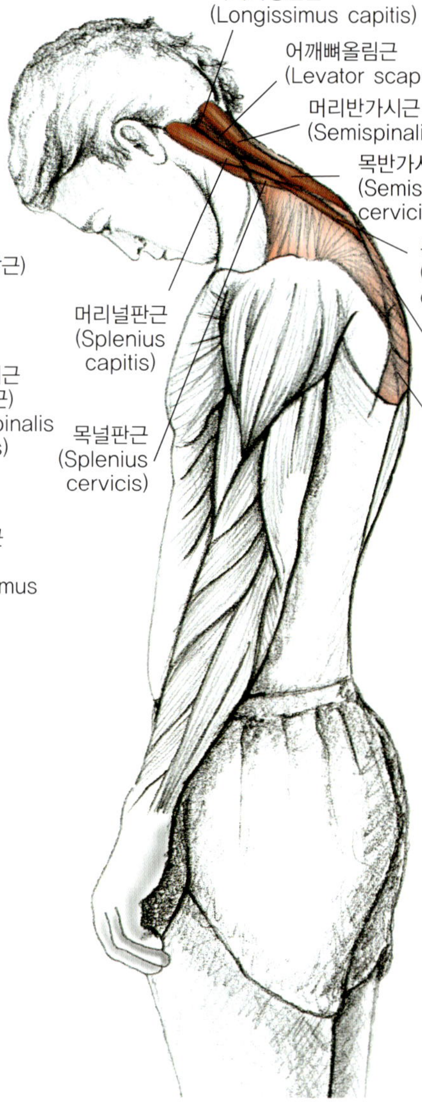

방법

선 자세에서 턱이 가슴에 붙도록 목을 구부린다. 어깨는 이완하고 양손은 몸통 옆에 늘어뜨린다.

스트레칭되는 근육

주작용근: 머리반가시근과 목반가시근(경반극근), 머리가시근(두극근)과 목가시근. 머리가장긴근과 목가장긴근(경최장근). 머리널판근과 목널판근(경판상근).
이차 근육: 어깨뼈올림근. 등세모근. 마름근.

스트레칭으로 유리한 스포츠

권투. 미식축구. 럭비. 사이클. 수영. 레슬링

스트레칭이 유용한 스포츠 손상

목근육긴장. 채찍질손상[목 삠(염좌)]. 목신경 신장 증후군. 기운 목(급성 기운 목, 사경).

보편적 문제점 및 스트레칭을 정확하게 수행하기 위한 부가적 정보

어떤 사람들은 위등과 목이 다른 부분에 비하여 더 유연하다. 머리를 강하게 내리 눌러 과신장하지 말고 이완하여 머리 무게에 의하여 자연스럽게 스트레칭되도록 한다.

보완 스트레칭

A07 참조.

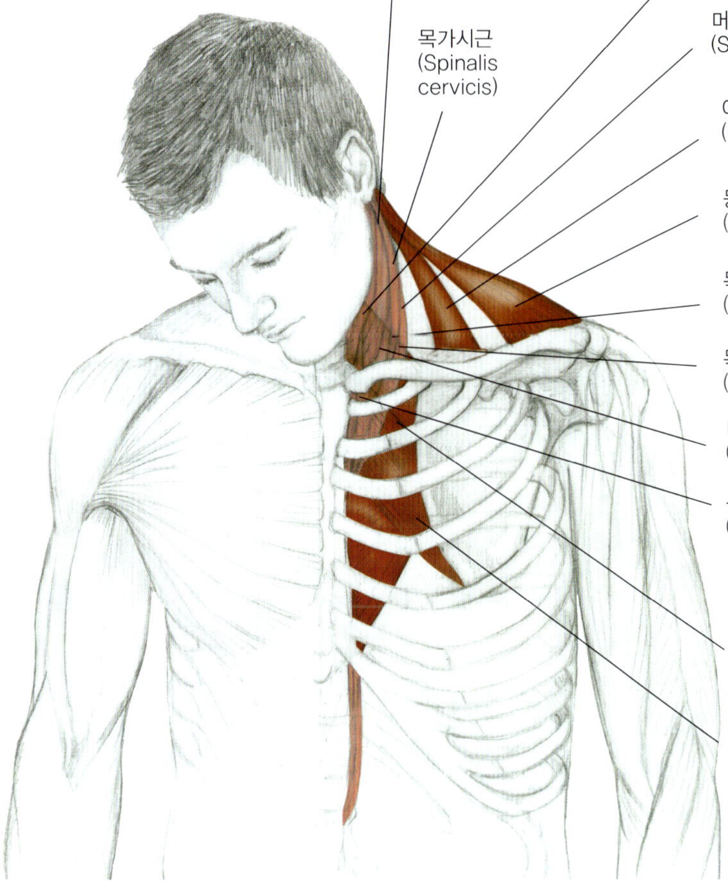

방법

바르게 선 자세에서 턱을 가슴 방향 앞으로 떨어뜨린다. 그리고 머리를 부드럽게 옆으로 기울인다. 어깨를 이완시키고 손은 옆구리에 붙인다.

스트레칭되는 근육

주작용근: 어깨뼈올림근, 등세모근, 마름근
이차 근육: 머리·목반가시근, 머리·목가시근, 머리·목가장긴근, 머리·목널판근.

스트레칭으로 유리한 스포츠

양궁, 권투, 축구, 미식축구, 럭비, 사이클, 골프, 수영, 레슬링.

스트레칭이 유용한 스포츠 손상

목근육긴장, 채찍질손상(목 삠), 목신경근신장증후군, 기운 목(급성 기운 목, 사경).

보편적 문제점 및 스트레칭을 정확하게 수행하기 위한 부가적 정보

어떤 사람들은 위등과 목이 다른 부분에 비하여 더 유연하다. 머리를 강하게 내리 눌러 과신장하지 말고, 이완하여 머리 무게에 의하여 자연스럽게 스트레칭되도록 한다.

보완 스트레칭

A02, A07 참조.

A05: 목 폄 스트레칭

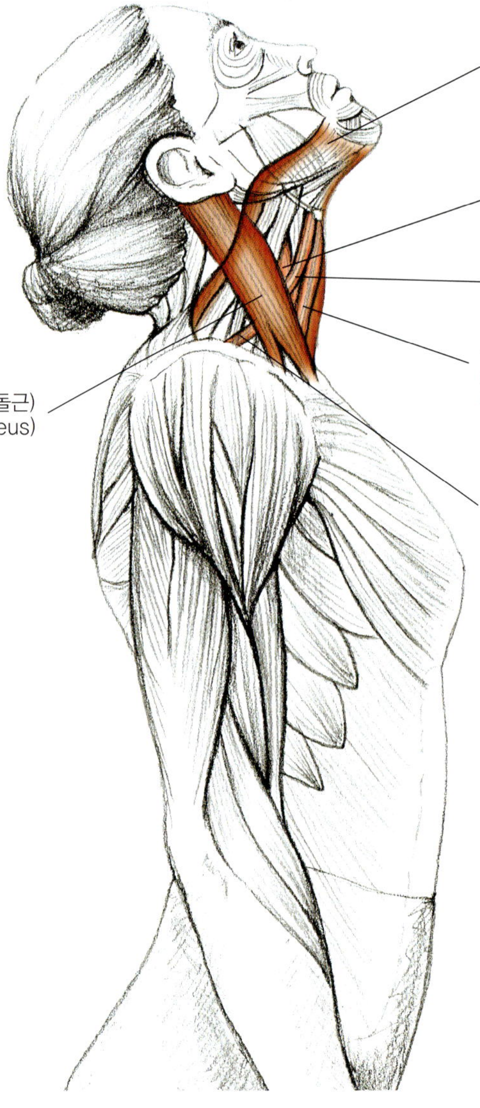

방법

선 자세에서 머리를 들어 올리는데 턱으로 하늘을 가리키는 것처럼 올린다. 어깨는 이완하고, 양손은 자연스럽게 늘어뜨린다.

스트레칭되는 근육

주작용근: 넓은목근(활경근), 목빗근.
이차 근육: 어깨목뿔근(견갑설골근). 복장목뿔근(흉골설골근). 복장방패근(흉골갑상근).

스트레칭으로 유리한 스포츠

권투. 미식축구. 럭비. 사이클. 수영. 레슬링.

스트레칭이 유용한 스포츠 손상

목근육긴장. 채찍질손상[목 삠(염좌)]. 목신경 신장 증후군. 기운 목(급성 기운 목, 사경).

스트레칭을 정확하게 수행하기 위한 부가적 정보

스트레칭하는 동안 입을 다물고 이를 붙인다.

보완 스트레칭

C02 참조.

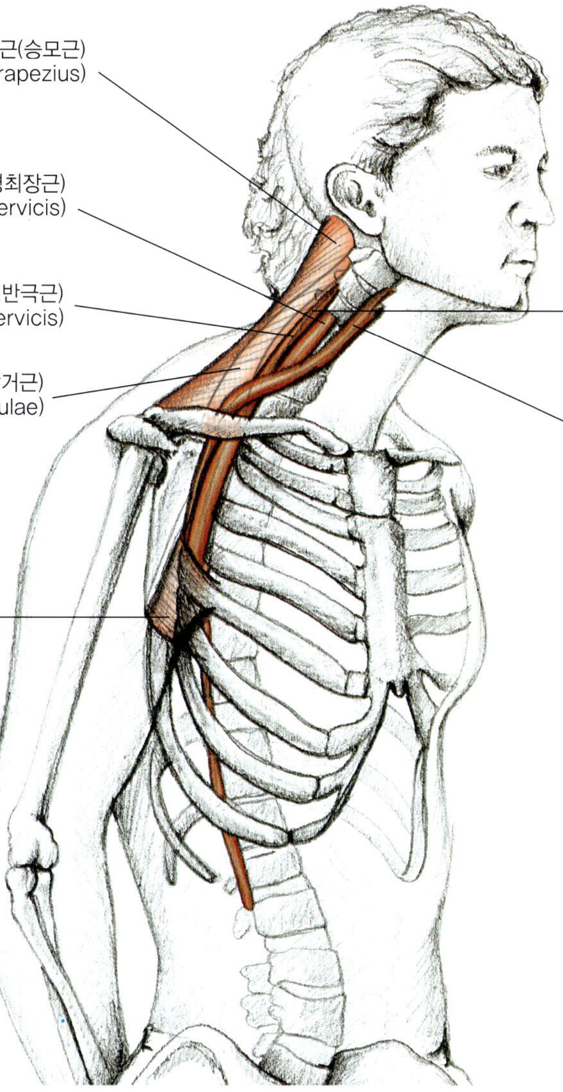

방법

머리를 들고 턱을 앞으로 쭉 내민다.

스트레칭되는 근육

주작용근: 목반가시근, 목가시근, 목가장긴근(경최장근), 목널판근(경판상근).
이차 근육: 어깨뼈올림근(견갑거근), 등세모근(승모근), 마름근(능형근).

스트레칭으로 유리한 스포츠

권투, 미식축구, 럭비, 사이클, 수영, 레슬링.

스트레칭이 유용한 스포츠 손상

목근육긴장, 채찍질손상(목 삠), 목신경신장증후군, 기운 목(급성 기운 목, 사경).

스트레칭을 정확하게 수행하기 위한 부가적 정보

머리 든 자세를 유지한다. 턱이 지면을 향하지 않도록 한다.

보완 스트레칭

A03 참조.

A07: 앉은 자세 목 굽힘 스트레칭

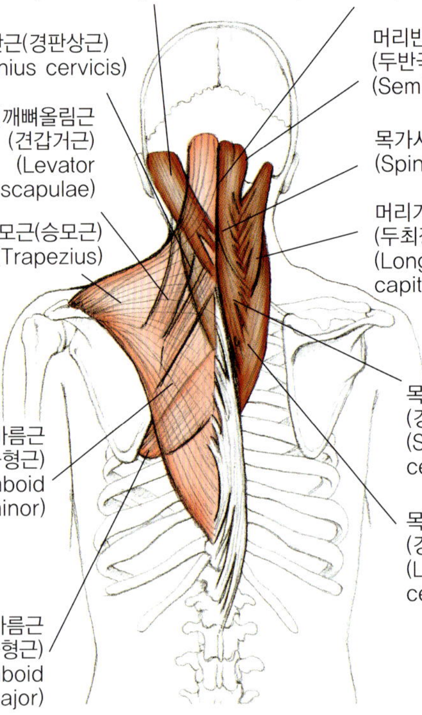

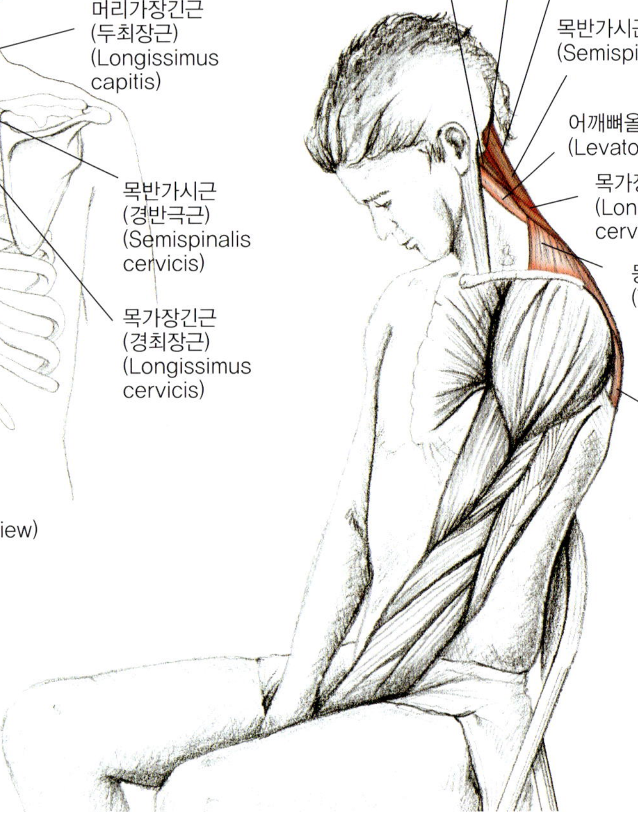

방법

다리 사이에 양팔을 넣어 교차시키고 의자에 앉는다. 머리를 앞으로 숙이고 등은 기댄다.

스트레칭되는 근육

주작용근: 머리반가시근과 목반가시근, 머리가시근과 목가시근. 머리가장긴근과 목가장긴근. 머리널판근과 목널판근.

이차 근육: 어깨뼈올림근. 등세모근. 마름근.

스트레칭으로 유리한 스포츠

양궁. 권투. 미식축구. 럭비. 사이클. 골프. 수영. 레슬링.

스트레칭이 유용한 스포츠 손상

목근육 스트레인(과다운동). 채찍질 손상(목삠). 목신경신장 증후군. 기운 목.

보편적 문제점 및 스트레칭을 정확하게 수행하기 위한 부가적 정보

어떤 사람들은 위등과 목이 다른 부분에 비하여 더 유연하다. 머리를 강하게 내리 눌러 과신장하지 말고, 이완하여 머리 무게에 의하여 자연스럽게 스트레칭되도록 한다.

보완 스트레칭

A03, A11 참조.

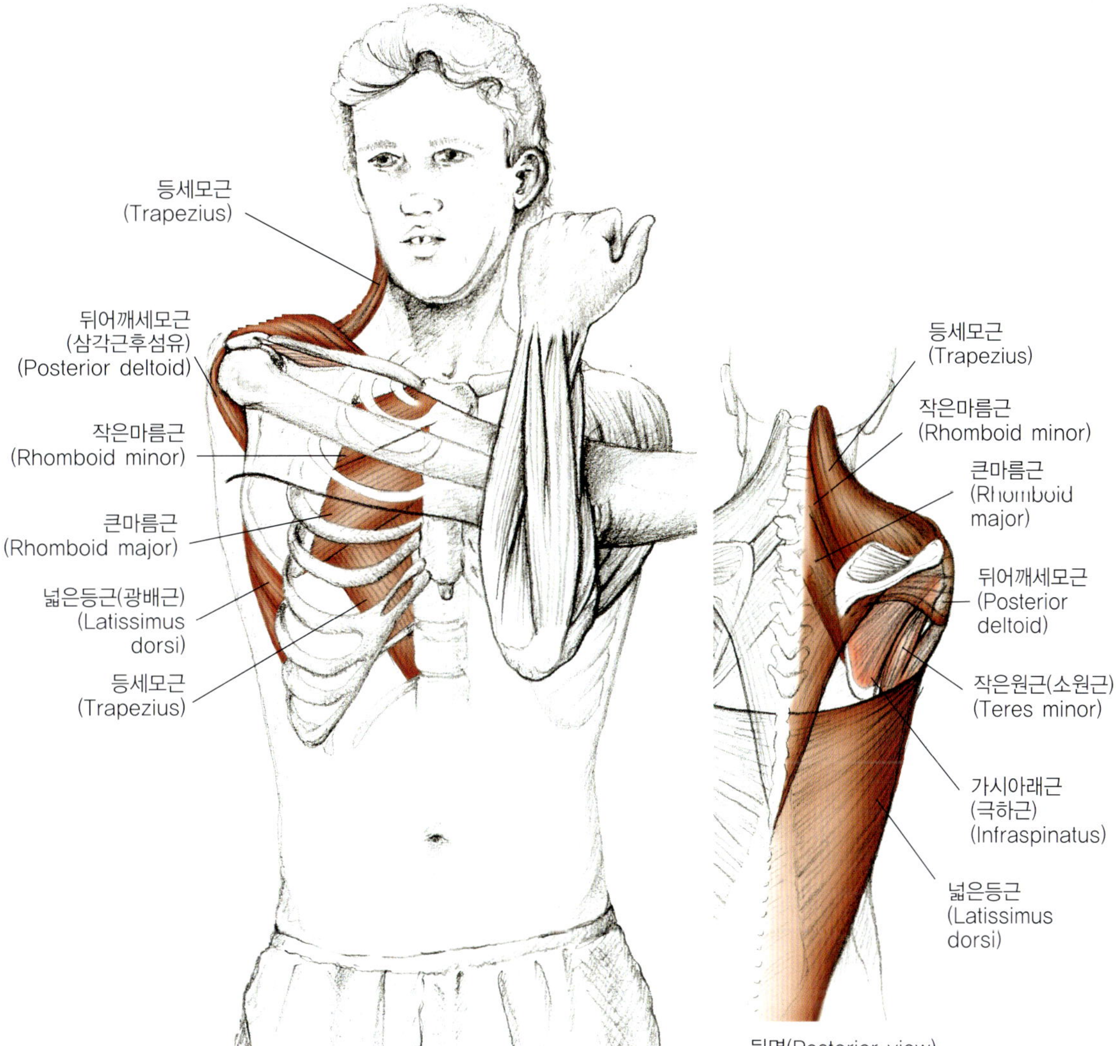

뒷면(Posterior view)

방법

바로 서서 한 팔을 반대편으로 가로지른다. 가로지른 팔이 지면과 평행이 되도록 하고 팔꿉(주관절)이 반대편 어깨를 향하도록 당긴다.

스트레칭되는 근육

주작용근: 등세모근. 마름근. 넓은등근. 뒤어깨세모근(삼각근후섬유).

이차 근육: 가시아래근(극하근). 작은원근(소원근).

스트레칭으로 유리한 스포츠

양궁. 크리켓. 야구. 소프트볼. 권투. 골프. 테니스. 배드민턴. 스쿼시. 조정. 카누. 카약. 수영. 육상투척경기.

스트레칭이 유용한 스포츠 손상

탈구. 부분탈구. 봉우리빗장관절(견쇄관절) 분리. 복장빗장관절(흉쇄관절) 분리. 충돌 증후군. 근육둘레띠힘줄염. 어깨윤활낭염. 굳은어깨(동결견, 유착성관절낭염).

스트레칭을 정확하게 수행하기 위한 부가적 정보

위팔을 지면과 평행하게 유지한다.

보완 스트레칭

A09 참조.

A09: 위팔 구부린 어깨 스트레칭

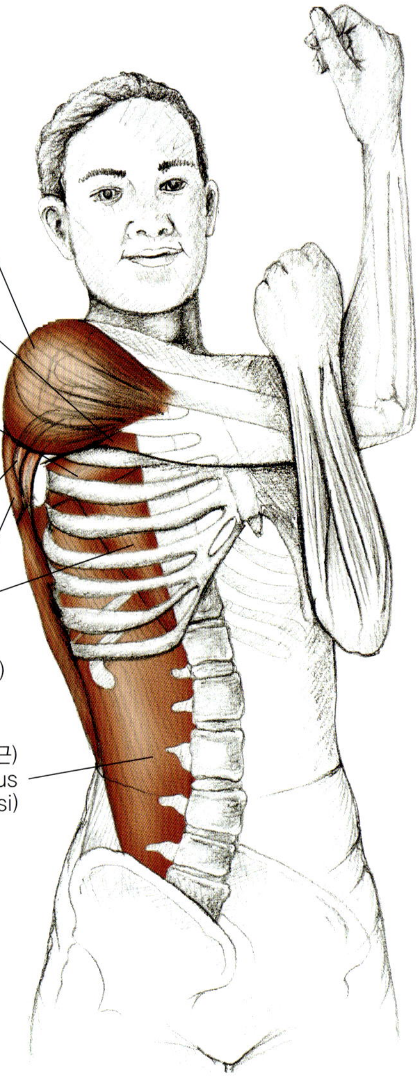

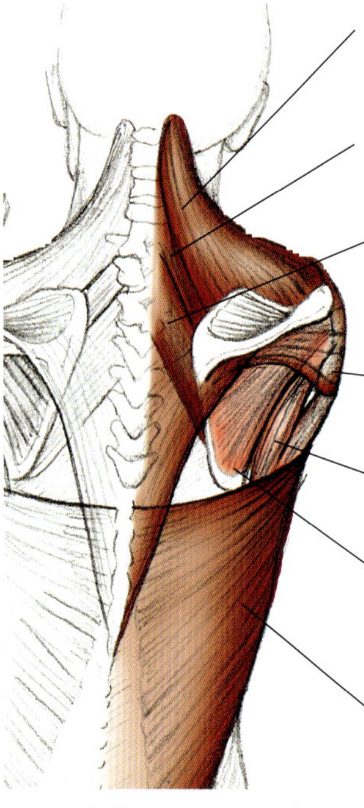

뒷면(Posterior view)

방법

바로 서서 한 팔을 반대편으로 가로지른다. 가로지른 팔을 90° 로 굽히고, 팔꿉관절이 반대편 어깨를 향하도록 당긴다.

스트레칭되는 근육

주작용근: 등세모근. 마름근. 넓은등근. 뒤어깨세모근.
이차 근육: 가시위근(극상근). 가시아래근(극하근). 작은원근(소원근).

스트레칭으로 유리한 스포츠

양궁. 크리켓. 야구. 소프트볼. 권투. 골프. 테니스. 배드민턴. 스쿼시. 조정. 카누. 카약. 수영. 육상투척경기.

스트레칭이 유용한 스포츠 손상

탈구. 부분 탈구. 봉우리빗장관절 분리. 복장빗장관절 분리. 충돌 증후군. 근육둘레띠힘줄염. 어깨윤활낭염. 굳은어깨(동결견).

스트레칭을 정확하게 수행하기 위한 부가적 정보

위팔을 지면과 평행하게 유지한다.

보완 스트레칭

A08 참조.

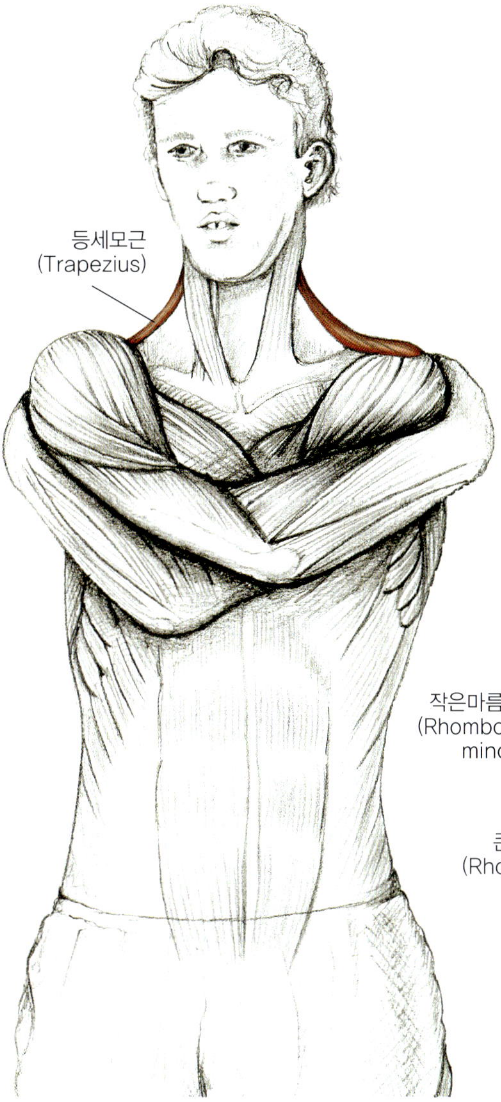

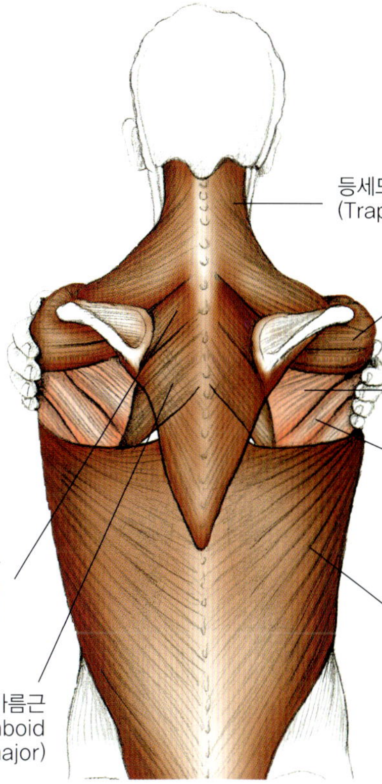

뒷면(Posterlor vlew)

방법

바로 서서 팔로 스스로를 껴안듯이 감싼다. 어깨를 당긴다.

스트레칭되는 근육

주작용근: 등세모근, 마름근, 넓은등근, 뒤어깨세모근.
이차 근육: 가시아래근, 작은원근.

스트레칭으로 유리한 스포츠

양궁, 크리켓, 야구, 소프트볼, 권투, 골프, 테니스, 배드민턴, 스쿼시, 조정, 카누, 카약, 수영, 육상투척경기.

스트레칭이 유용한 스포츠 손상

탈구, 부분탈구, 봉우리빗장관절(견쇄관절) 분리, 복장빗장관절(흉쇄관절) 분리, 충돌 증후군, 근육둘레띠힘줄염, 어깨윤활낭염, 굳은어깨(동결견, 유착성관절낭염)

보편적 문제점 및 스트레칭을 정확하게 수행하기 위한 부가적 정보

어깨를 너무 빠르게 당기지 않는다. 편안하게 천천히 당긴다.

보완 스트레칭

A11 참조.

A11: 어깨 교차 스트레칭

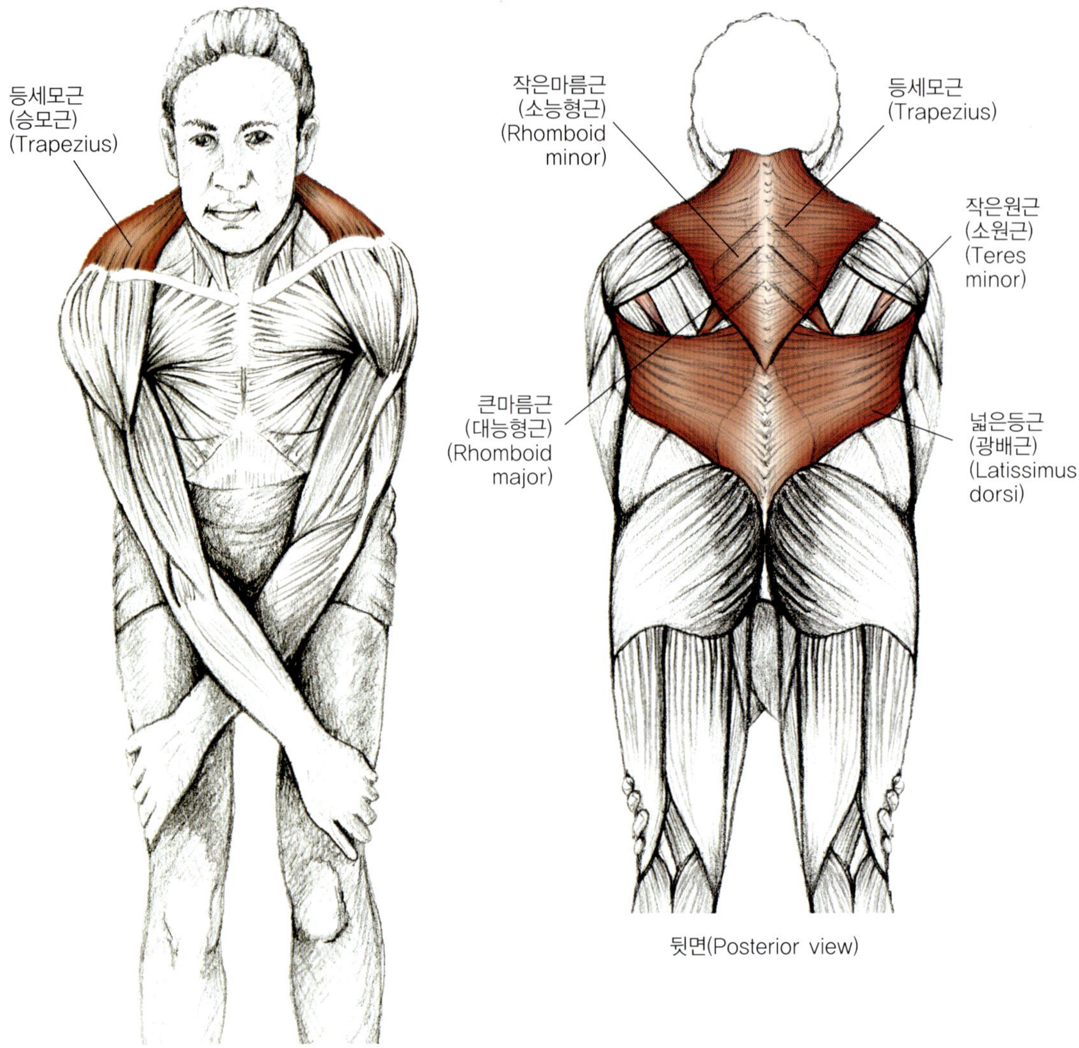

뒷면(Posterior view)

방법

무릎을 굽히고 선다. 팔을 교차시켜 무릎 뒤를 붙잡는다. 그런 다음 등과 어깨에 긴장을 느낄 때까지 위로 올린다.

스트레칭되는 근육

주작용근: 등세모근(승모근). 마름근(능형근). 넓은등근(광배근).
이차 근육: 작은원근(소원근).

스트레칭으로 유리한 스포츠

양궁. 크리켓. 야구. 소프트볼. 권투. 골프. 테니스. 배드민턴. 스쿼시. 조정. 카누. 카약. 수영. 육상투척경기.

스트레칭이 유용한 스포츠 손상

탈구. 부분탈구. 봉우리빗장관절(견쇄관절) 분리. 복장빗장관절(흉쇄관절) 분리. 충돌 증후군. 근육둘레띠(회전근개)힘줄염(건염). 어깨윤활낭염. 굳은어깨.

보편적 문제점 및 스트레칭을 정확하게 수행하기 위한 부가적 정보

어깨가 지면과 평행이 되도록 유지하고, 비틀거리거나 한쪽으로 돌아가지 않게 한다.

보완 스트레칭

A07 참조.

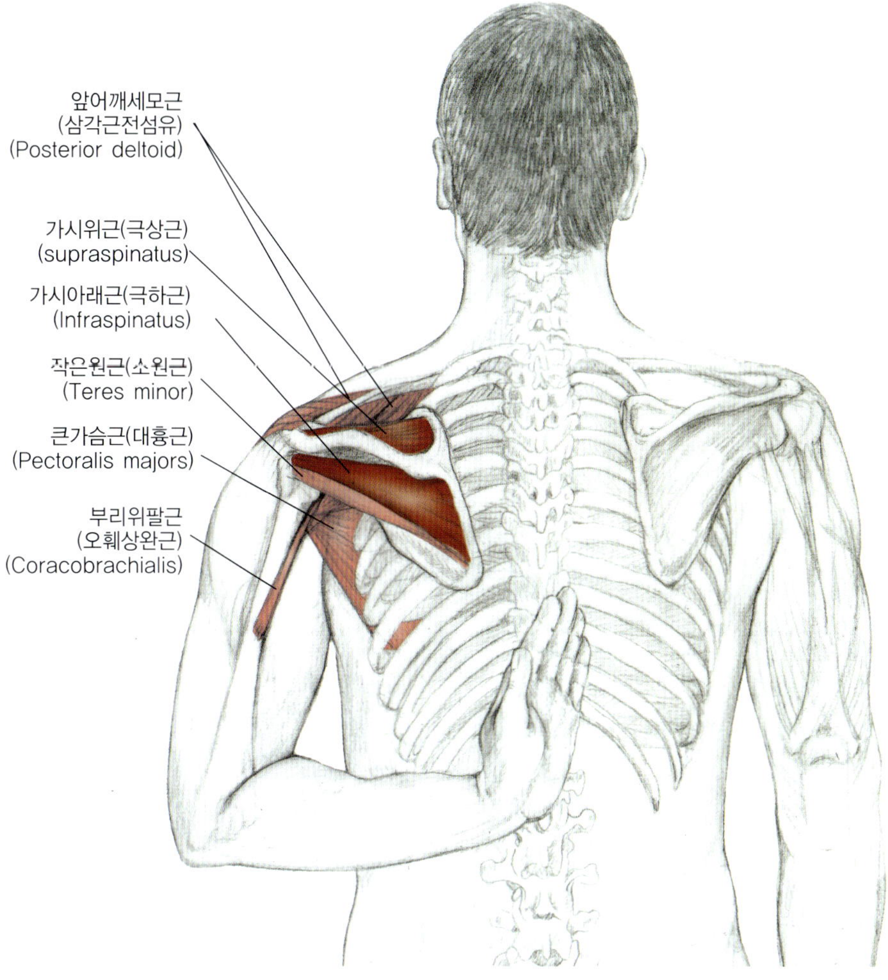

방법

한 손을 등 뒤로 하여 어깨뼈 사이에서 위로 뻗어 올린다.

스트레칭되는 근육

주작용근: 가시위근, 가시아래근.
이차 근육: 큰가슴근(대흉근), 소원근, 앞세모근(삼각근전섬유), 부리위팔근(오훼완근).

스트레칭으로 유리한 스포츠

태권도, 테니스, 배드민턴, 스쿼시, 조정, 카누, 수영, 크리켓, 야구, 야외경기, 레슬링.

스트레칭이 유용한 스포츠 손상

탈구, 부분탈구, 봉우리빗장관절 분리, 복장빗장관절 분리, 충돌 증후군, 근육둘레띠힘줄염, 어깨윤활낭염, 굳은어깨.

보편적 문제점 및 스트레칭을 정확하게 수행하기 위한 부가적 정보

많은 사람들의 어깨근육둘레띠(회전근개) 근육이 딱딱하다. 이 근육을 스트레칭할 때 항상 극도로 조심하면서 천천히 시작하여야 한다.

보완 스트레칭

A13, A15 참조.

A13: 팔꿈치 바깥 돌림근 스트레칭

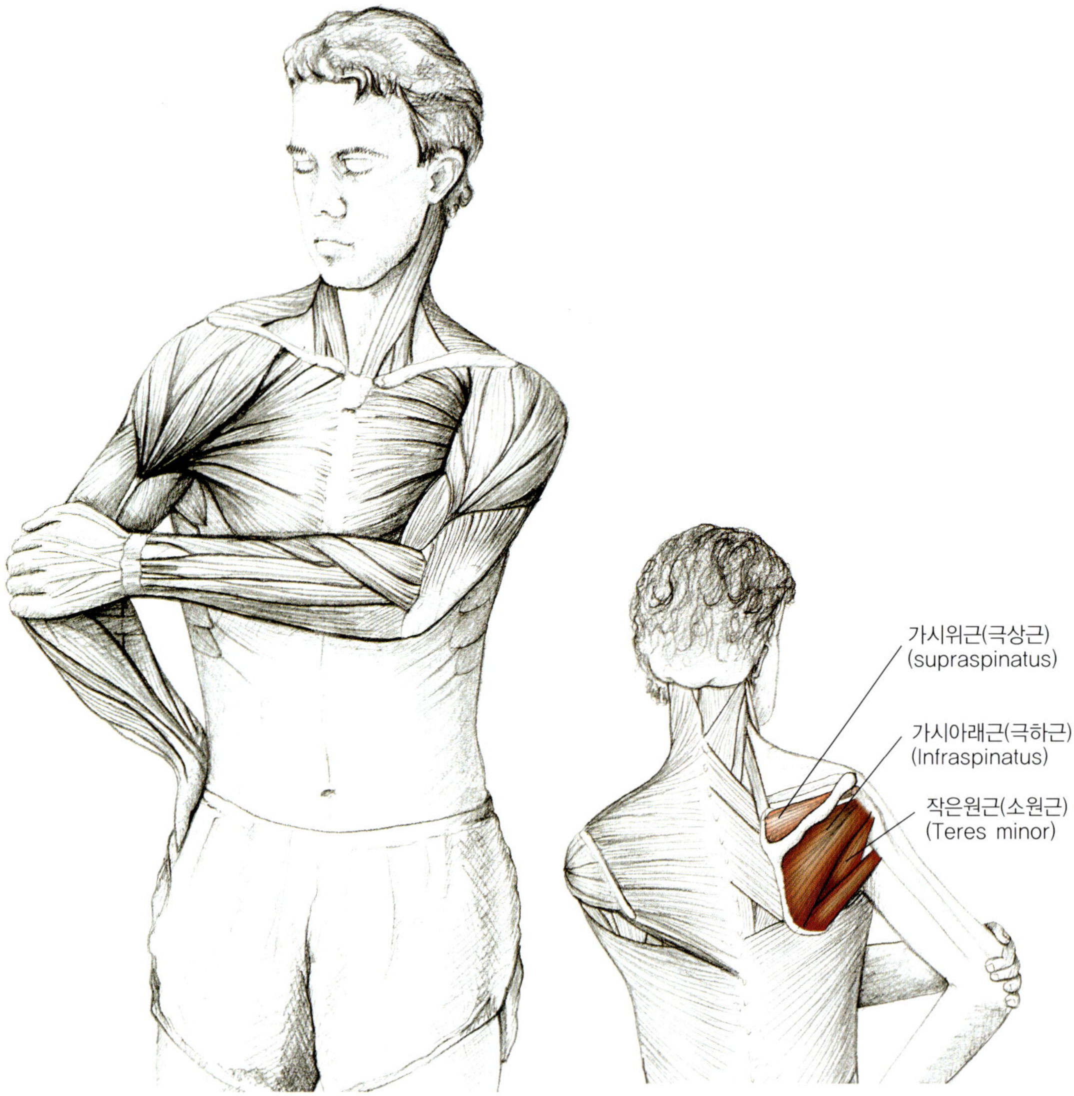

방법

한 손을 뒤로 하여 서고 팔꿈치를 바깥으로 향하도록 한다. 다른 쪽 팔을 위로 뻗어서 팔꿈치를 앞으로 부드럽게 당긴다.

스트레칭되는 근육

주작용근: 가시아래근(극하근), 소원근.
이차 근육: 가시위근(극상근).

스트레칭으로 유리한 스포츠

태권도, 테니스, 배드민턴, 스쿼시, 조정, 카누, 카약, 수영, 크리켓, 야구, 육상투척경기, 레슬링.

스트레칭이 유용한 스포츠 손상

탈구, 부분탈구, 봉우리빗장관절(견쇄관절) 분리, 복장빗장관절(흉쇄관절) 분리, 충돌 증후군, 근육둘레띠(회전근개)힘줄염(건염), 어깨윤활낭염, 굳은어깨.

보편적 문제점 및 스트레칭을 정확하게 수행하기 위한 부가적 정보

많은 사람들의 어깨근육둘레띠(회전근개) 근육이 딱딱하다. 이 근육을 스트레칭할 때 항상 극도로 조심하면서 천천히 시작하여야 한다.

보완 스트레칭

A15 참조.

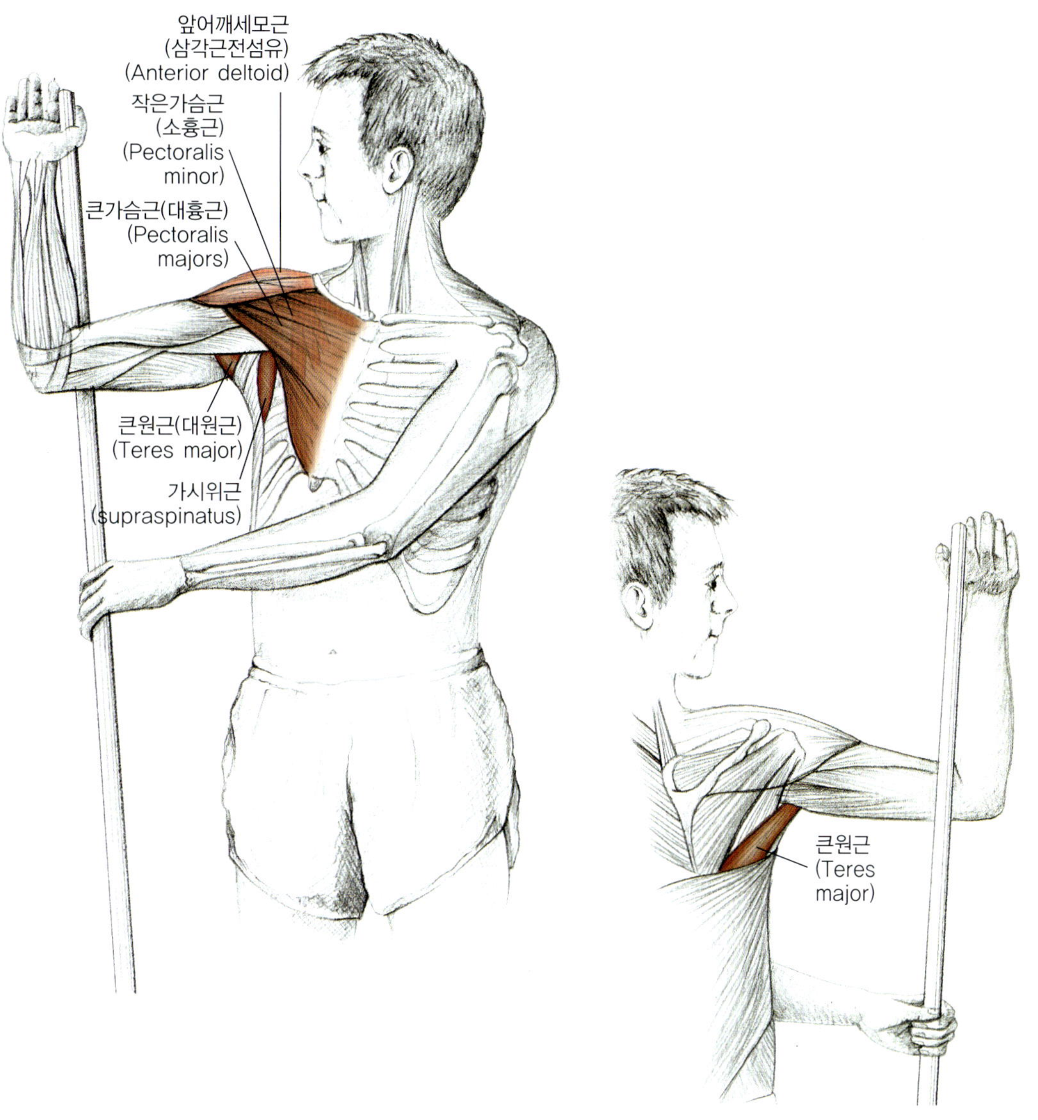

방법

위팔이 밖으로 벌어지고 아래팔은 지면과 수직이 되며 손이 위를 향하도록 구부리고 선다. 긴 봉을 팔꿈치 뒤에 놓고 손으로 잡는다. 다른 손으로 봉의 아래를 앞으로 당긴다.

스트레칭되는 근육

주작용근: 큰가슴근, 어깨밑근(견갑하근), 큰원근.
이차 근육: 작은가슴근(소흉근), 앞세모근.

스트레칭으로 유리한 스포츠

태권도, 테니스, 배드민턴, 스쿼시, 조정, 카누, 카약, 수영, 크리켓, 야구, 육상투척경기, 레슬링.

스트레칭이 유용한 스포츠 손상

탈구, 부분탈구, 봉우리빗장관절 분리, 복장빗장관절 분리, 충돌 증후군, 회전근개띠힘줄염, 어깨윤활낭염, 굳은어깨

보편적 문제점 및 스트레칭을 정확하게 수행하기 위한 부가적 정보

많은 사람들의 어깨근육둘레띠(회전근개) 근육이 딱딱하다. 이 근육을 스트레칭할 때 항상 극도로 조심하면서 천천히 시작하여야 한다.

보완 스트레칭

A15 참조.

A15: 팔 내려 돌림근 스트레칭

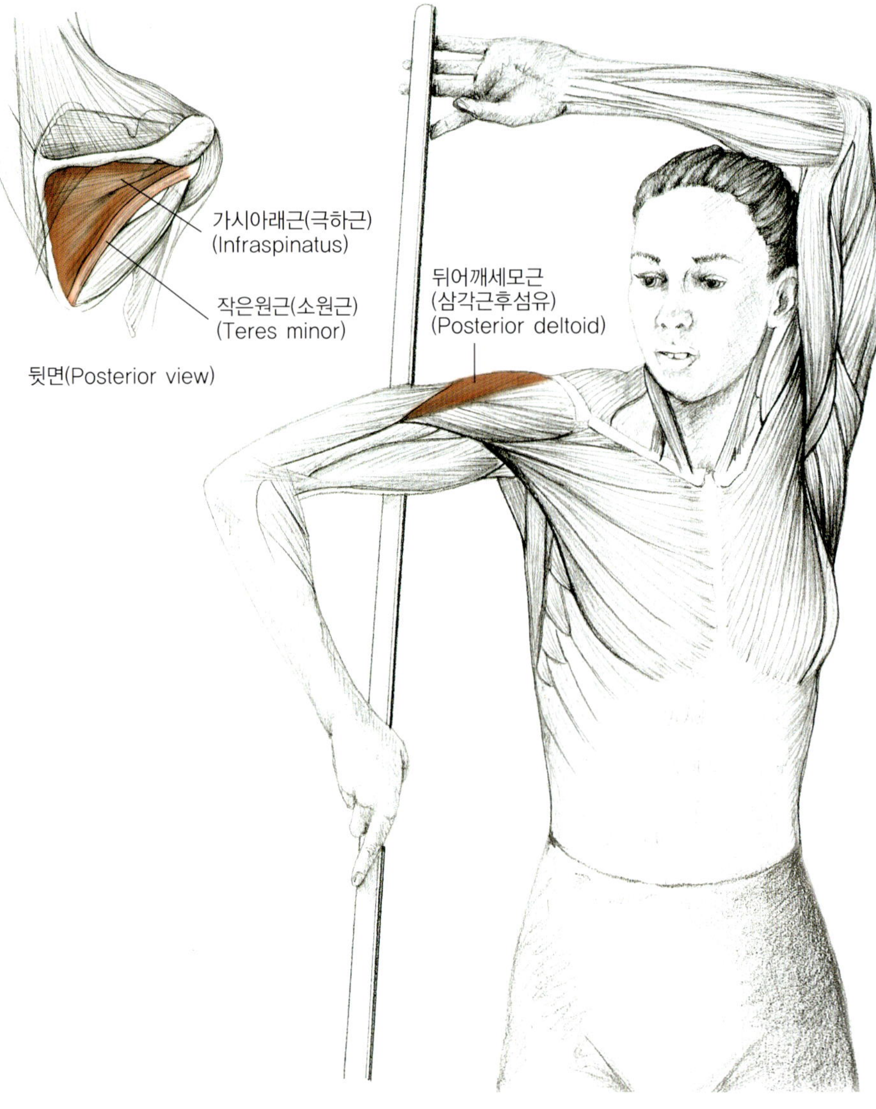

방법

위팔이 밖으로 벌어지고 아래팔은 지면과 수직이 되며 손이 아래로 향하도록 구부리고 선다. 긴 봉을 팔꿈치 뒤에 놓고 손으로 잡는다. 다른 손으로 봉의 꼭대기를 앞으로 당긴다.

스트레칭되는 근육

주작용근: 가시아래근(극하근), 뒤어깨세모근(삼각근후섬유).
이차 근육: 작은원근(소원근).

스트레칭으로 유리한 스포츠

태권도, 테니스, 배드민턴, 스쿼시, 조정, 카누, 카약, 수영, 크리켓, 야구, 육상투척경기, 레슬링.

스트레칭이 유용한 스포츠 손상

탈구, 부분탈구, 봉우리빗장관절 분리, 복장빗장관절 분리, 충돌 증후군, 근육둘레띠힘줄염, 어깨윤활낭염, 굳은어깨.

보편적 문제점 및 스트레칭을 정확하게 수행하기 위한 부가적 정보

많은 사람들의 어깨근육둘레띠(회전근개) 근육이 딱딱하다. 이 근육을 스트레칭할 때 항상 극도로 조심하면서 천천히 시작하여야 한다.

보완 스트레칭

A13 참조.

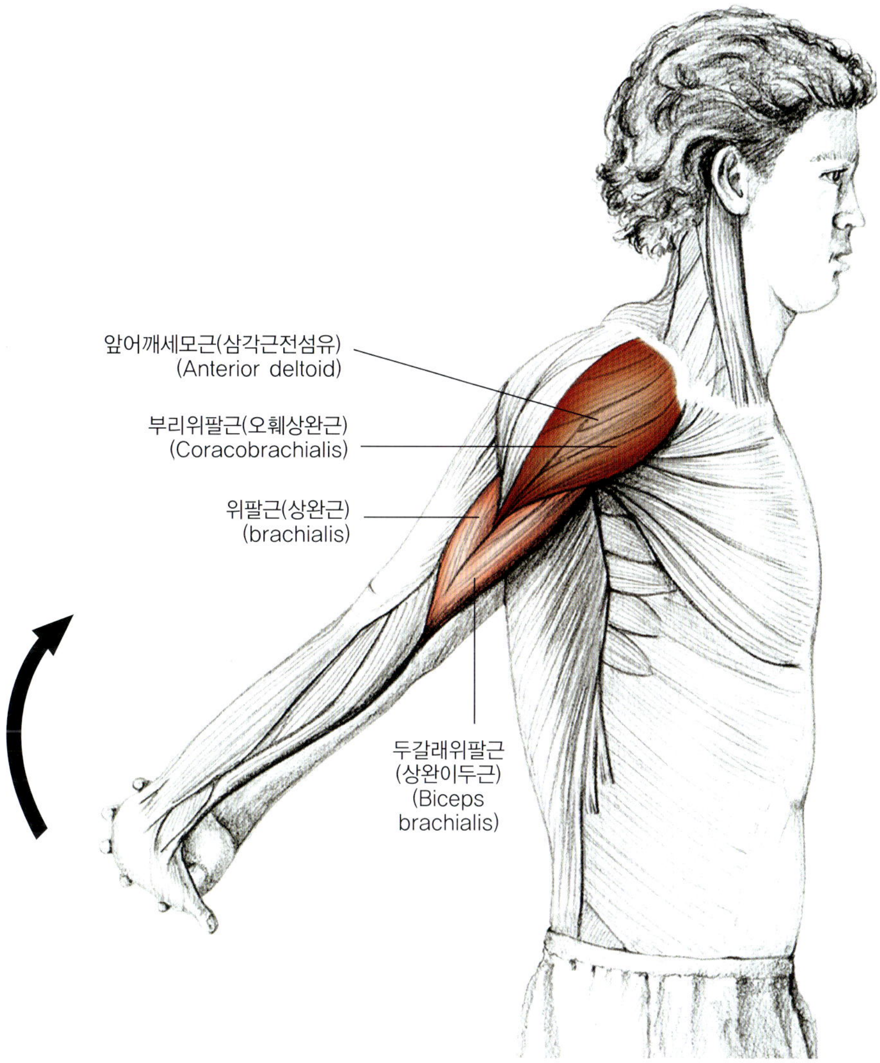

방법

양손을 등 뒤에서 깍지 끼고 바르게 선다. 양손을 천천히 위로 들어올린다.

스트레칭되는 근육

주작용근: 앞어깨세모근(삼각근전섬유).
이차 근육: 위팔두갈래근(상완이두근), 위팔근(상완근), 부리위팔근(오훼완근).

스트레칭으로 유리한 스포츠

농구, 네트볼, 하이킹, 배낭여행, 등산, 오리엔티어링, 테니스, 배드민턴, 스쿼시, 조정, 카누, 카약, 수영, 크리켓, 야구, 육상투척경기.

스트레칭이 유용한 스포츠 손상

탈구, 부분탈구, 봉우리빗장관절 분리, 복장빗장관절 분리, 충돌 증후군, 근육둘레띠힘줄염, 어깨윤활낭염, 굳은어깨, 가슴 스트레인, 가슴근(흉근) 닿는곳(정지부) 염증.

스트레칭을 정확하게 수행하기 위한 부가적 정보

양손을 등 뒤에서 위로 올릴 때 몸을 앞으로 기울이지 않도록 한다.

보완 스트레칭

B06 참조.

A17: 보조된 역어깨 스트레칭

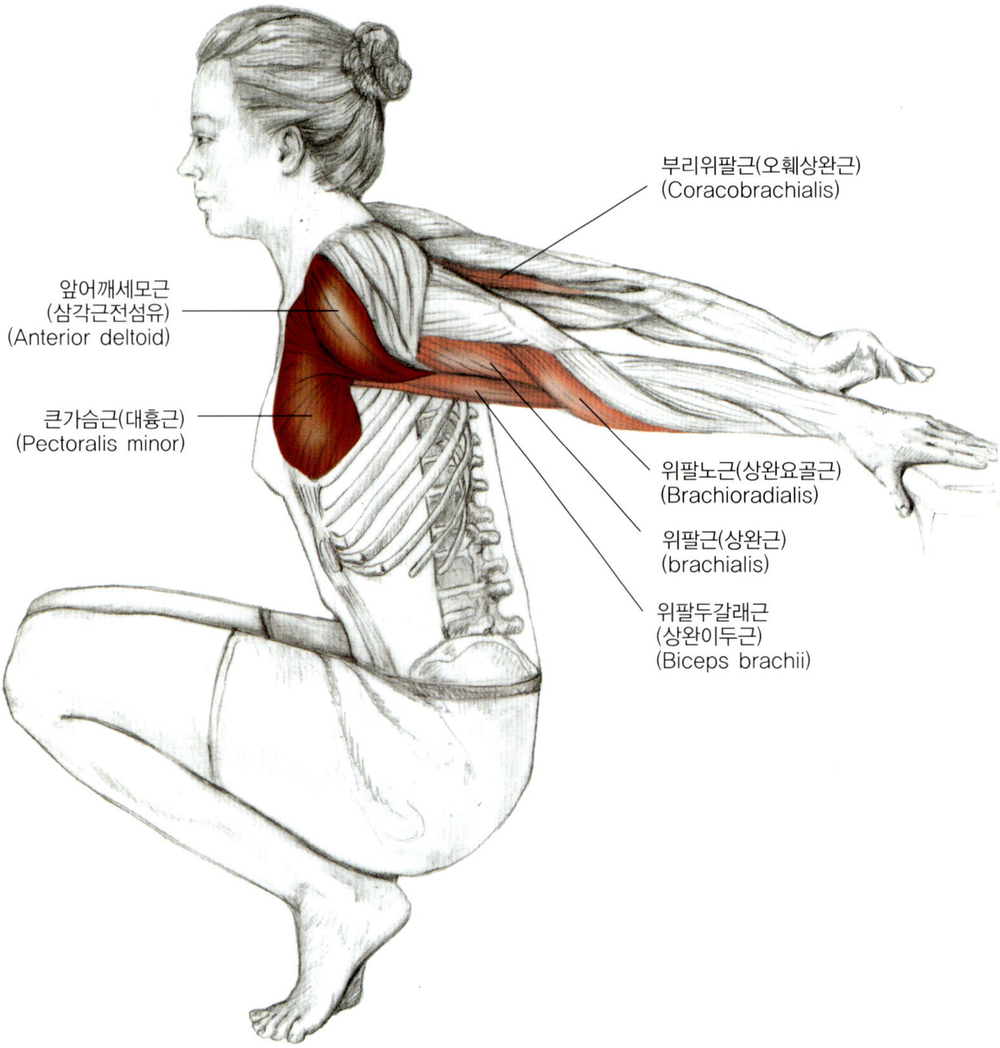

방법

등이 테이블이나 벤치를 향하도록 서서 양손을 테이블 또는 벤치 가장자리에 놓고 천천히 몸을 낮춘다.

스트레칭되는 근육

주작용근: 앞어깨세모근. 큰가슴근.
이차 근육: 위팔두갈래근(상완이두근), 위팔노근(상완요골근), 부리위팔근(오훼완근).

스트레칭으로 유리한 스포츠

농구. 네트볼, 하이킹. 배낭여행. 등산. 오리엔티어링. 테니스. 배드민턴. 스쿼시. 조정. 카누. 카약. 수영. 크리켓. 야구. 야외경기.

스트레칭이 유용한 스포츠 손상

탈구. 부분탈구. 봉우리빗장관절 분리. 복장빗장관절 분리. 충돌 증후군. 근육둘레띠힘줄염. 어깨윤활낭염. 굳은어깨. 위팔두갈래근힘줄 파열. 위팔두갈래근힘줄염. 위팔두갈래근 스트레인. 가슴 스트레인. 가슴근 닿는곳 염증.

보편적 문제점 및 스트레칭을 정확하게 수행하기 위한 부가적 정보

앞을 응시하고 몸을 위로 곧게 세운다.

보완 스트레칭

B03, B05 참조.

4 팔과 가슴 스트레칭
Arms and Chest

팔의 가동성은 주로 세 개의 관절에 의존하는데, 복장빗장뼈(흉쇄골), 어깨봉우리뼈(견봉쇄골), 그리고 어깨관절(견갑골) 등이다. 이 부위의 관절은 다음과 같이 분류할 수 있다. 1) 몸통과 어깨뼈 사이를 연결하는 근육으로, 어깨지대의 역할을 하며, 어깨관절 위에 있지 않으며, 이들은 등세모근(승모근), **어깨올림근(견갑거근)**, **마름근(능형근)**, **톱니근(거근)**, **앞톱니근(전거근)**, **작은가슴근(소흉근)**, **빗장밑뼈(쇄골하근)** 등이다. 2) 몸통과 위팔뼈사이를 연결하는 근육으로 이는 어깨관절과 어깨지대 역할을 하며, 이들에는 **넓은등근(광배근)**, **큰가슴근(대흉근)**이 있다. 3) 어깨뼈와 위팔뼈 사이를 연결하는 근육으로, 어깨관절의 역할을 하며, 이들에는 **어깨세모근(삼각근)**, **가시위근(극상근)**, **가시아래근(극하근)**, **작은원근(소원근)**, **어깨뼈아래근(견갑하근)**, **큰원근(대원근)**, **부리위팔근(오훼완근)** 등이 있다.

팔의 근육은 어깨뼈(견갑골)와 위팔로부터 시작되며, 노뼈(요골)와 자뼈(척골)속으로 닿게 되며 팔꿈치관절의 역할을 한다. 이들은 **위팔두갈래근(상완이두근, biceps brachii)**, **위팔근(상완근, brachialis)**, **위팔세갈래근(상완삼두근, triceps brachii)**, **팔꿈치근(주근, anconeus)** 등이다. **부리위팔근(오훼완근, coracobrachialis)**은 어깨관절에 의해 활동하지만, 여기에 포함되며 그 이유는 이 근육그룹의 다른 근육들에 근접해 있기 때문이다. **위팔두갈래근**은 세 개의 관절에 의해 움직이며, 그것의 이는곳에 두 개의 힘줄 머리와 두 개의 힘줄 닿는곳을 가지고 있다. 가끔 그것을 부리위팔근의 닿는곳에서 시작하는 제 3의 머리를 가지고 있다. 짧은머리는 부리위팔근과 위팔뼈를 연하여 겨드랑 측벽 부분을 형성한다. 위팔근은 **위팔두갈래근**의 뒤에 위치하며, 팔꿈치관절의 주요 굽힘근이다. **위팔세갈래근**은 세 개의 머리에서 시작하며, 팔등(back of the arm)에 있는 유일한 근육이다.

앞쪽 아래팔은 세 개의 기능적인 근육그룹을 가지고 있는데, 이들은 아래팔의 모음근, 손목굽힘근, 손가락과 긴엄지손가락굽힘근 등이다. 이들은 세 개의 층으로 배열되어 있으며, 표피층은 네 개의 근육들로 구성되어 있는데, **모음원근**, **노쪽손목굽힘근**, **긴손바닥근**, 그리고 **노자쪽굽힘근** 등이다. 중간층은 오직 **얕은손가락굽힘근**만 포함한다. 가장 깊은 층은 **깊은손가락굽힘근**, **엄지긴굽힘근**, 그리고 네모엎침근(방형회내근) 등을 포함한다. 아래팔의 뒤에는 두 개의 근육그룹이 있다. 표면집단에는 노뼈에서 자뼈까지, **위팔노근**, **긴노쪽손목폄근**, **짧은노쪽손목폄근**, **손가락폄근**, **새끼손가락폄근**, 그리고 **자쪽손목폄근** 등이 포함된다. 위팔노근의 근육 복부는 저항에 대하여 작용할 때는 두드러진다. 심층집단이 포함하는 근육은 **뒤침근(회외근)**, **긴엄지벌림근**, **짧은엄지폄근**, **긴엄지폄근**, 그리고 **집게손가락폄근** 등이다.

손에서 근육그룹은 1) "내재성" 근육이며, **뼈사이근(골간근, interossei)**으로 구성되어 있으며, 중수골 표면 내에 위치하며, 네 개의 손가락과 엄지손가락에 대해 활동하며, **벌레근(충양근, lumbricals)**은 손바닥의 깊은손가락의 힘줄에서부터 일어나며, 네 개의 손가락에 대해서 활동한다. 2) 새끼두덩근, 3) 엄지두덩근, 4) **엄지모음근(무지내전근, adductor pollicis)** 등이다.

이러한 팔과 가슴 스트레칭이 유용한 스포츠는 다음과 같다; 양궁, 농구, 네트볼, 크리켓, 야구, 그리고 소프트볼 등의 배트를 사용하는 스포츠, 하이킹, 배낭여행, 등산, 오리엔티어링, 아이스하키, 필드하키, 태권도, 테니스, 배드민턴, 스쿼시와 같은 라켓 스포츠, 조정, 카누, 카약, 수영, 크리켓, 야구와 같은 던지기 스포츠, 그리고 야외 경기, 배구, 레슬링 등이다.

B01: 손 머리 위 가슴 스트레칭

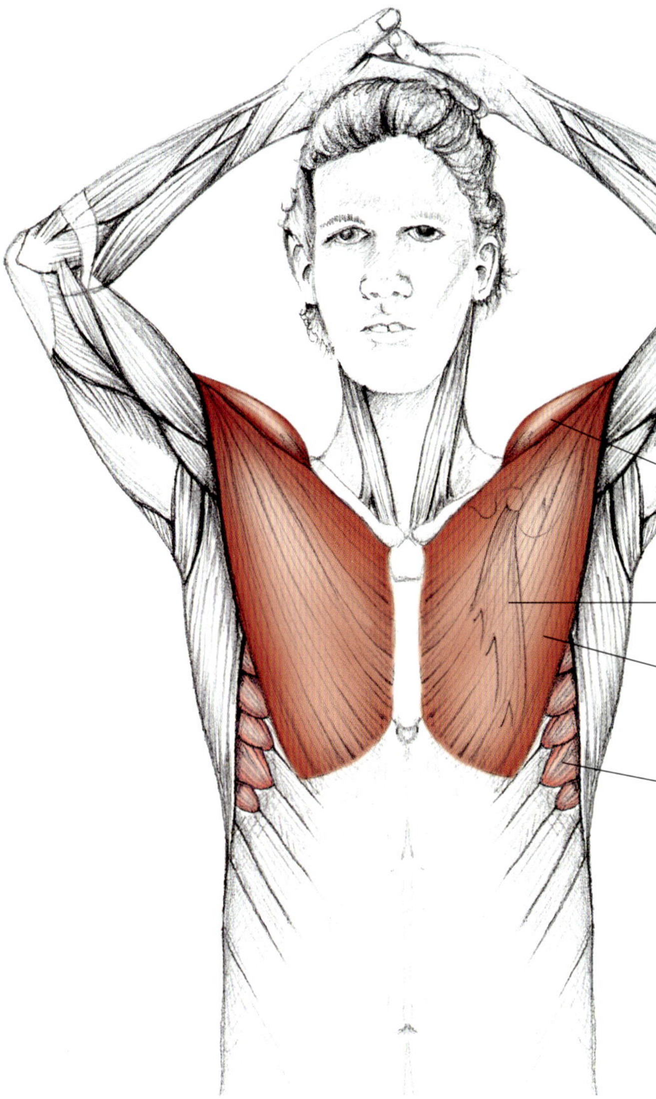

방법

서서 양손을 깍지 낀다. 팔을 머리 위에 올려 양 팔꿈치를 뒤로 민다.

스트레칭되는 근육

주작용근: 큰가슴근(대흉근)과 작은 가슴근(소흉근). 앞어깨세모근(삼각근전섬유).
이차 근육: 앞톱니근(전거근).

스트레칭으로 유리한 스포츠

농구. 네트볼. 하이킹. 배낭여행. 등산. 오리엔티어링. 테니스. 배드민턴. 스쿼시. 조정. 카누. 카약. 수영. 크리켓. 야구. 육상투척경기.

스트레칭이 유용한 스포츠 손상

충돌 증후군. 근육둘레띠(회전근개)힘줄염. 어깨윤활낭염. 굳은어깨(동결견. 유착성관절낭염). 가슴 스트레인. 가슴근 닿는곳(정지부) 염증.

스트레칭을 정확하게 수행하기 위한 부가적 정보

손의 높이를 다양하게 한다. *앞어깨세모근*을 강조하고자 한다면 손을 머리 뒤로 넘기고, *가슴근(흉근)*을 강조하고자 한다면, 손을 머리 위에 올린다.

보완 스트레칭

B07 참조.

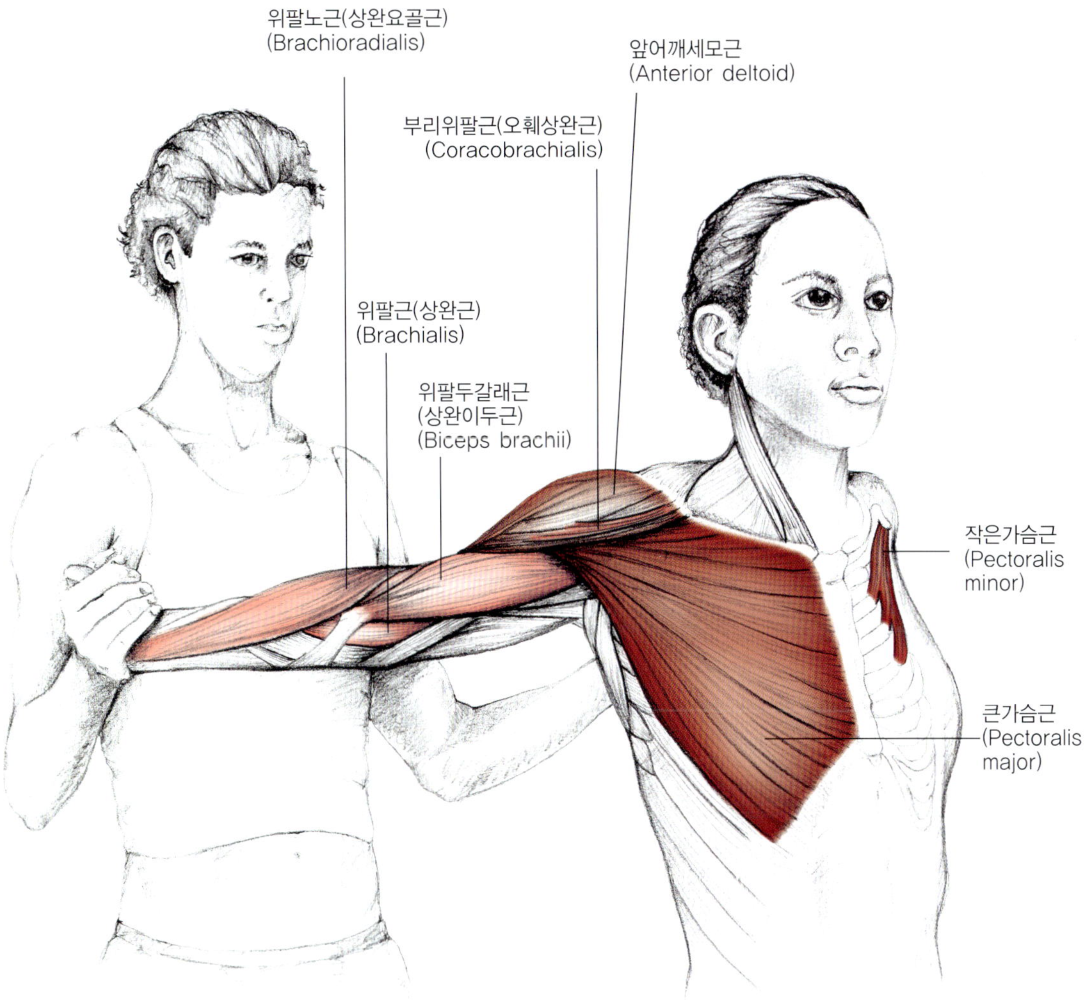

방법

양팔을 지면과 평행하게 편다. 동료가 팔을 잡고 천천히 뒤로 당긴다.

스트레칭되는 근육

주작용근: 큰가슴근과 작은가슴근, 앞어깨세모근.
이차 근육: 위팔두갈래근(상완이두근), 위팔근(상완근), 위팔노근, 부리위팔근.

스트레칭으로 유리한 스포츠

농구, 네트볼, 하이킹, 배낭여행, 등산, 오리엔티어링, 테니스, 배드민턴, 스쿼시, 조정, 카누, 카약, 수영, 크리켓, 야구, 육상투척경기.

스트레칭이 유용한 스포츠 손상

탈구, 부분탈구, 봉우리빗장관절 분리, 복장빗장관절 분리, 충돌 증후군, 근육둘레띠힘줄염, 어깨윤활낭염, 굳은어깨, 위팔두갈래근힘줄 파열, 위팔두갈래근힘줄염 위팔두갈래근 스트레인, 가슴 스트레인, 가슴근 닿는곳 염증.

스트레칭을 정확하게 수행하기 위한 부가적 정보

양팔을 지면과 평행하게 유지하고 손바닥이 밖을 향하도록 한다.

보완 스트레칭

B04 참조.

B03: 앉아서 동료 보조된 가슴 스트레칭

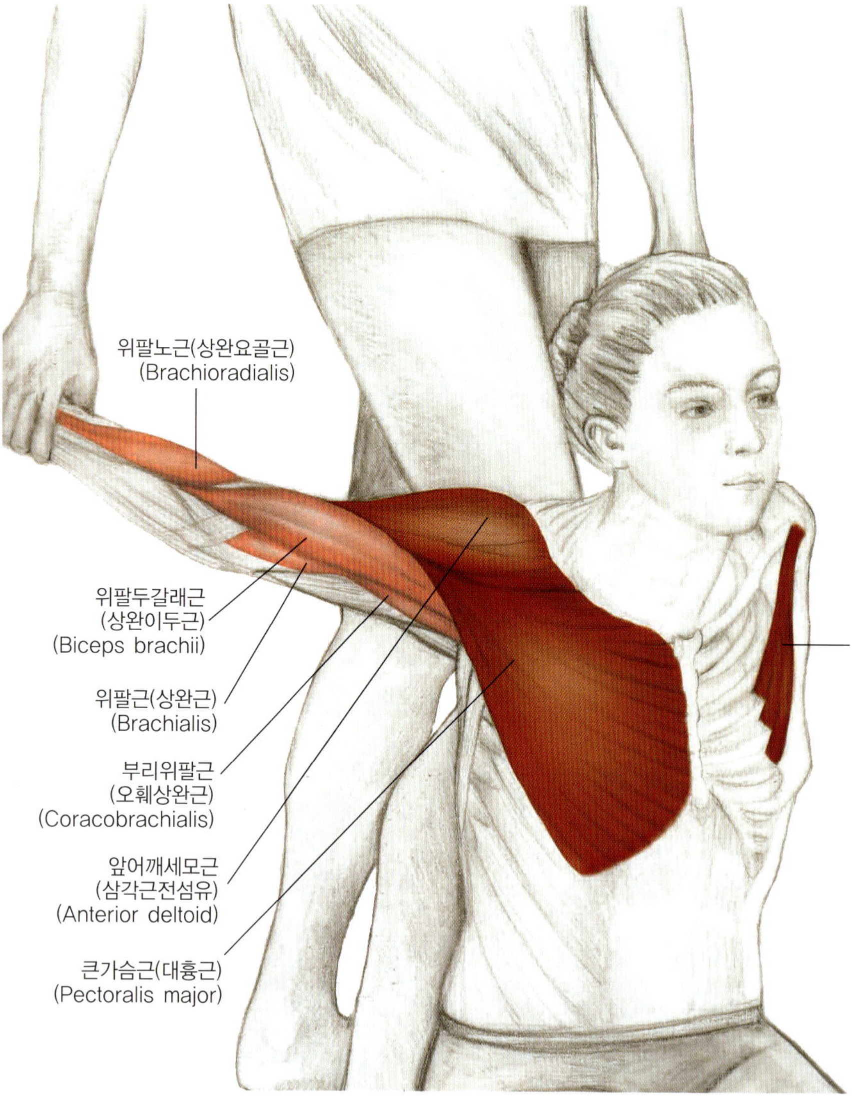

방법

바닥에 앉아서 뒤에 파트너가 선다. 뒤로 양팔을 뻗어서 파트너가 양팔을 뒤로 더욱 길게 뻗게 한다.

스트레칭되는 근육

주작용근: 큰가슴근, 작은가슴근, 앞어깨세모근
이차 근육: 위팔두갈래근, 위팔근, 위팔노근, 부리위팔근.

스트레칭으로 유리한 스포츠

농구, 네트볼, 하이킹, 배낭여행, 등산, 오리엔티어링, 테니스, 배드민턴, 스쿼시, 조정, 카누, 카약, 수영, 크리켓, 야구, 야외 경기.

스트레칭이 유용한 스포츠 손상

탈구, 부분탈구, 봉우리빗장관절 분리, 복장빗장관절 분리, 근육둘레띠힘줄염, 어깨윤활낭염, 굳은어깨, 위팔두갈래근 힘줄 파열, 위팔두갈래근 힘줄 파열염, 위팔두갈래근 스트레인, 가슴 스트레인, 가슴근 닿는곳(정지부) 염증.

보편적 문제점 및 스트레칭을 정확하게 수행하기 위한 부가적 정보

손바닥을 바깥쪽으로 향하게 유지하고 팔을 지상으로부터 약간 위로 평행하게 유지한다.

보완 스트레칭

B01, B05 참조.

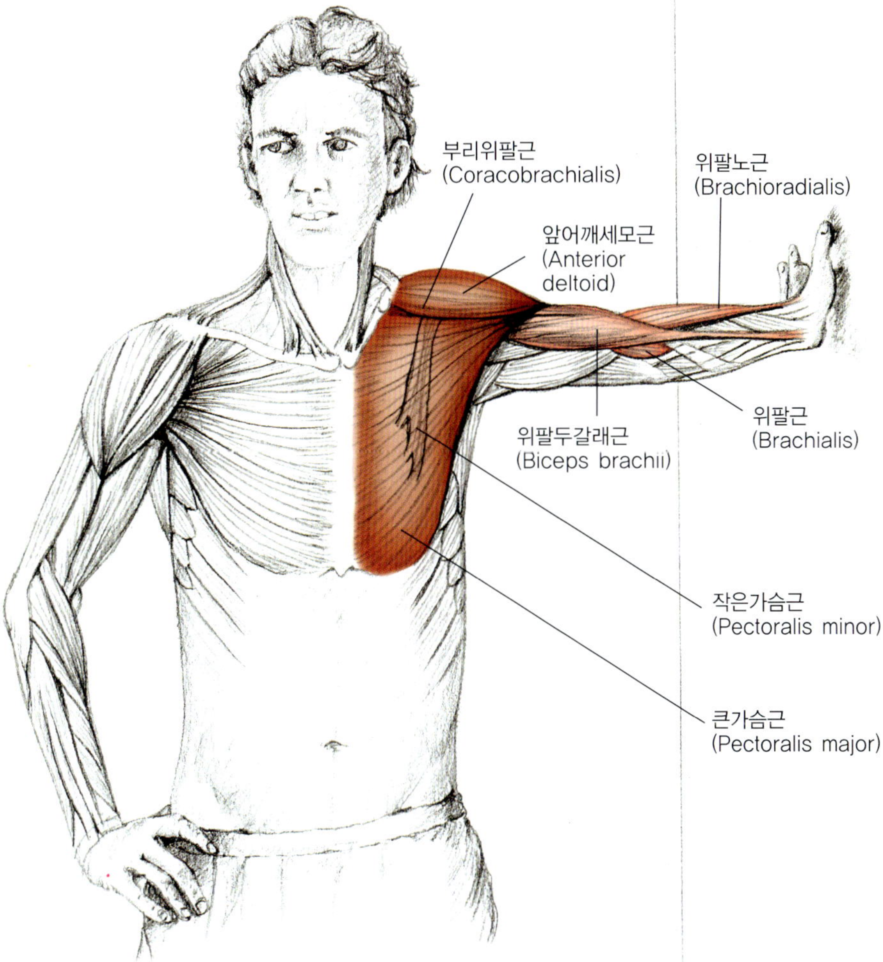

방법

한 팔로 벽이나 고정된 물체를 짚고 옆으로 서서 손을 몸보다 약간 뒤로 하고, 팔은 지면과 평행하게 유지한 채 몸과 어깨를 앞으로 돌려 민다.

스트레칭되는 근육

주작용근: 큰가슴근과 작은가슴근. 앞어깨세모근.
이차 근육: 위팔두갈래근. 위팔근. 위팔노근. 부리위팔근.

스트레칭으로 유리한 스포츠

농구. 네트볼. 하이킹. 배낭여행. 등산. 오리엔티어링. 테니스. 배드민턴. 스쿼시. 조정. 카누. 카약. 수영. 크리켓. 야구. 육상투척경기.

스트레칭이 유용한 스포츠 손상

탈구. 부분탈구. 봉우리빗장관절 분리. 복장빗장관절 분리. 충돌 증후군. 근육둘레띠힘줄염. 어깨윤활낭염. 굳은어깨. 위팔두갈래근힘줄 파열. 위팔두갈래근힘줄염. 위팔두갈래근 스트레인. 가슴 스트레인. 가슴근 닿는곳 염증.

스트레칭을 정확하게 수행하기 위한 부가적 정보

팔을 지면과 평행하게 유지하고 손가락이 뒤를 가리키도록 한다.

보완 스트레칭

B02 참조.

B05: 위팔 구부린 가슴 스트레칭

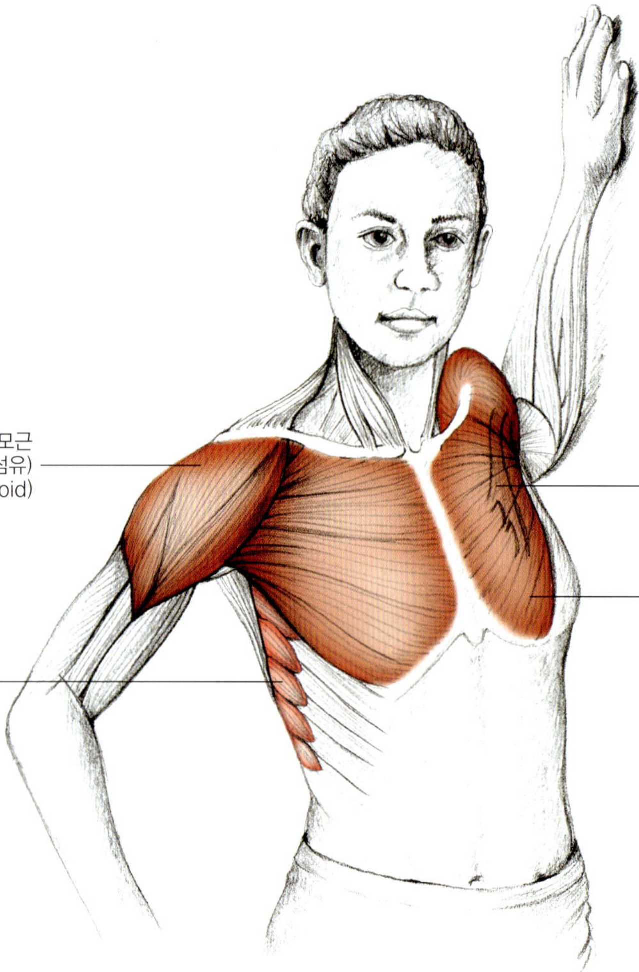

방법

팔을 펴고 선 자세에서 팔꿈치(주관절)를 굽혀 아래팔이 지면과 수직이 되도록 한 자세에서 아래팔을 벽이나 움직이지 않는 물체에 기대어 고정시키고 어깨와 몸을 앞으로 돌려 민다.

스트레칭되는 근육

주작용근: 큰가슴근과 작은가슴근. 앞어깨세모근. 이차 근육: 앞톱니근(전거근).

스트레칭으로 유리한 스포츠

농구. 네트볼. 하이킹. 배낭여행. 등산. 오리엔티어링. 테니스. 테니스. 배드민턴. 스쿼시. 조정. 카누. 카약. 수영. 크리켓. 야구. 육상투척경기.

스트레칭이 유용한 스포츠 손상

탈구. 부분탈구. 봉우리빗장관절 분리. 복장빗장관절 분리. 충돌 증후군. 근육둘레띠힘줄염. 어깨윤활낭염. 굳은어깨. 위팔두갈래근힘줄 파열. 위팔두갈래근힘줄염. 위팔두갈래근 스트레인. 가슴 스트레인. 가슴근 닿는곳 염증.

스트레칭을 정확하게 수행하기 위한 부가적 정보

위팔을 지면과 평행하게 유지한다.

보완 스트레칭

B04 참조.

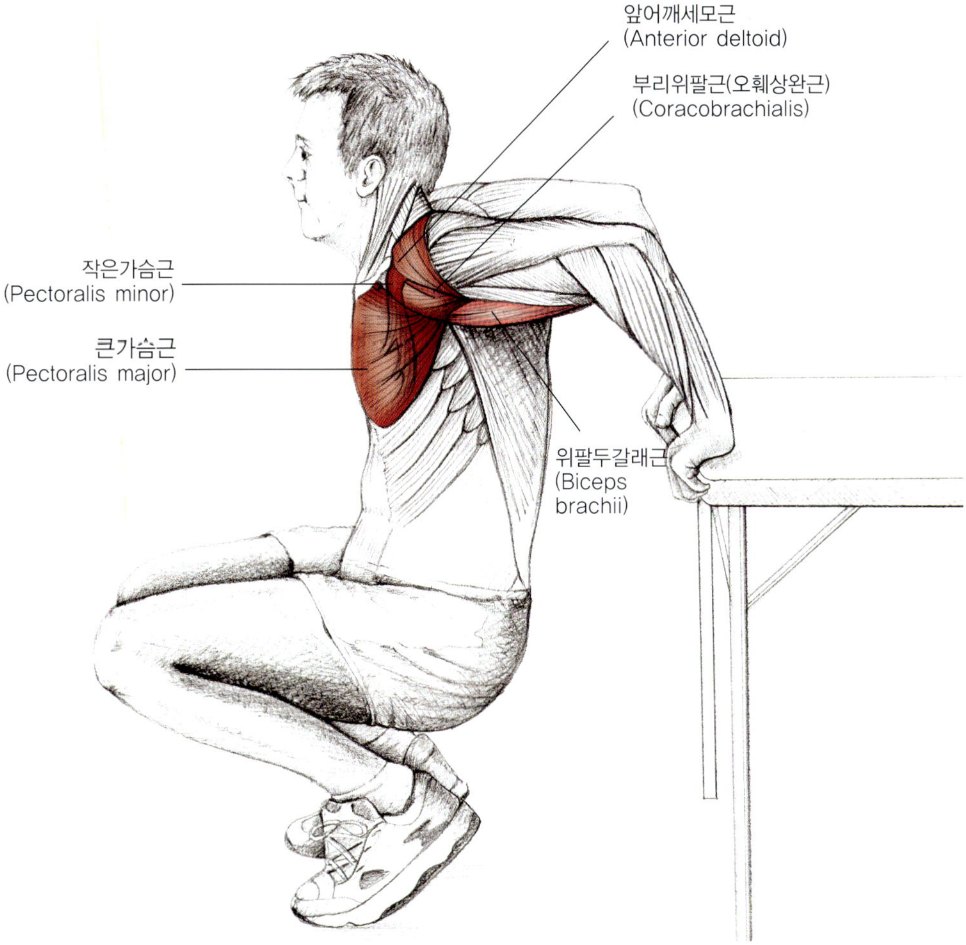

방법

등이 테이블이나 벤치를 향하도록 서서 양손을 테이블 또는 벤치 가장자리에 놓고 천천히 몸을 낮춘다.

스트레칭되는 근육

주작용근: 앞어깨세모근, 큰가슴근, 작은가슴근.
이차 근육: 위팔두갈래근, 부리위팔근.

스트레칭으로 유리한 스포츠

양궁, 크리켓, 야구, 소프트볼, 권투, 골프, 테니스, 배드민턴, 스쿼시, 조정, 카누, 카약, 수영, 육상투척경기.

스트레칭이 유용한 스포츠 손상

탈구, 부분탈구, 봉우리빗장관절 분리, 복장빗장관절 분리, 충돌 증후군, 근육둘레띠힘줄염, 어깨윤활낭염, 굳은어깨, 위팔두갈래근힘줄 파열, 위팔두갈래근힘줄염, 위팔두갈래근 스트레인, 가슴 스트레인, 가슴근 닿는곳 염증.

보편적 문제점 및 스트레칭을 정확하게 수행하기 위한 부가적 정보

몸을 낮출 때 다리를 사용하여 조절한다. 몸을 너무 빨리 낮추지 않는다.

보완 스트레칭

A16 참조.

B07: 앞으로 구부려 팔 올린 가슴 스트레칭

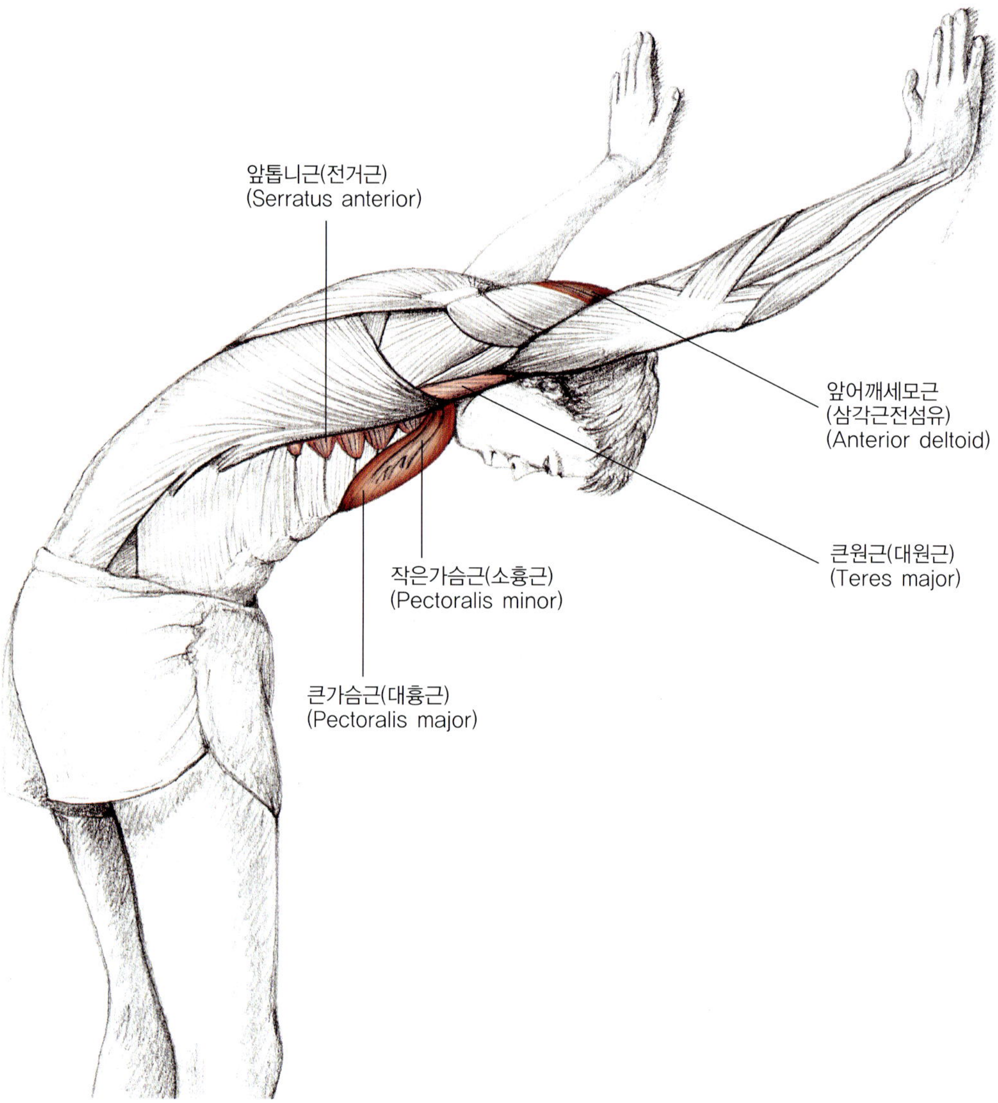

방법

벽을 마주 보고 서서 양손을 머리 바로 위 벽에 대고, 턱이 지면을 향하도록 어깨를 천천히 낮춘다.

스트레칭되는 근육

주작용근: 큰가슴근과 작은가슴근, 앞어깨세모근.
이차근육: 앞톱니근(전거근), 큰원근(대원근).

스트레칭으로 유리한 스포츠

농구, 네트볼, 하이킹, 배낭여행, 등산, 오리엔티어링, 테니스, 배드민턴, 스쿼시, 조정, 카누, 카약, 수영, 크리켓, 야구, 육상투척경기.

스트레칭이 유용한 스포츠 손상

탈구, 부분탈구, 봉우리빗장관절 분리, 복장빗장관절 분리, 충돌 증후군, 근육둘레띠힘줄염, 어깨윤활낭염, 굳은어깨, 위팔두갈래근힘줄 파열, 위팔두갈래근힘줄염, 위팔두갈래근 스트레인, 가슴 스트레인, 가슴근 닿는곳 염증.

스트레칭을 정확하게 수행하기 위한 부가적 정보

양팔은 곧게 유지하고 손가락은 위를 향하도록 한다.

보완 스트레칭

B01 참조.

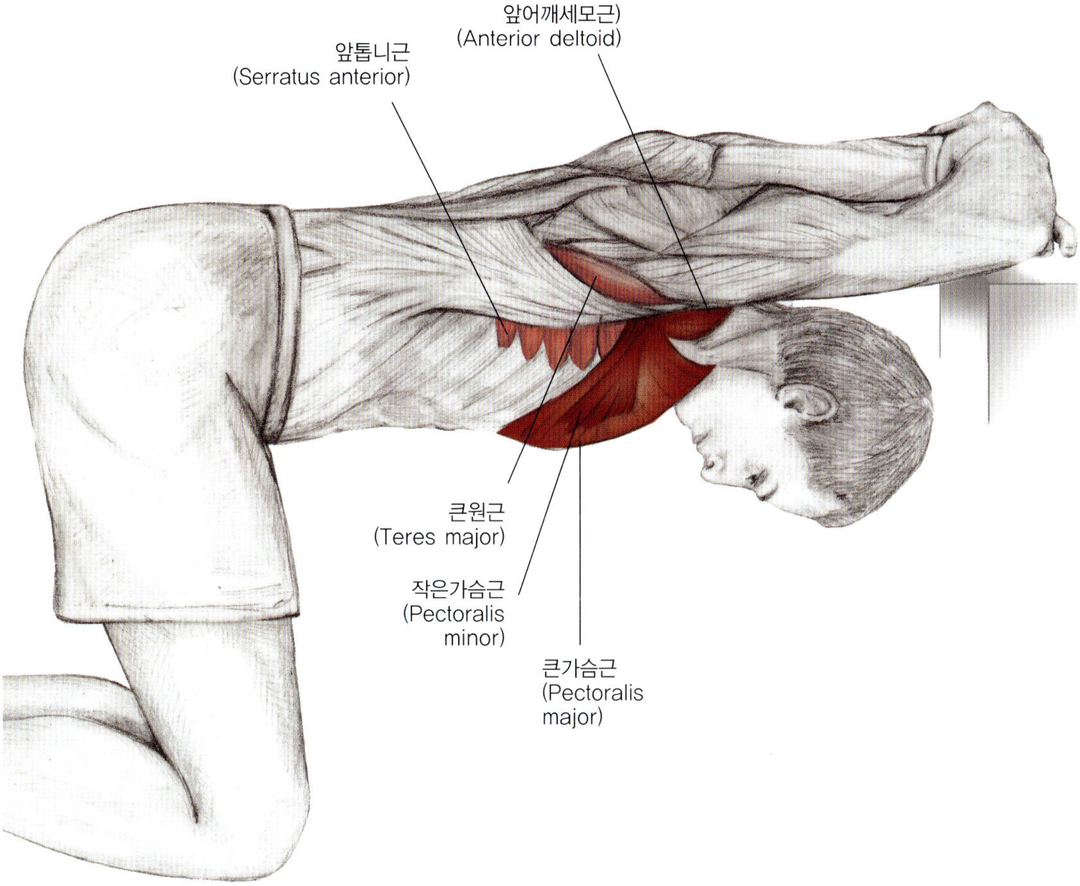

방법

의자 또는 테이블 앞에서 바닥에 무릎 꿇고 앉아 양팔을 머리 위에서 서로 맞잡는다. 양손을 물체 위에 두고 상체를 지면쪽으로 당겨 내린다.

스트레칭되는 근육

주작용근: 큰가슴근과 작은가슴근, 앞어깨세모근.
이차 근육: 앞톱니근(전거근), 큰원근.

스트레칭으로 유리한 스포츠

농구, 네트볼, 하이킹, 백팩킹, 등산, 오리엔티어링, 테니스, 배드민턴, 스쿼시, 조정, 카누, 카약, 수영, 크리켓, 야구, 야외 경기.

스트레칭이 유용한 스포츠 손상

충돌 증후군, 근육둘레띠(회전근개)힘줄염(건염), 어깨윤활낭염, 굳은어깨(동결근, 유착성관절낭염), 가슴 스트레인, 가슴근(흉근) 닿는 곳(정지부) 염증.

보편적 문제점 및 스트레칭을 정확하게 수행하기 위한 부가적 정보

팔꿈치를 굽힌 채로 유지하고 양팔 간격을 약간 다른 스트레칭으로 변화시킨다.

보완 스트레칭

B01, B07 참조.

B09: 위팔 아래로 뻗기 위팔세갈래근 스트레칭

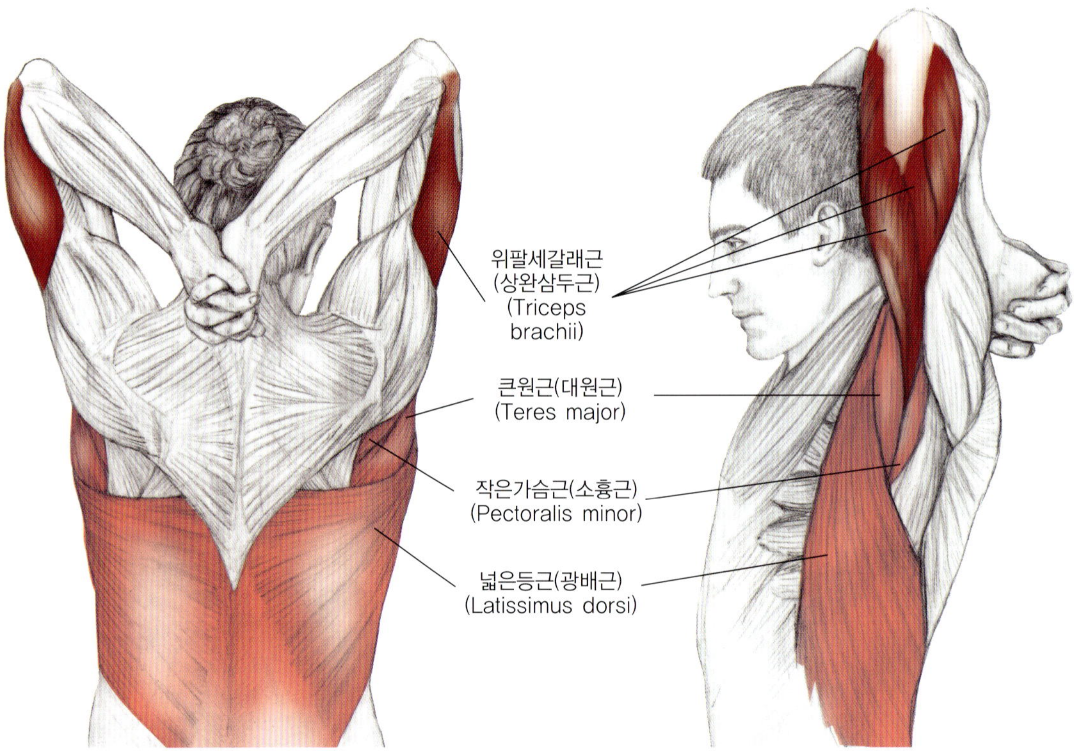

방법

양손을 머리 뒤로 뻗으며 양팔꿈치는 위로 향하도록 한다. 그리고 양손을 등 뒤에서 아래로 뻗는다.

스트레칭되는 근육

주작용근: 위팔세갈래근.
이차 근육: 넓은등근(광배근). 큰원근. 작은원근.

스트레칭으로 유리한 스포츠

농구. 네트볼. 테니스. 배드민턴. 스쿼시. 조정. 카누. 카약. 수영. 크리켓. 야구. 야외 경기. 배구.

스트레칭이 유용한 스포츠 손상

팔꿈치 염좌. 팔꿈치 탈구. 팔꿈치 윤활낭염. 위팔세갈래근 힘줄 파열.

보편적 문제점 및 스트레칭을 정확하게 수행하기 위한 부가적 정보

너무 긴 시간 동안 스트레칭하지 않으며, 이 스트레칭을 하는 동안 돌림은 어깨 범위내로 제한한다.

보완 스트레칭

A14, B08 참조.

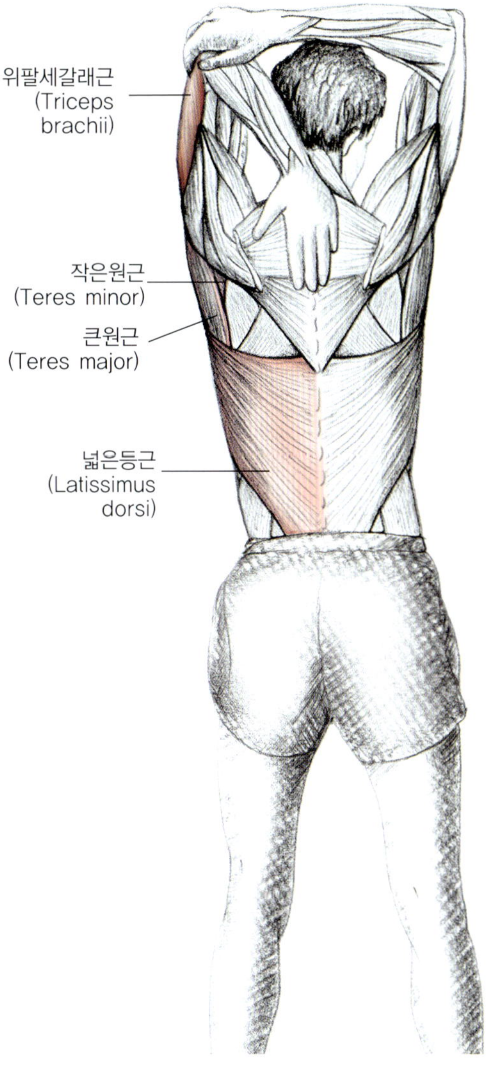

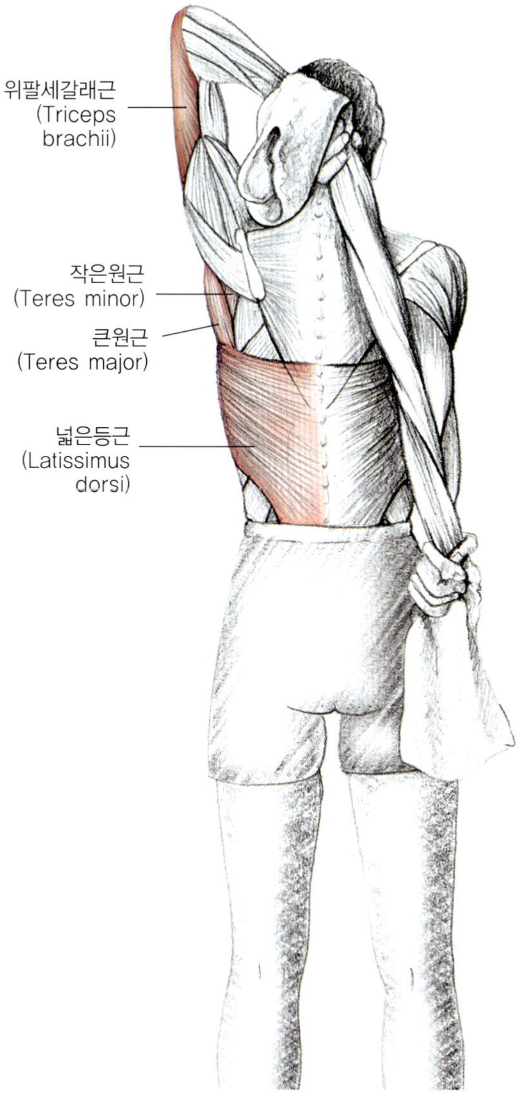

방법

손을 목뒤 아래에 두고 팔꿈치는 하늘을 향하도록 하고 선다. 다른 손으로 반대 팔꿈치를 아래로 누른다.

스트레칭되는 근육

주작용근: 위팔세갈래근.
이차 근육: 넓은등근, 큰원근과 작은원근.

스트레칭으로 유리한 스포츠

농구. 네트볼. 테니스. 배드민턴. 스쿼시. 조정. 카누. 카약. 수영. 크리켓. 야구. 육상투척경기. 배구.

스트레칭이 유용한 스포츠 손상

팔꿈치 염좌. 팔꿉관절탈구. 팔꿉관절 윤활낭염. 위팔세갈래근 힘줄 파열.

보편적 문제점 및 스트레칭을 정확하게 수행하기 위한 부가적 정보

이 방법은 어깨에서 혈액 순환이 제한될 수 있기 때문에 짧은 시간 동안 실시한다.

보완 스트레칭

D03 참조.

B11: 네발기기 자세 아래팔 스트레칭

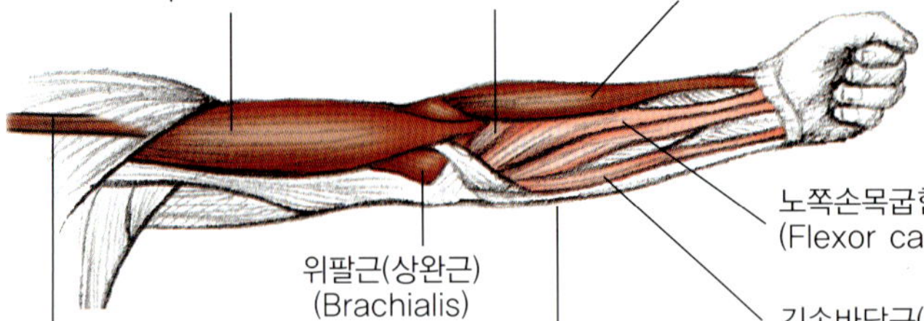

왼쪽 팔, 앞면(Left arm, anterior view)

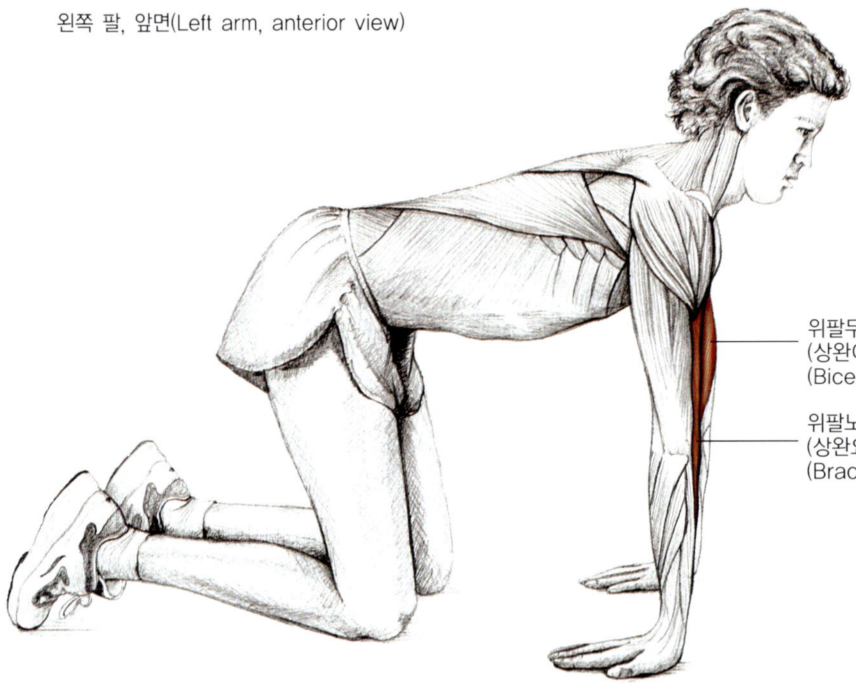

방법

네발기기 자세에서 손이 뒤를 향하게 한 다음 몸을 서서히 뒤로 움직인다.

스트레칭되는 근육

주작용근: 위팔두갈래근, 위팔근, 위팔노근, 부리위팔근.
이차 근육: 원엎침근, 노쪽손목굽힘근(요측수근굴근), 자쪽손목굽힘근, 긴손바닥근(장장근).

스트레칭으로 유리한 스포츠

농구, 네트볼, 크리켓, 야구, 소프트볼, 아이스하키, 필드하키, 태권도, 테니스, 배드민턴, 스쿼시, 조정, 카누, 카약, 수영, 육상투척경기, 배구, 레슬링.

스트레칭이 유용한 스포츠 손상

위팔두갈래근 힘줄 파열, 위팔두갈래근 힘줄염, 위팔두갈래근 스트레인, 팔꿉관절 스트레인, 팔꿈치관절 탈구, 팔꿉관절윤활낭염, 테니스 팔꿉증, 골프팔꿉증, 던지기팔꿉증.

보편적 문제점 및 스트레칭을 정확하게 수행하기 위한 부가적 정보

어떤 근육이 딱딱한가에 따라 아래팔 또는 위팔을 좀더 스트레칭할 수 있다. 이 스트레칭을 쉽게 하기 위하여 양손을 무릎 쪽으로 움직인다.

보완 스트레칭

B12 참조.

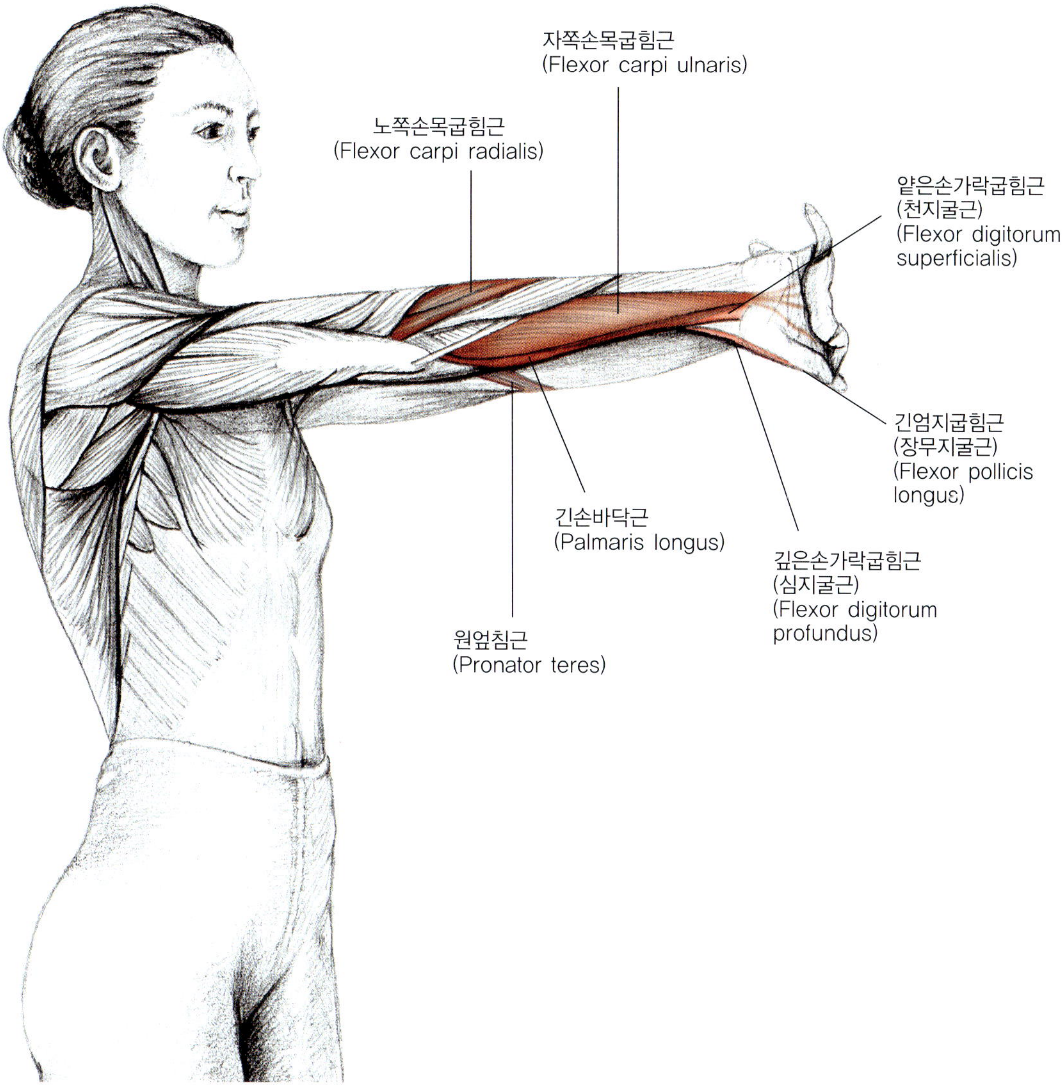

방법

가슴 앞에서 양손가락을 깍지 끼고, 손바닥 바깥을 향하도록 양팔을 편다.

스트레칭되는 근육

주작용근: 원엎침근(원회내근), 노쪽손목굽힘근, 자쪽손목굽힘근(척측수근굴근), 긴손바닥근.
이차 근육: 얕은손가락굽힘근(천지굴근), 깊은손가락굽힘근(심지굴근), 긴엄지굽힘근.

스트레칭으로 유리한 스포츠

농구, 네트볼, 크리켓, 야구, 소프트볼, 아이스하키, 필드하키, 태권도, 테니스, 배드민턴, 스쿼시, 조정, 카누, 카약, 수영, 육상투척경기, 배구, 레슬링.

스트레칭이 유용한 스포츠 손상

테니스팔꿈증, 골프팔꿈증, 던지기팔꿈증, 손목관절삠(수근관절염좌), 손목관절탈구, 손목관절힘줄염, 손목굴 증후군(수근관 증후군), 자뼈굴 증후군(척골관 증후군)

보편적 문제점 및 스트레칭을 정확하게 수행하기 위한 부가적 정보

아래팔, 손목관절, 손가락들은 많은 작은 근육, 힘줄 그리고 인대들로 구성되어 있다. 너무 큰 힘으로 너무 빠르게 과신장하지 않도록 한다.

보완 스트레칭

B13 참조.

B13: 손가락 아래로 아래팔 스트레칭

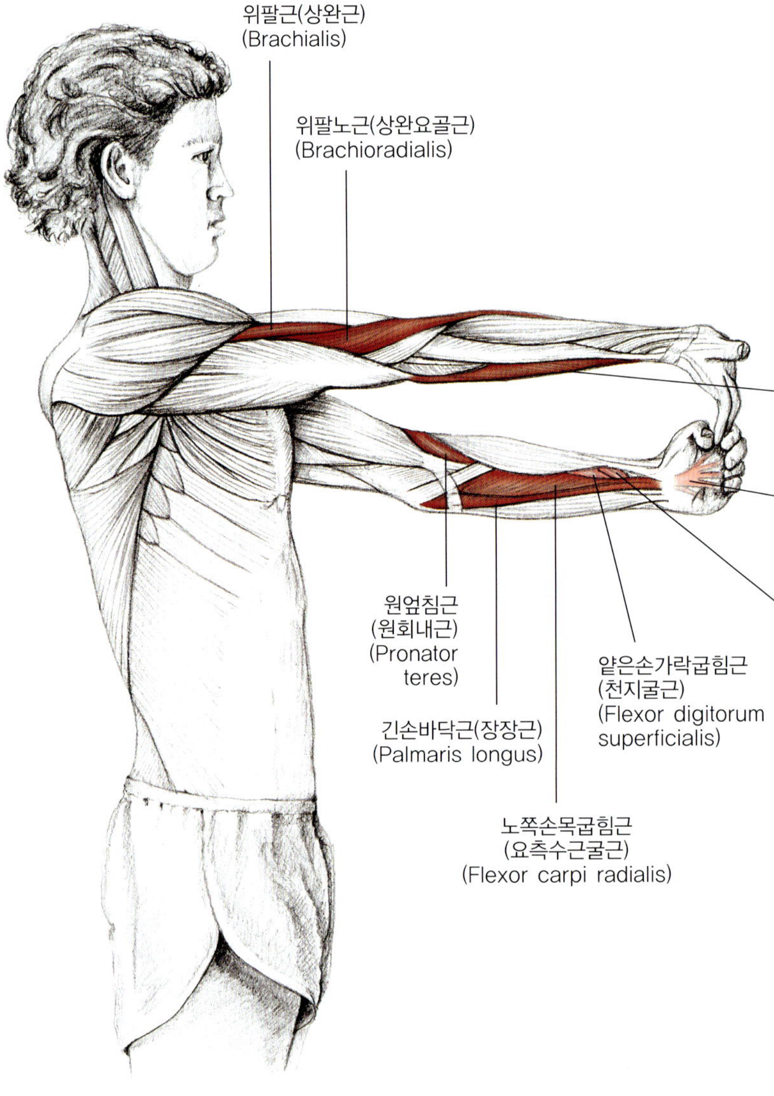

방법

손가락을 잡아서 손바닥이 밖을 향하도록 한다. 팔을 곧게 펴고 손가락을 뒤로 당긴다.

스트레칭되는 근육

주작용근: 위팔근, 위팔노근, 원엎침근, 노쪽손목굽힘근, 자쪽손목굽힘근, 긴손바닥근.
이차근육: 얕은손가락굽힘근, 깊은손가락굽힘근, 긴엄지굽힘근(장무지굴근).

스트레칭으로 유리한 스포츠

농구, 네트볼, 크리켓, 야구, 소프트볼, 아이스하키, 필드하키, 태권도, 테니스, 배드민턴, 스쿼시, 조정, 카누, 카약, 수영, 육상투척경기, 배구, 레슬링.

스트레칭이 유용한 스포츠 손상

테니스팔꿈증, 골프팔꿈증, 던지기팔꿈증, 손목관절삠, 손목관절탈구, 손목관절힘줄염, 손목굴증후군, 자뼈굴 증후군.

보편적 문제점 및 스트레칭을 정확하게 수행하기 위한 부가적 정보

아래팔, 손목관절, 손가락들은 많은 작은 근육, 힘줄과 인대들로 구성되어 있다. 너무 큰 힘으로 빠르게 과신장하지 않도록 한다.

보완 스트레칭

B11 참조.

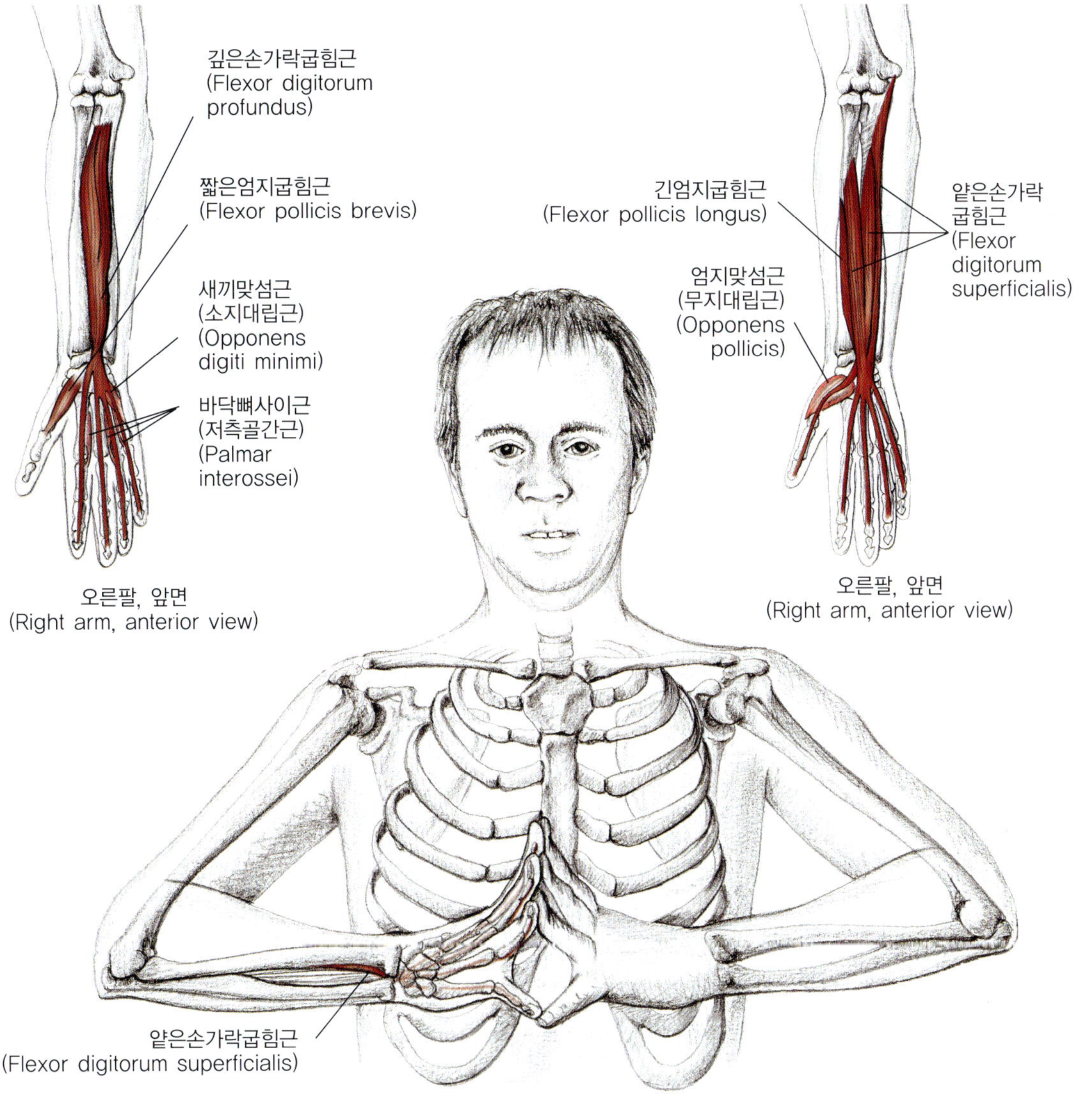

방법

양손가락 끝을 마주 모으고 손바닥이 닿도록 서로 민다.

스트레칭되는 근육

주작용근: 얕은손가락굽힘근. 깊은손가락굽힘근. 긴엄지굽힘근. 짧은엄지굽힘근.
이차 근육: 엄지맞섬근. 새끼맞섬근. 바닥뼈사이근

스트레칭으로 유리한 스포츠

농구. 네트볼. 크리켓. 야구. 소프트볼. 아이스하키. 필드하키. 태권도. 테니스. 배드민턴. 스쿼시. 조정. 카누. 카약. 수영. 육상필드경기. 배구. 레슬링.

스트레칭이 유용한 스포츠 손상

테니스팔꿉증. 골프팔꿉증. 던지기팔꿉증. 손목관절삠(염좌). 손목관절탈구. 손목관절힘줄염. 손목굴 증후군. 자뼈굴 증후군.

보편적 문제점 및 스트레칭을 정확하게 수행하기 위한 부가적 정보

아래팔, 손목관절, 손가락들은 많은 작은 근육, 힘줄, 그리고 인대들로 구성되어 있다. 너무 큰 힘으로 너무 빠르게 과신장하지 않도록 한다.

보완 스트레칭

B13 참조.

B15: 엄지손가락 스트레칭

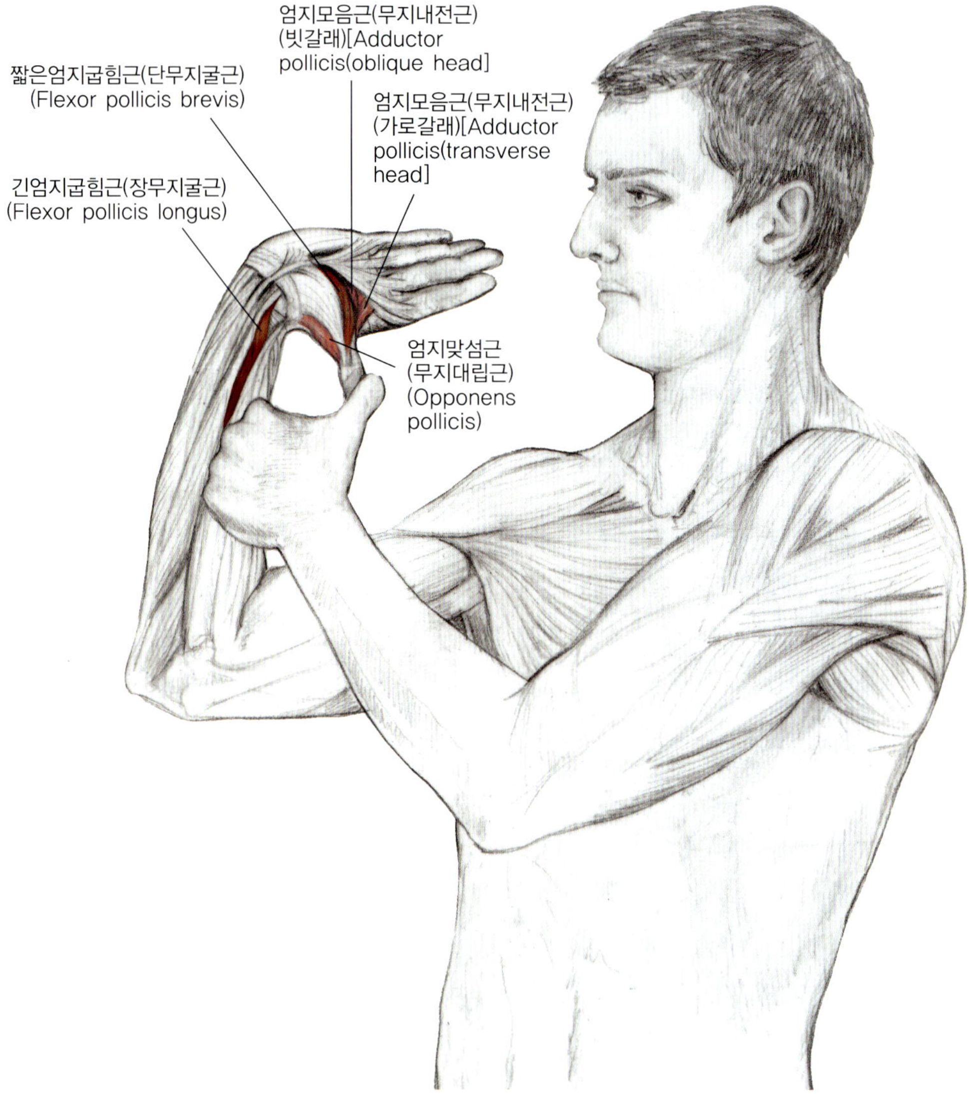

방법

손가락을 위로 향하게 하고 엄지를 한 쪽 방향 밖으로 향하게 하여 시작한다. 그리고 다른 손을 이용하여 엄지손가락을 아래로 당긴다.

스트레칭되는 근육

주작용근: 긴엄지굽힘근, 짧은엄지굽힘근.
이차 근육: 엄지벌림근, 엄지맞섬근.

스트레칭으로 유리한 스포츠

농구, 네트볼, 크리켓, 야구, 소프트볼, 아이스하키, 필드하키, 태권도, 테니스, 배드민턴, 스쿼시, 조정, 카누, 카약, 수영, 야외 경기, 배구, 레슬링.

스트레칭이 유용한 스포츠 손상

테니스팔꿈증, 골프팔꿈증, 투척팔꿈증, 손목염좌, 손목탈구, 손목힘줄염, 손목관절굴 증후군, 자뼈굴 증후군.

보편적 문제점 및 스트레칭을 정확하게 수행하기 위한 부가적 정보

손바닥과 엄지손가락은 수많은 작은 근육, 힘줄, 그리고 인대들로 구성되어 있다. 이들을 지나치게 강하게 그리고 지나치게 빠르게 하여 과도하게 스트레칭하지 말라.

보완 스트레칭

B12, B14 참조.

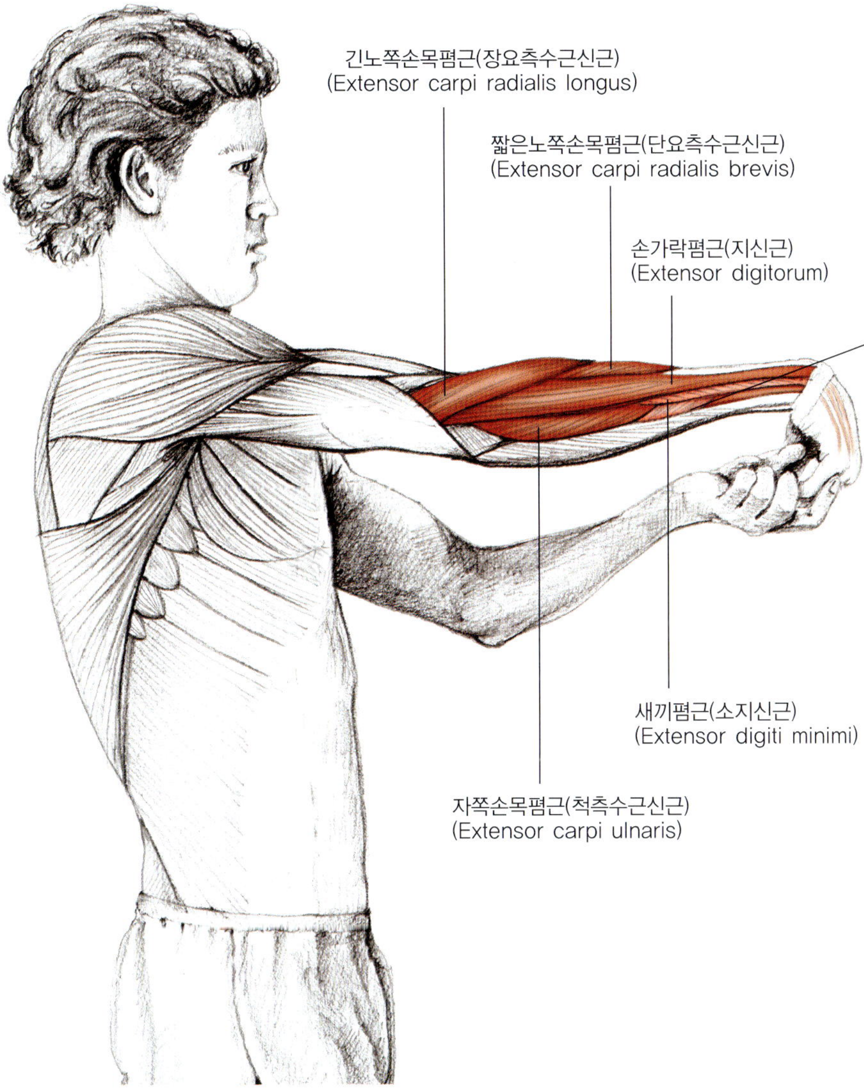

방법

손가락을 잡고 팔을 곧게 편다. 손가락을 몸쪽으로 당긴다.

스트레칭되는 근육

주작용근: 자쪽손목폄근, 긴자쪽손목폄근(장척측수근신근)과 짧은자쪽손목폄근, 손가락폄근. 이차 근육: 새끼폄근, 집게폄근(시지신근).

스트레칭으로 유리한 스포츠

농구, 네트볼, 크리켓, 야구, 소프트볼, 아이스하키, 필드하키, 태권도, 테니스, 배드민턴, 스쿼시, 조정, 카누, 카약, 수영, 육상투척경기, 배구, 레슬링.

스트레칭이 유용한 스포츠 손상

테니스팔꿈증, 골프팔꿈증, 던지기팔꿈증, 손목관절삠, 손목관절탈구, 손목관절힘줄염, 손목굴증후군, 자뼈굴 증후군.

보편적 문제점 및 스트레칭을 정확하게 수행하기 위한 부가적 정보

아래팔, 손목관절, 손가락들은 많은 작은 근육, 힘줄 그리고 인대들로 구성되어 있다. 너무 큰 힘으로 너무 빠르게 과신장하지 않도록 한다.

보완 스트레칭

B17 참조.

B17: 손목 돌림 스트레칭

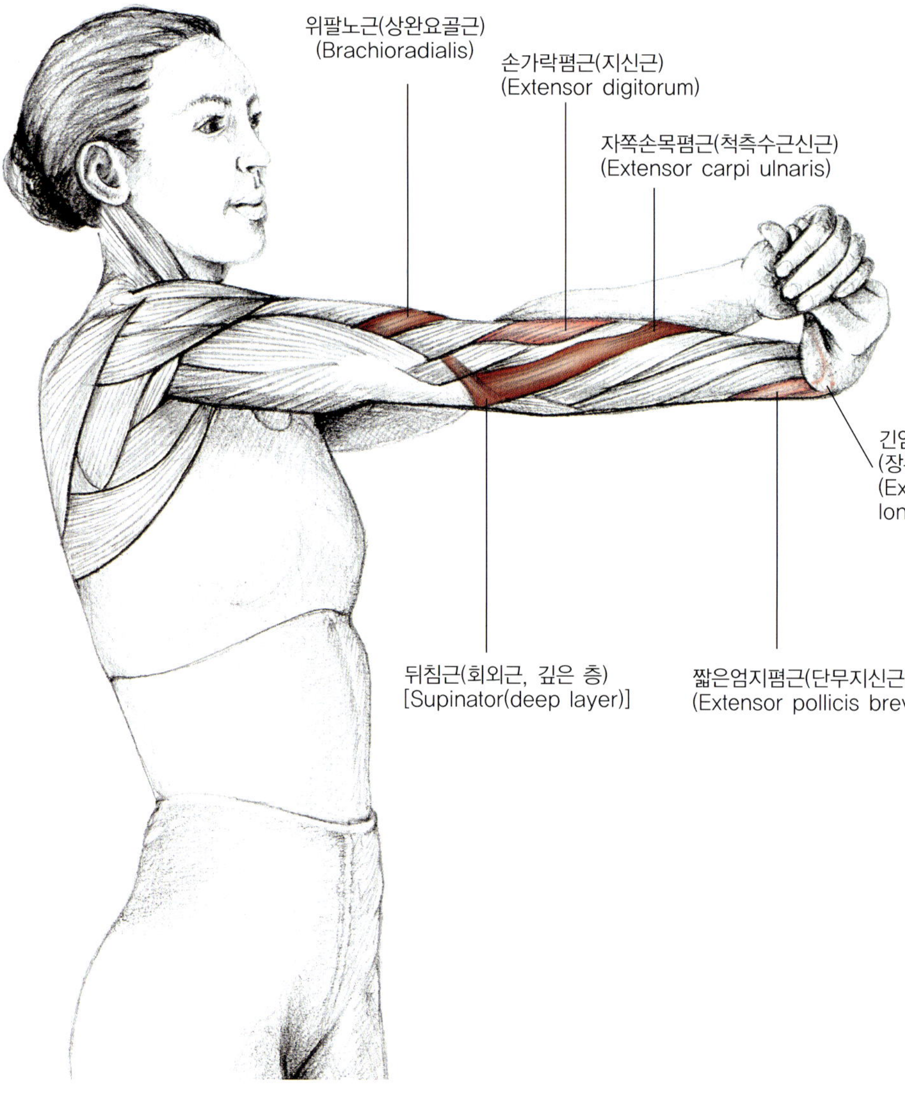

방법

한 팔을 지면과 평행하게 앞으로 곧게 편다. 한 쪽 손목을 밖으로, 아래로 돌리며, 다른 손으로 힘을 가하여 더 돌린다.

스트레칭되는 근육

주작용근: 위팔노근. 자쪽손목폄근. 뒤침근.
이차 근육: 손가락폄근. 긴엄지폄근. 짧은엄지폄근.

스트레칭으로 유리한 스포츠

농구. 네트볼. 크리켓. 야구. 소프트볼. 아이스하키. 필드하키. 태권도. 테니스. 배드민턴. 스쿼시. 조정. 카누. 카약. 수영. 육상투척경기. 배구. 레슬링.

스트레칭이 유용한 스포츠 손상

테니스팔꿉증. 골프팔꿉증. 던지기 팔꿉증. 손목관절삠. 손목관절탈구. 손목관절힘줄염. 손목굴증후군. 자뼈굴 증후군.

보편적 문제점 및 스트레칭을 정확하게 수행하기 위한 부가적 정보

아래팔. 손목관절. 손가락들은 많은 작은 근육, 힘줄, 그리고 인대들로 구성되어 있다. 너무 큰 힘으로 너무 빠르게 과신장하지 않도록 한다.

보완 스트레칭

B16 참조.

5 복부 스트레칭 Stomach

앞면 복벽근은 갈빗대와 골반사이에서 일어나며, 내부 신체조직을 에워싸며, 몸통을 지지하는 역할을 하며, 아래 등부를 지지하고 움직이게 한다(주로 허리의 굽힘과 돌림). 세 개의 근육층이 있는데, 흉곽벽 속의 세 개의 근육층과 같은 방향으로 연결되는 섬유로 되어 있다. 가장 깊은 층은 **배가로근(복횡근, transversus abdominis)**으로 구성되었으며, 이것은 섬유가 거의 수평으로 연결되어 있다. 배가로근은 몸통 주변에 걸치며, *가슴허리근막(흉요근막, thoraco-lumbar fascia)* 속에 붙어 있는 두꺼운 연결 섬유인데, 근육이 그 속에 연결될 때 긴장되며, 몸통과 골반을 안정시키는 데 도움을 준다. 중간층은 **배속빗근(내복사근, internal oblique)**으로 구성되어 있으며, 섬유들은 **배바깥빗근(외복사근, external oblique)**인 바깥층과 교차되어 있으며, 이는 St. Andrew 교차와 유사한 섬유형태를 형성한다. 이 세 가지 층을 겹친 것은 **배곧은근(복직근, rectus abdominis)**이며, 이는 복부의 양측면을 수직으로 연결하며, 잘 단련된 운동선수에게서 볼 수 있는 *six-pack muscle*(육겹근육)과 연계되어 있다. 배곧은근은 몸통 굽힘(굴곡, flexion) 때에 활동하며, 갈빗대를 두덩뼈(치골, pubic)에 근접시키는데, 예를 들면, 윗몸일으키기다. 다른 복근처럼 근육을 안정시키며, 허리뼈(요추, lumbar)에서 과도한 폄(hyperextension)을 억제하는 역할을 한다.

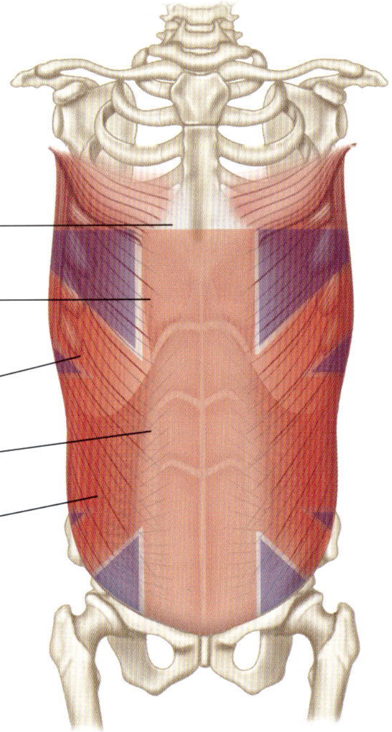

이러한 복부 스트레칭이 유용한 스포츠는 다음과 같다; 농구, 네트볼, 크리켓, 야구, 그리고 소프트볼 같은 타구, 권투, 축구, 미식축구, 럭비와 같은 접촉 스포츠, 골프, 하이킹, 배낭여행, 등산, 그리고 오리엔티어링, 아이스하키, 필드하키, 빙상, 롤러스케이팅, 인라인스케이팅, 태권도, 조정, 카누, 카약, 달리기, 트랙경기, 크로스컨트리, 축구, 미식축구, 럭비와 같은 달리는 스포츠, 설상스키, 수상스키, 걷기, 경보, 레슬링 등이다.

C01: 팔꿈치 대고 엎드린 자세 배 스트레칭

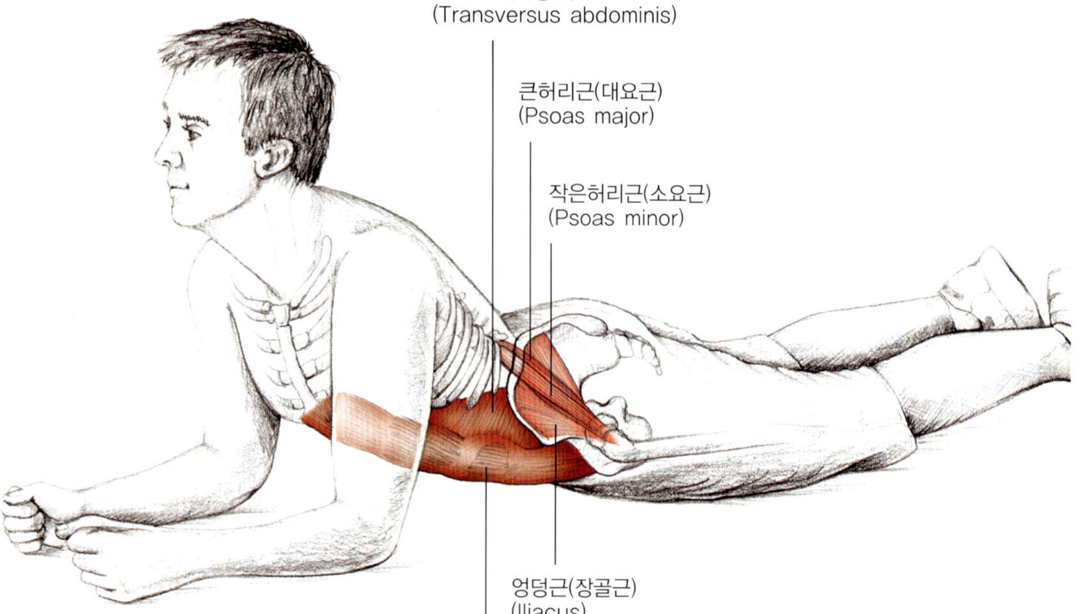

방법

엎드려서 손이 어깨에 다가가는 자세를 취한다. 엉덩관절은 바닥에 붙이고, 머리를 들고 일어나면서 팔꿈치를 대고, 엎드린 자세를 취한다.

스트레칭되는 근육

주작용근: 배가로근. 배곧음근.
이차 근육: 큰허리근(대요근). 작은허리근(소요근). 엉덩근(장골근).

스트레칭으로 유리한 스포츠

농구. 네트볼. 크리켓. 야구. 소프트볼. 권투. 골프. 하이킹. 배낭여행. 등산. 오리엔티어링. 아이스하키. 필드하키. 아이스스케이팅. 롤러스케이팅. 인라인스케이팅. 태권도. 조정. 카누. 카약. 달리기. 트랙경기. 크로스컨트리. 축구. 미식축구. 럭비. 스키. 수상스키. 파도타기. 걷기. 경보. 레슬링.

스트레칭이 유용한 스포츠 손상

배 근육 스트레인.

보편적 문제점 및 스트레칭을 정확하게 수행하기 위한 부가적 정보

하루 중 대부분의 시간을 앉은 자세로 지내는 사람들(사무실 종사자. 운전자 등)의 몸 앞쪽 근육은 딱딱하고 유연하지 않다. 처음에 이 스트레칭을 할 때는 매우 조심스럽게 실시하여야 하며 사이사이에 충분한 휴식시간을 주어야 한다.

보완 스트레칭

C03 참조.

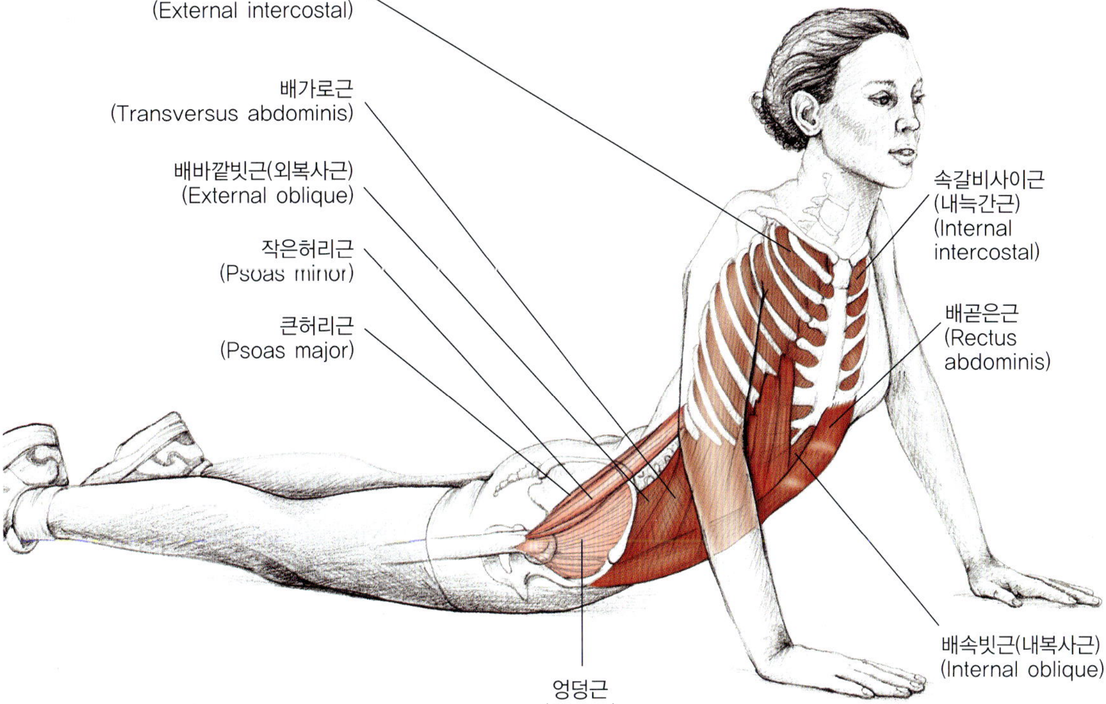

방법

엎드려서 손이 어깨에 가까운 자세를 취한다. 엉덩관절은 바닥에 붙이고, 머리를 들고, 팔꿈치관절을 펴서 손 짚고 엎드린 자세를 취한다.

스트레칭되는 근육

주작용근: 바깥갈비사이근과 속갈비사이근. 배바깥빗근과 배속빗근. 배가로근. 배곧은근.
이차 근육: 큰허리근. 작은허리근. 엉덩근.

스트레칭으로 유리한 스포츠

농구. 네트볼. 크리켓. 야구. 소프트볼. 권투. 골프. 하이킹. 배낭여행. 등산. 오리엔티어링. 아이스하키. 필드하키. 아이스스케이팅. 롤러스케이팅. 인라인스케이팅. 태권도. 조정. 카누. 카약. 달리기. 트랙경기. 크로스컨트리. 축구. 미식 축구. 럭비. 스키. 수상스키. 파도타기. 걷기. 경보. 레슬링

스트레칭이 유용한 스포츠 손상

배근육 스트레인. 엉덩관절굽힘근(고관절굴곡근) 스트레인. 엉덩허리근힘줄염(장요근건염).

보편적 문제점 및 스트레칭을 정확하게 수행하기 위한 부가적 정보

하루 중 대부분의 시간을 앉은 자세로 지내는 사람들(사무실 종사자. 운전자 등)의 몸 앞쪽 근육은 딱딱하고 유연하지 않다. 처음에 이 스트레칭을 할 때는 매우 조심스럽게 실시하여야 하며 사이사이에 충분한 휴식시간을 주어야 한다.

보완 스트레칭

C03 참조.

C03: 배 돌림 스트레칭

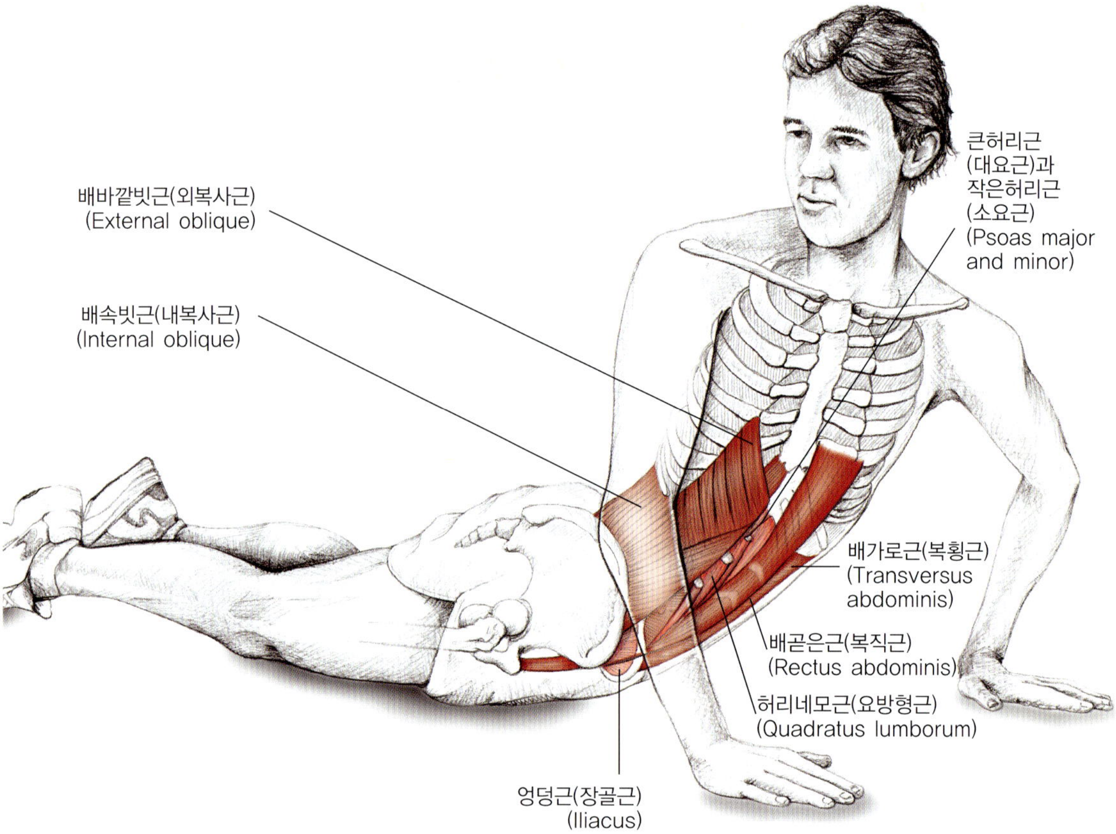

방법

엎드려 손이 어깨에 가까운 자세를 취한다. 엉덩관절은 바닥에 붙이고 머리를 들고 팔꿈치를 펴서 손 짚고 엎드린 자세를 취한다. 이 때 한 쪽 팔꿈치를 구부려서 몸을 돌린다.

스트레칭되는 근육

주작용근: 배바깥 및 배속빗근. 배가로근. 배곧은근. 이차 근육: 허리네모근(요방형근). 큰허리근(대요근). 작은허리근(소요근). 엉덩근(장골근).

스트레칭으로 유리한 스포츠

농구. 네트볼. 크리켓. 야구. 소프트볼. 권투. 골프. 하이킹. 배낭여행. 등산. 오리엔티어링. 아이스하키. 필드하키. 아이스스케이팅. 롤러스케이팅. 인라인스케이팅. 태권도. 조정. 카누. 카약. 달리기. 트랙경기. 크로스컨트리. 축구. 미식축구. 럭비. 스키. 수상스키. 파도타기. 걷기. 경보. 레슬링.

스트레칭이 유용한 스포츠 손상

배근육. 스트레인. 엉덩관절굽힘근(고관절 굴곡근) 스트레인. 엉덩허리근힘줄염(장요근건염).

보편적 문제점 및 스트레칭을 정확하게 수행하기 위한 부가적 정보

하루 중 대부분의 시간을 앉은 자세로 지내는 사람들(사무실 종사자. 운전자 등)의 몸 앞쪽 근육은 딱딱하고 유연하지 않다. 처음에 이 스트레칭을 할 때는 매우 조심스럽게 실시하여야 하며 사이사이에 충분한 휴식시간을 주어야 한다.

보완 스트레칭

C06 참조.

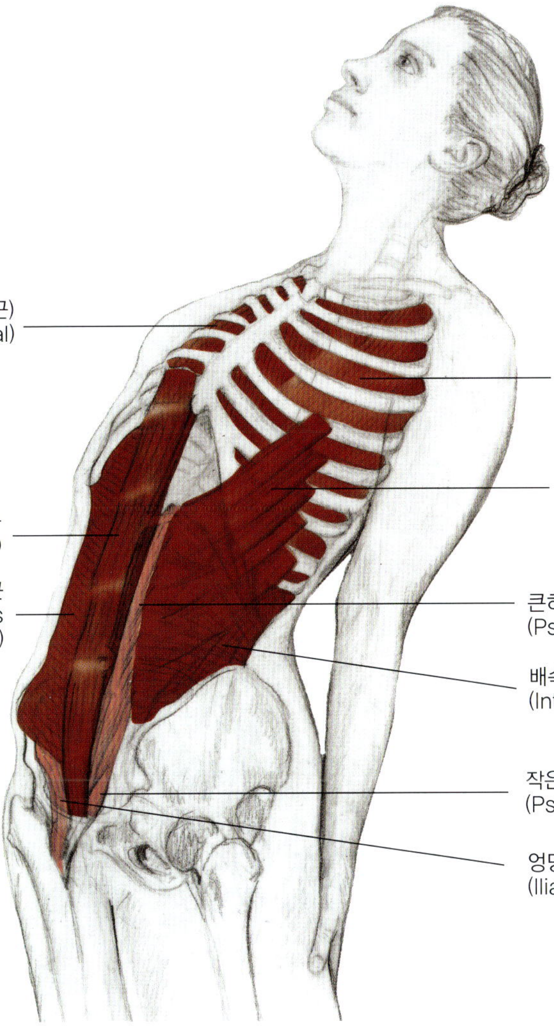

방법

양발을 어깨 넓이만큼 벌리고 서서 양손을 엉덩이에 대고 지지한다. 위를 보면서 허리를 천천히 뒤로 기울인다.

스트레칭되는 근육

주작용근: 바깥 및 속갈비사이근. 배속빗근 및 바깥빗근. 배가로근. 배곧은근.
이차 근육: 큰허리근. 작은허리근. 엉덩근.

스트레칭으로 유리한 스포츠

농구. 네트볼. 크리켓. 야구. 소프트볼. 권투. 골프. 하이킹. 등짐도보여행. 등산. 오리엔티어링. 아이스하키. 필드하키. 빙상스케이팅. 롤러스케이팅. 인라인스케이팅. 태권도. 조정. 카누. 카약. 달리기. 트랙경기. 크로스컨트리. 축구. 미식축구. 럭비. 설상스키. 수상스키. 걷기. 파도타기. 경보. 레슬링.

스트레칭이 유용한 스포츠 손상

배근육 스트레인. 엉덩관절굽힘근 스트레인. 엉덩허리근 힘줄염.

보편적 문제점 및 스트레칭을 정확하게 수행하기 위한 부가적 정보

아래등 부위에 통증이 있거나 아래등에 부상 지지대를 착용했을 경우는 이 스트레칭을 실행하지 말라. 처음 스트레칭할 경우 주의하고, 이 스트레칭의 사이에 충분한 휴식시간을 부여하라.

보완 스트레칭

C02 참조.

C05: 서서 등 옆으로 젖히는 배 스트레칭

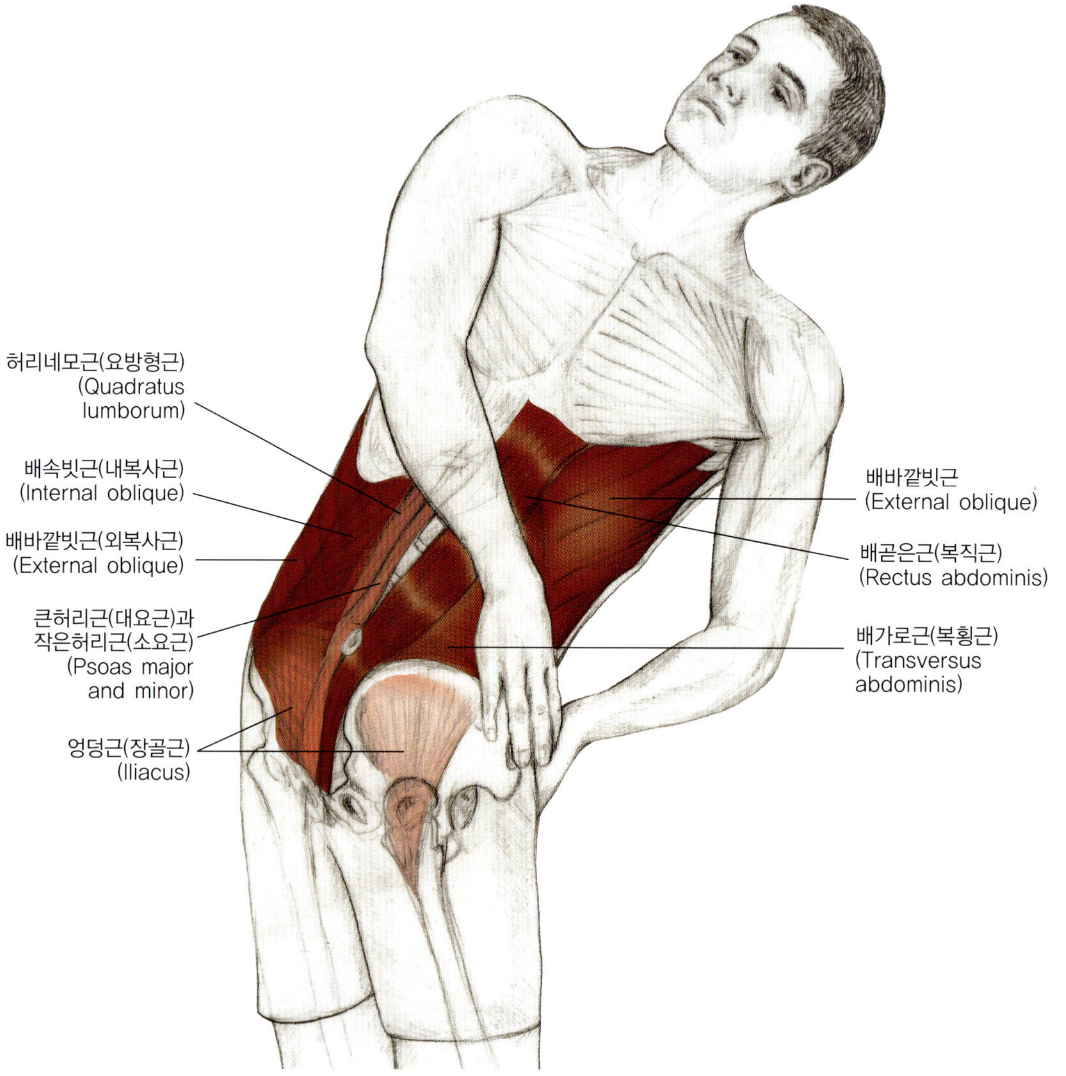

방법

양발을 어깨 넓이만큼 벌리고 서서 한 손을 엉덩이에 댄다. 위를 보면서 반대 손이 허리에 돌려질 때까지 천천히 뒤로 젖힌다.

스트레칭되는 근육

주작용근: 배바깥 및 배속빗근. 배가로근. 배곧은근. 이차 근육: 허리네모근(요방형근). 큰엉덩허리근 및 작은엉덩허리근. 엉덩근(장골근).

스트레칭으로 유리한 스포츠

농구. 네트볼. 크리켓. 야구. 소프트볼. 권투. 골프. 하이킹. 등짐도보여행. 등산. 오리엔티어링. 아이스하키. 필드하키. 아이스스케이팅. 롤러스케이팅. 인라인스케이팅. 태권도. 조정. 카누. 카약. 달리기. 트랙종목. 크로스컨트리. 미식축구. 축구. 럭비. 설상스키. 수상스키. 파도타기. 걷기. 경보. 레슬링.

스트레칭이 유용한 스포츠 손상

배근육 스트레인. 엉덩관절굽힘근 스트레인. 엉덩허리힘줄염.

보편적 문제점 및 스트레칭을 정확하게 수행하기 위한 부가적 정보

아래등부 통증이 있거나 아래등부에 부상 지지대를 착용했을 경우, 이 스트레칭을 실행하지 말라. 처음 스트레칭할 경우 주의하고, 스트레칭의 사이에 충분한 휴식시간을 준다.

보완 스트레칭

C03 참조.

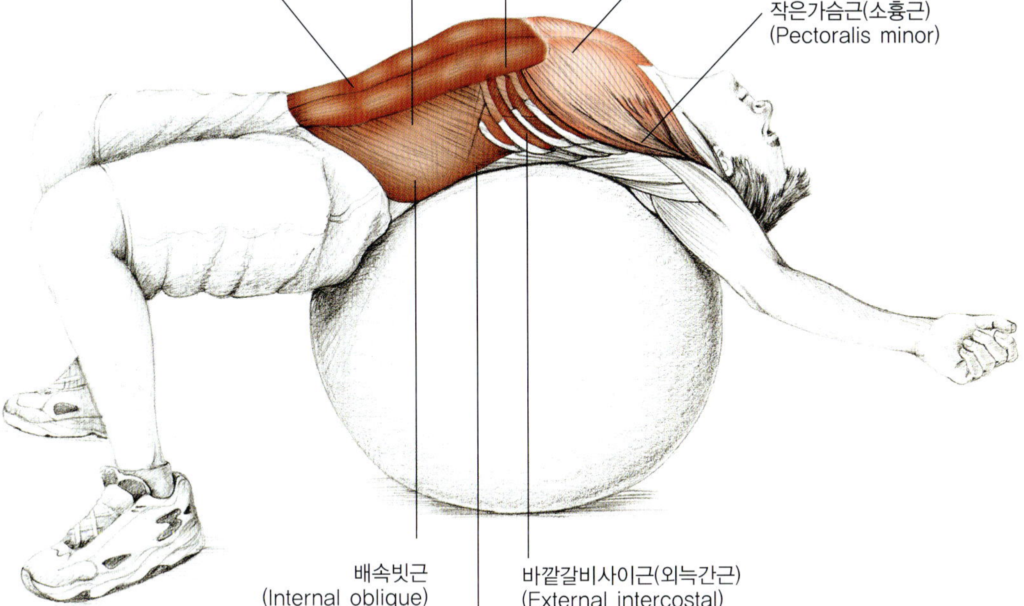

방법

운동용 공(Swiss ball)에 앉아서 공을 앞으로 굴리면서 등을 대고 공에 눕는다. 등과 어깨가 공과 접촉하도록 하고 양팔은 늘어뜨린다.

스트레칭되는 근육

주작용근: 바깥갈비사이근과 속갈비사이근. 배바깥빗근과 배속빗근. 배가로근. 배곧은근.
이차 근육: 큰가슴근과 작은가슴근.

스트레칭으로 유리한 스포츠

농구. 네트볼. 크리켓. 야구. 소프트볼. 권투. 골프. 하이킹. 배낭여행. 등산. 오리엔티어링. 아이스하키. 필드하키. 아이스스케이팅. 롤러스케이팅. 인라인스케이팅. 태권도. 조정. 카누. 카약. 달리기. 트랙경기. 크로스컨트리. 미식축구. 축구. 럭비. 스키. 수상스키. 파도타기. 걷기. 경보. 레슬링.

스트레칭이 유용한 스포츠 손상

배근육 스트레인. 가슴 스트레인. 가슴근(흉근) 닿는곳(정지부) 염증.

보편적 문제점 및 스트레칭을 정확하게 수행하기 위한 부가적 정보

하루 중 대부분의 시간을 앉은 자세로 지내는 사람들(사무실 종사자. 운전자 등)의 몸 앞쪽 근육은 딱딱하고 유연하지 않다. 처음에 이 스트레칭을 할 때는 매우 조심스럽게 하여야 하며 사이사이에 충분한 휴식시간을 준다.

보완 스트레칭

C02 참조.

6 등과 옆쪽 스트레칭 (상부, 중부, 하부) Back and Sides (Upper, Middle, and Lower)

척추주변과 등의 넓은부위의 근육은 주로 척추를 안정시키고, 곧게 선 자세로 등을 유지하도록 하는 역할을 담당한다. 등과 양옆 근육은 상체와 척추가 굽힘(굴곡), 옆 굽힘, 폄, 상부 폄, 그리고 돌림할 수 있도록 한다.

넓은등근(광배근, latissimus dorsi)은 등에서 가장 넓은 근육이며, 중요한 근육 중의 하나이며, 이것이 어깨를 아래와 뒤로 당기고, 몸통을 고정된 팔쪽으로 당긴다. 그래서 이것은 등산, 체조(특히 링운동과 평행봉), 수영, 조정 등에서 크게 사용된다. **마름근(능형근, rhomboid)**은 어깨뼈(견갑골)와 척추 사이에 위치하며, 그 생긴 모양(능형)에 따라서 이름지었으며, 큰마름근(대능형근)은 작은마름근(소능형근)보다 크다. **허리네모근(요방형근, quadratus lumborum)**은 엉덩뼈능선부터 골반까지, 그리고 엉덩허리뼈인대(장요골인대)로부터 가장 아래 갈비뼈(늑골)와 L1에서 L4까지의 가로돌기까지 연결되어 허리를 가로지른다.

아래 **바깥갈비사이근(외늑간근, external intercostal)**은 바깥빗근섬유와 섞여 있을 수 있으며, 이것은 그들과 겹쳐 있으며, 효과적으로 하나의 연속된 근육조각을 형성하며, 바깥갈비사이근 섬유가 갈비뼈 사이에 끼어 있는 것처럼 보이게 한다. **속갈비사이근(내늑간근, internal intercostal)** 섬유는 깊이 놓여 있으며, 사선으로 바깥갈비사이근에 걸쳐 있다. 11개의 바깥갈비사이근 및 속갈비사이근이 갈비뼈의 각각 옆에 있다.

척추세움근(척추기립근, erector spinae)은 또한 엉덩가시근(천극근, sacrospinalis)이라고도 부르며, 평행한 기둥 속에 조직된 세 개의 근육 단위로 구성되어 있다. 이들은 측방에서부터 내부로 엉덩갈비근(장늑골근), 가장긴근(최장근), 척추 등이다. 가장긴근은 척추세움근의 중간 부분이다. 이것은 세부적으로 분류될 수 있으며, 가슴(thoracis), 목(cervicis), 머리(capitis) 부분으로 나누어진다. 척추는 척추세움근 중에서 가장 중앙부분이다. **가로돌기가시근(횡돌극근, transversospinalis)**은 척추세움근 속에 세 개의 소형근 그룹과 결합하고 있다. 그러나 척추세움근과는 달리 각 그룹은 옆으로 있기 보다는 연속하여 표면으로부터 더 깊게 놓여 있다. 이 근육그룹은 표면으로부터 내부로 있으며, 반가시근, 뭇갈래근, 돌림근 등이다. 그들의 섬유는 일반적으로 가로돌기로부터 위척수돌기로 위와 중앙으로 뻗는다. **뭇갈래근(다열근, multifidus)**은 가로돌기가시근 그룹이며, 척추의 가시근과 그들의 가로돌기 사이의 고랑(furrow)속에 있다. 그것은 반가시근(반극근)과 척추세움근에 깊이 놓여 있다. **돌림근(회전근, rotatores)**은 가로돌기가시근 그룹 중에서 가장 깊숙이 있는 층이다.

가시사이근(극간근, interspinales)은 짧고 무의미한 근육이며, 가시사이근인대의 어느 쪽인가에 있다. **가로돌기사이근(횡돌기간근, intertransversarii)** 역시 짧고 무의미한 근육이다. 목부와 가슴부위는 가로돌기 앞쪽과 가로돌기 뒤쪽을 걸치며, 그리고 목부위는 가로돌기 측면과 가로돌기 중앙을 걸친다.

이러한 등과 옆구리 스트레칭이 유용한 스포츠는 다음과 같다; 양궁, 농구, 네트볼, 크리켓과 야구, 소프트볼 등의 타구 스포츠, 권투, 축구, 럭비, 그리고 미식축구 등의 접촉 스포츠, 사이클, 골프, 하이킹, 배낭여행, 등산, 그리고 오리엔티어링, 아이스하키, 필드하키, 빙상경기, 롤러스케이팅, 그리고 인라인스케이팅, 태권도, 테니스, 배드민턴, 그리고 스쿼시 등의 라켓 스포츠, 조정, 카누, 카약, 달리기, 트랙경기, 그리고 크로스컨트리, 축구, 미식축구, 그리고 럭비 등과 같은 달리기 스포츠, 설상스키, 수상스키, 파도타기와 수영, 조정, 크리켓, 야구, 야구와 같은 던지기 스포츠, 그리고 야외 경기, 배구, 걷기, 경보, 레슬링 등이다.

D01: 팔 앞으로 뻗는 위등 스트레칭

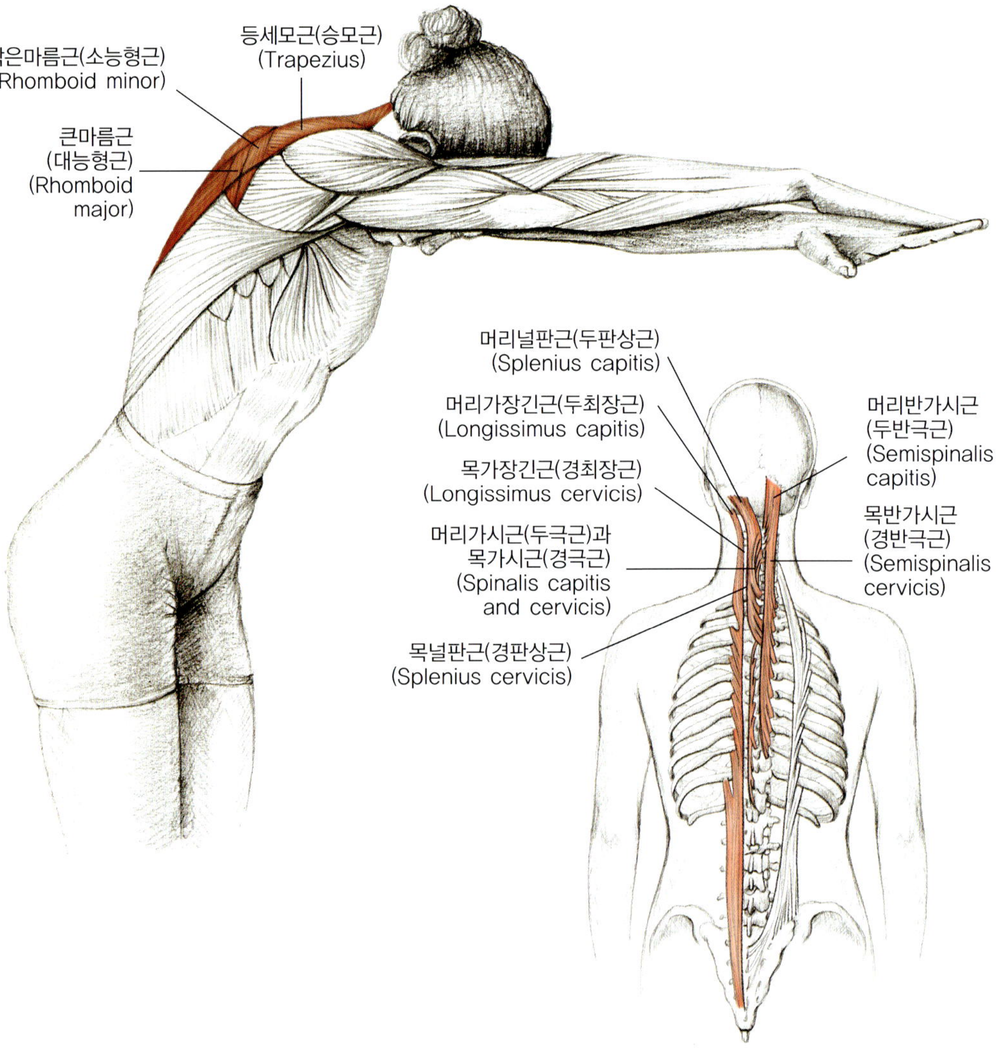

뒷면(Posterior view)

방법

서서 양팔을 앞으로 뻗어 교차시킨다. 머리를 앞으로 숙이고 가능한 한 팔을 멀리 뻗는다.

스트레칭되는 근육

주작용근: 등세모근(승모근), 마름근(능형근).
이차 근육: 머리반가시근(두반극근)과 목반가시근(경반극근), 머리가시근과 목가시근, 머리가장긴근(두최장근)과 목가장긴근(경최장근), 머리널판근(두판상근)과 목널판근(경판상근).

스트레칭으로 유리한 스포츠

양궁, 권투, 사이클, 골프, 테니스, 배드민턴, 스쿼시, 조정, 카누, 카약, 스키, 수상스키, 수영.

스트레칭이 유용한 스포츠 손상

목 근육 스트레인, 채찍질손상(목 삠(염좌)), 목신경신장 증후군, 기운목(급성 기운 목, 사경), 위등근육 스트레인, 위등인대 삠(염좌).

스트레칭을 정확하게 수행하기 위한 부가적 정보

손을 앞으로 뻗는 동작과 양어깨뼈를 벌리는 것에 집중한다.

보완 스트레칭

D05 참조.

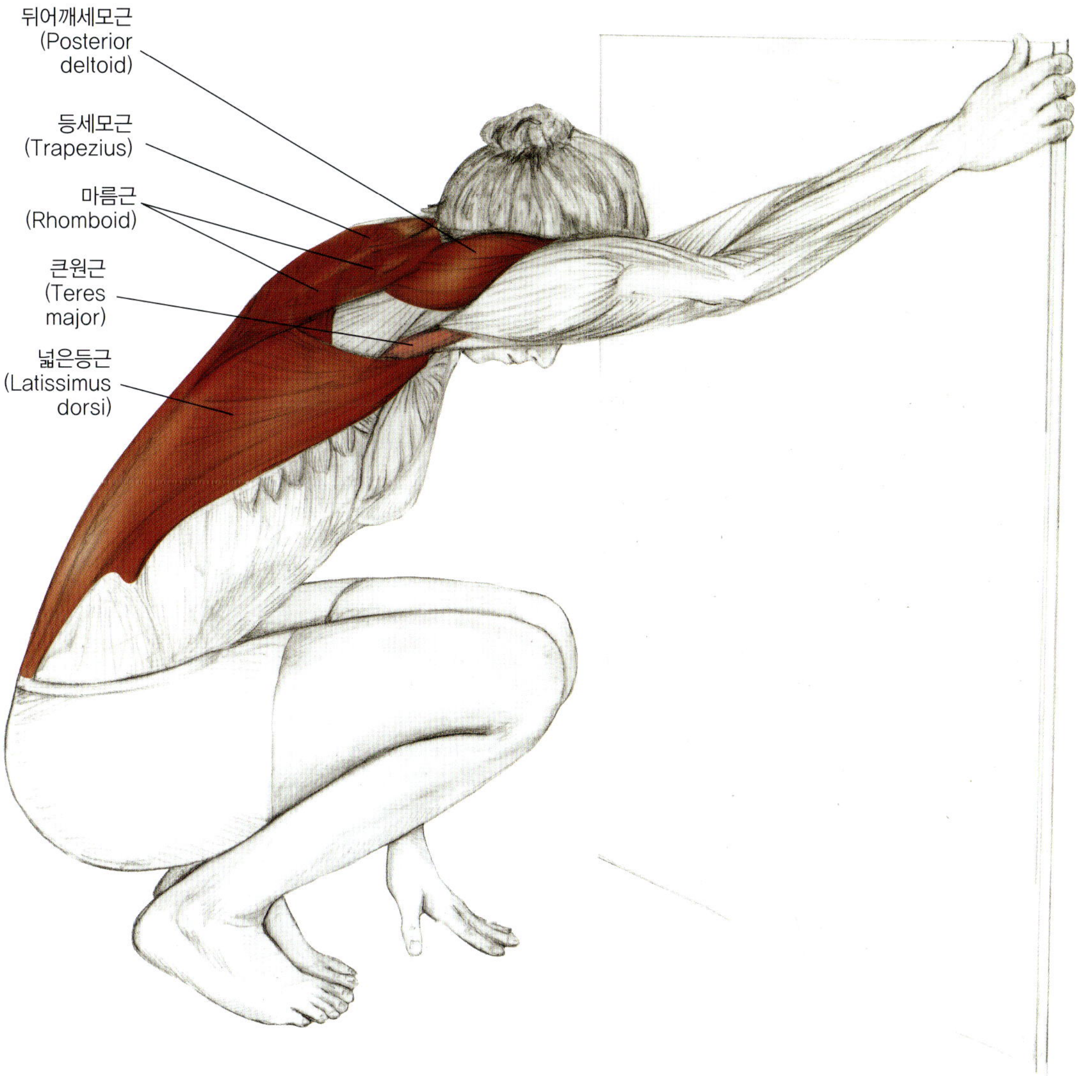

방법

쪼그린 자세로 앉아서 얼굴을 문 가장자리나 장대를 향하게 하고, 문 가장자리를 한 손으로 잡고 등을 문에서 떨어지게 기울인다.

스트레칭되는 근육

주작용근: 등세모근, 작은마름근, 넓은등근, 뒤어깨세모근.
이차 근육: 큰원근.

스트레칭으로 유리한 스포츠

양궁, 권투, 사이클, 골프, 테니스, 배드민턴, 스쿼시, 조정, 카누, 카약, 설상스키, 수상스키, 수영.

스트레칭이 유용한 스포츠 손상

목근육 스트레인, 채찍질손상(목 스프레인), 목 신경스트레칭 증후군, 기운목(급성 기운 목, 사경), 위등근육 스트레인, 위등인대염좌, 충돌 증후군, 돌림근띠힘줄염, 어깨점액낭염, 굳은어깨.

보편적 문제점 및 스트레칭을 정확하게 수행하기 위한 부가적 정보

뒤로 기울이면서 체중을 스트레칭이 되게 한다. 위등을 이완시키고 둥글게 되도록 하며, 어깨 날이 분리되게 하라.

보완 스트레칭

D01, A08 참조.

D03: 머리 위로 팔 뻗어 등 스트레칭

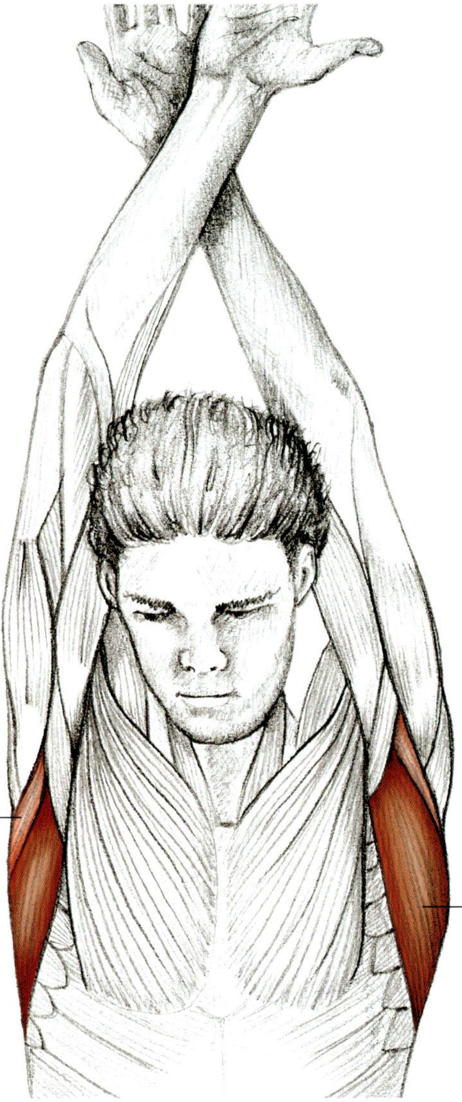

방법

양팔을 교차시킨 다음 머리 위로 올리고 선다. 가능한 한 양팔을 높이 밀어 올린다.

스트레칭되는 근육

주작용근: 넓은등근(광배근).
이차 근육: 큰원근(대원근).

스트레칭으로 유리한 스포츠

농구. 네트볼. 수영. 배구.

스트레칭이 유용한 스포츠 손상

목근육 스트레인. 채찍질손상[목 삠(염좌)]. 목신경신장 증후군. 등인대 삠. 기운목(급성 기운목). 위등근육 스트레인. 위등인대 삠.

스트레칭을 정확하게 수행하기 위한 부가적 정보

머리를 앞으로 숙여서 양팔에 머리가 닿지 않도록 한다.

보완 스트레칭

D04 참조.

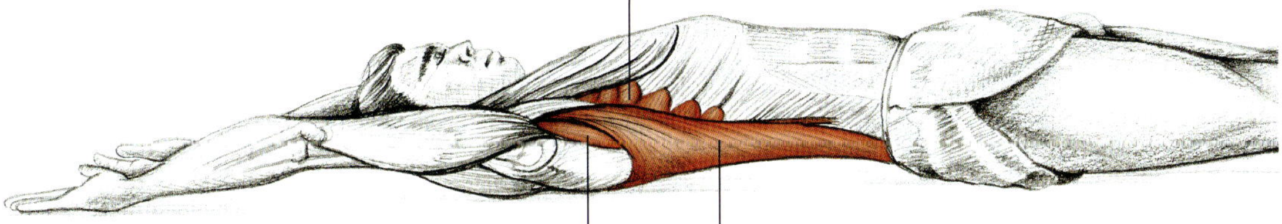

방법

양팔을 머리 위로 올리고 누운 자세에서 발가락을 올리면서 가능한 한 몸 전체를 늘인다.

스트레칭되는 근육

주작용근: 앞톱니근(전거근), 넓은등근.
이차 근육: 큰원근.

스트레칭으로 유리한 스포츠

농구, 네트볼, 수영, 배구.

스트레칭이 유용한 스포츠 손상

등근육 스트레인, 등인대 삠(염좌).

스트레칭을 정확하게 수행하기 위한 부가적 정보

발가락보다 발뒤꿈치로 밀면서 다리를 뻗는 동작에 집중한다.

보완 스트레칭

D03 참조.

D05: 앉은 자세 몸 앞으로 구부려 등 스트레칭

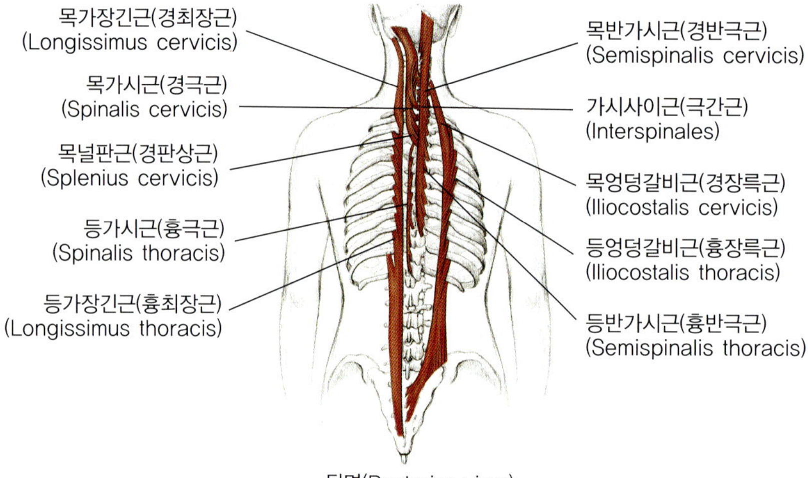

뒷면(Posterior view)

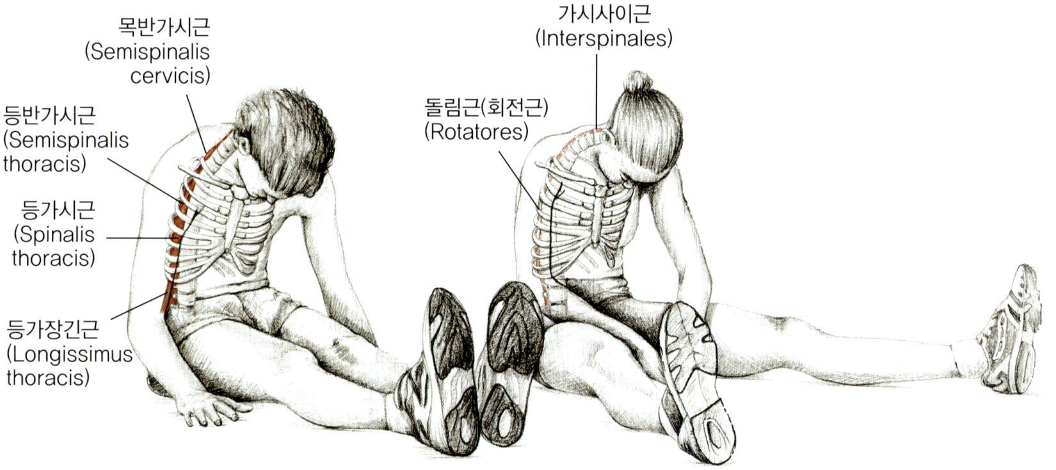

방법

바닥에 앉아서 양다리를 모아 곧게 펴거나 45° 벌린다. 발가락이 천장을 향하게 하고, 양손은 자연스럽게 늘어뜨리거나 무릎 위에 올려놓는다. 등과 목을 이완하고 머리와 가슴을 앞으로 숙인다.

스트레칭되는 근육

주작용근: 목반가시근과 등반가시근. 목가시근과 등가시근. 목가장긴근, 등가장긴근. 목널판근. 목엉덩갈비근과 등엉덩갈비근(흉장륵근).
이차 근육: 가시사이근(극간근). 돌림근.

스트레칭으로 유리한 스포츠

크리켓. 야구. 소프트볼. 미식축구. 럭비. 사이클. 골프. 하이킹. 배낭여행. 등산. 오리엔티어링. 아이스하키. 필드하키. 테니스. 배드민턴. 스쿼시. 조정. 카누. 카약. 수영.

스트레칭이 유용한 스포츠 손상

목근육 스트레인. 채찍질손상[목뻼(염좌)]. 목신경신장 증후군. 기운목(급성기운목. 사경). 등근육 스트레인. 등인대 삠.

보편적 문제점 및 스트레칭을 정확하게 수행하기 위한 부가적 정보

이러한 신장(뻗기)을 가장 많이 느끼는 곳은 어느 근육이 가장 딱딱한가에 달려 있다. 어떤 사람들은 목과 위등 근육의 긴장을 가장 많이 느낄 것이며, 또 다른 사람은 아래등과 뒤넙다리근(슬괵근)의 긴장을 많이 느낄 것이다. 이러한 신장은 유연성을 증진시키고자 하는 요구에 가장 적합한 방법이다.

보완 스트레칭

D01 참조.

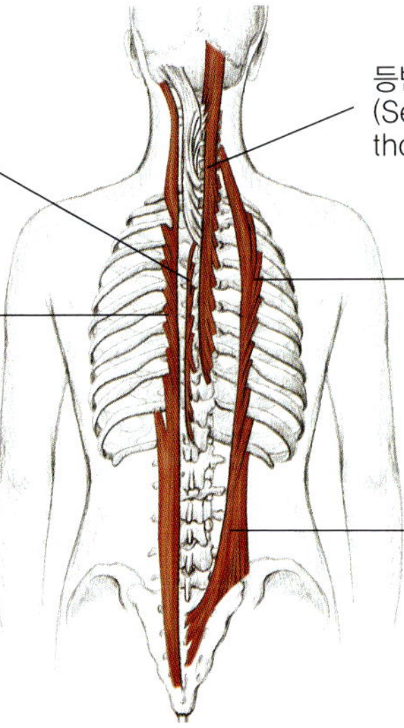

뒷면(Posterior view)

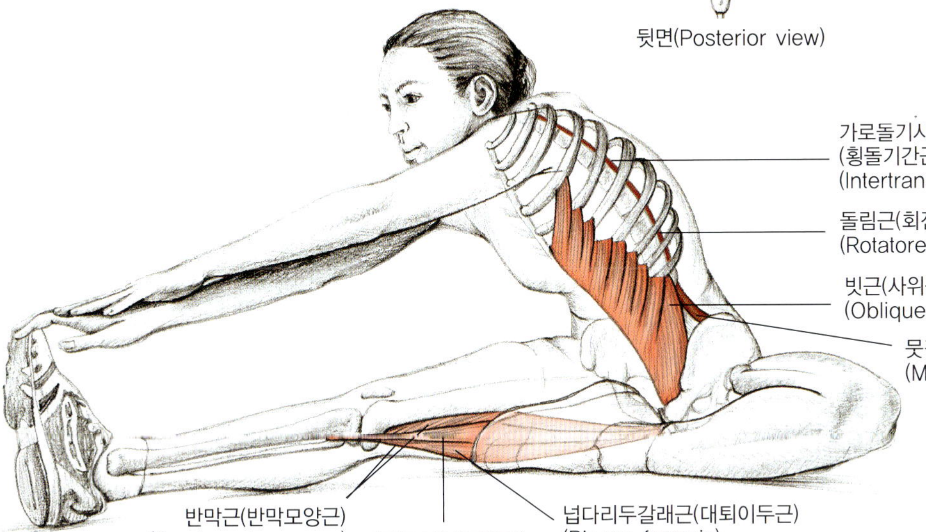

방법

한 다리를 측면으로 곧게 뻗고 발가락이 천장을 향하게 하고 앉는다. 다른 발바닥이 무릎 위 넙다리 안쪽에 닿게 하고, 머리를 앞으로 굽힌다. 양 손을 뻗어 곧게 편 다리의 발가락에 닿도록 한다.

스트레칭되는 근육

주작용근: 등반가시근. 등가시근. 등가장긴근. 등엉덩갈비근. 허리엉덩갈비근(요장특근). 가로돌기사이근(횡돌기간근). 돌림근. 뭇갈래근.
이차 근육: 빗근(사위근). 반막근(반막모양근). 반힘줄근(반건양근). 넙다리두갈래근.

스트레칭으로 유리한 스포츠

크리켓. 야구. 권투. 미식축구. 럭비. 사이클. 골프. 하이킹. 배낭여행. 등산. 오리엔티어링. 아이스하키. 필드하키. 테니스. 배드민턴. 스쿼시. 조정. 카누. 카약. 수영. 달리기. 걷기. 경보.

스트레칭이 유용한 스포츠 손상

목근육 스트레인. 채찍질손상(목 삠). 목신경신장 증후군. 기운목. 등근육 스트레인. 등인대 삠.

스트레칭을 정확하게 수행하기 위한 부가적 정보

발가락을 접촉할 수 있다는 것이 중요하지 않다. 발가락의 바깥부분에 닿기만 해도 충분하다.

보완 스트레칭

D21 참조.

D07: 서서 무릎 올려 가슴 당기 스트레칭

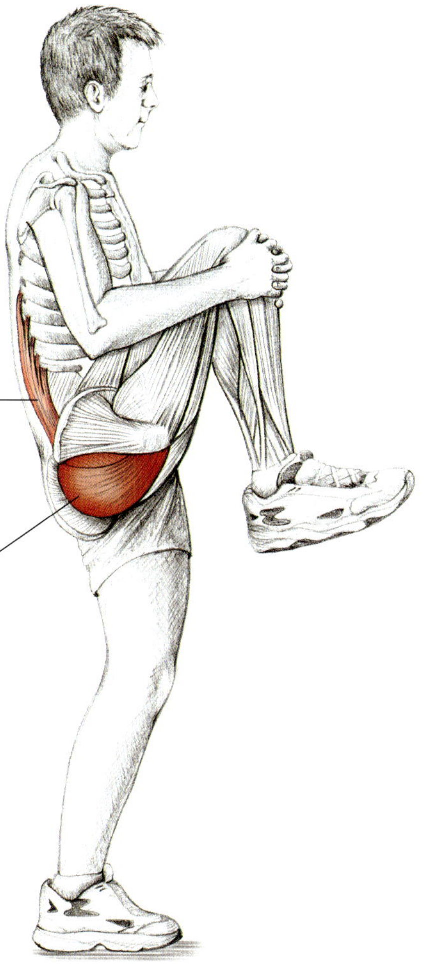

방법

서서 양손으로 한 무릎을 가슴쪽으로 들어 올린다.

스트레칭되는 근육

주작용근: 큰볼기근(대둔근).
이차 근육: 허리엉덩갈비근(요장륵근).

스트레칭으로 유리한 스포츠

농구. 네트볼. 사이클. 하이킹. 배낭여행. 등산. 오리엔티어링. 아이스하키. 필드하키. 아이스스케이팅. 롤러스케이팅. 인라인스케이팅. 태권도. 달리기. 트랙경기. 크로스컨트리. 미식축구. 축구. 럭비. 스키. 수상스키. 파도타기. 걷기. 경보.

스트레칭이 유용한 스포츠 손상

아래등근육 스트레인. 아래등인대 삠(염좌). 뒤넙다리근(슬괵근) 스트레인.

스트레칭을 정확하게 수행하기 위한 부가적 정보

균형을 잘 유지하여야 하는데 넘어지지 않기 위하여 벽에 기대는 것도 좋다.

보완 스트레칭

D08 참조.

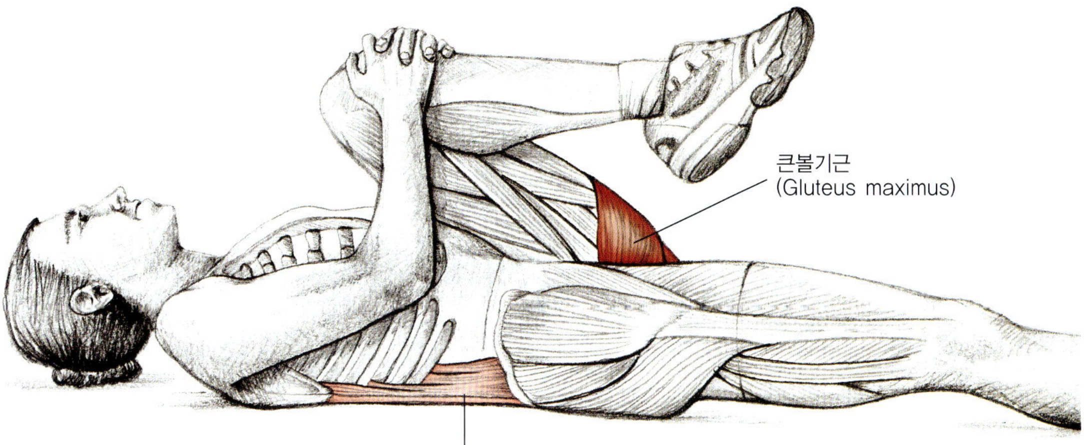

방법

누워서 한 다리는 지면에 붙여 놓고 양손으로 반대 무릎을 잡아 가슴으로 당긴다.

스트레칭되는 근육

주작용근: 큰볼기근.
이차 근육: 허리엉덩갈비근.

스트레칭으로 유리한 스포츠

농구. 네트볼. 사이클. 하이킹. 배낭여행. 등산. 오리엔티어링. 아이스하키. 필드하키. 아이스스케이팅. 롤러스케이팅. 인라인스케이팅. 태권도. 달리기. 트랙경기. 크로스컨트리. 미식축구. 축구. 럭비. 스키. 수상스키. 파도타기. 걷기. 경보.

스트레칭이 유용한 스포츠 손상

아래등근육 스트레인. 아래등인대 삠. 넙다리뒤근 스트레인.

스트레칭을 정확하게 수행하기 위한 부가적 정보

등, 머리, 목은 바닥에서 떨어지지 않도록 한다.

보완 스트레칭

D08 참조.

D09: 누워서 양무릎 올려 가슴 닿기 스트레칭

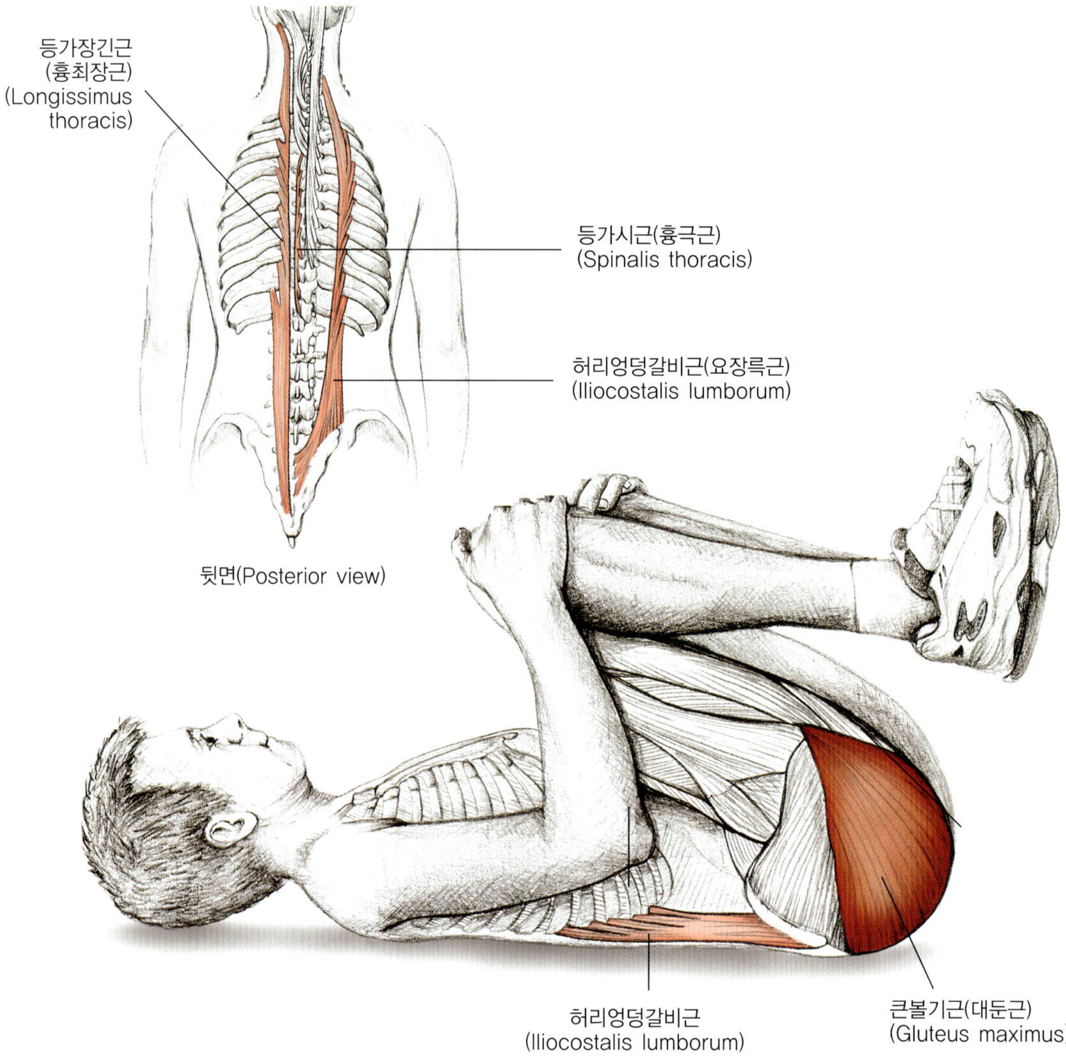

방법

누워서 한 다리는 지면에 붙여 놓고 양손으로 반대 무릎을 잡아 가슴으로 당긴다.

스트레칭되는 근육

주작용근: 큰볼기근(대둔근).
이차 근육: 허리엉덩갈비근, 등가시근, 등가장긴근.

스트레칭으로 유리한 스포츠

농구, 네트볼, 사이클, 하이킹, 배낭여행, 등산, 오리엔티어링, 아이스하키, 필드하키, 아이스스케이팅, 롤러스케이팅, 인라인스케이팅, 태권도, 달리기, 트랙경기, 크로스컨트리, 축구, 미식축구, 럭비, 스키, 수상스키, 파도타기, 걷기, 경보.

스트레칭이 유용한 스포츠 손상

아래등근육 스트레인, 아래등인대 삠(염좌), 뒤넙다리근(슬괵근) 스트레인.

스트레칭을 정확하게 수행하기 위한 부가적 정보

등, 머리, 목은 바닥에서 떨어지지 않도록 한다.

보완 스트레칭

D07 참조.

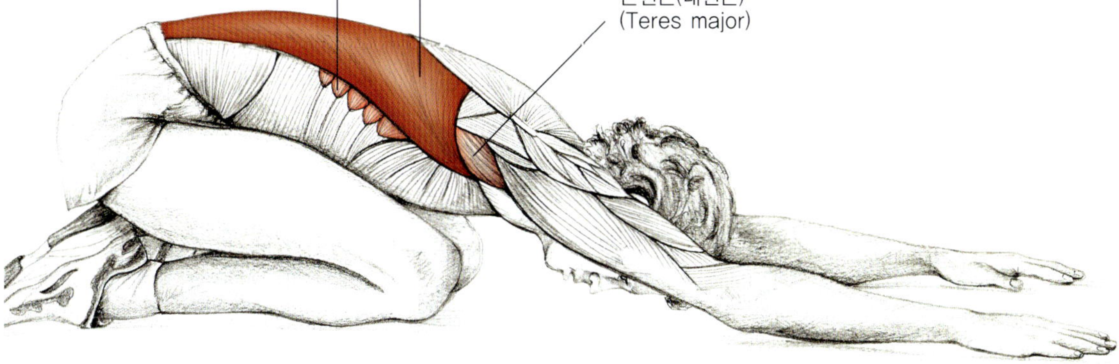

방법

무릎꿇고 앉아 양팔을 앞으로 뻗는다. 머리를 앞으로 숙이고 엉덩이를 발쪽으로 민다.

스트레칭되는 근육

주작용근: 넓은등근(광배근).
이차 근육: 큰원근(대원근). 앞톱니근(전거근).

스트레칭으로 유리한 스포츠

농구. 네트볼. 수영. 배구.

스트레칭이 유용한 스포츠 손상

아래등근육 스트레인. 아래등인대 삠. 넙다리뒤근 스트레인.

스트레칭을 정확하게 수행하기 위한 부가적 정보

손과 손가락을 사용하여 마치 손가락이 걷는 것처럼 앞으로 전진하는데 발등이 지면에서 떨어져서는 안 된다.

보완 스트레칭

D04 참조.

D11: 네발기기 자세 등 활모양 스트레칭

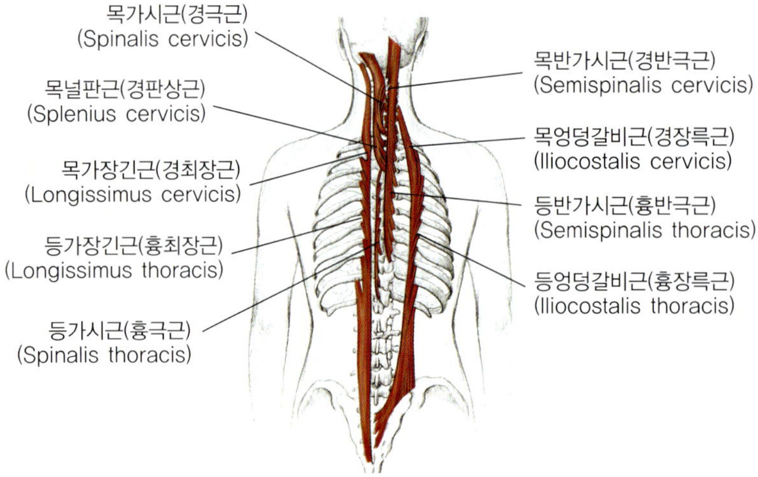

뒷면(Posterior view)

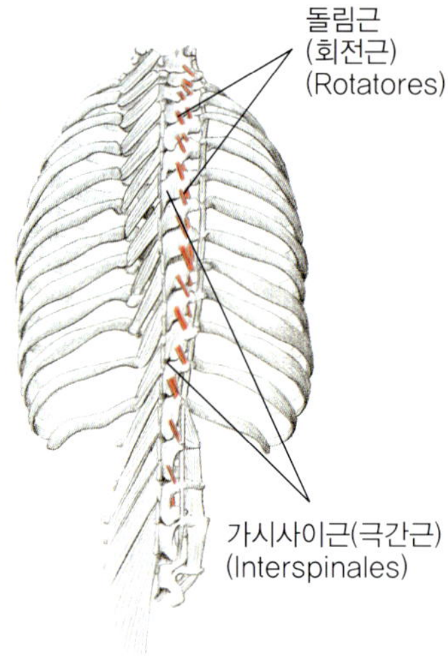

뒷면(Posterior view)

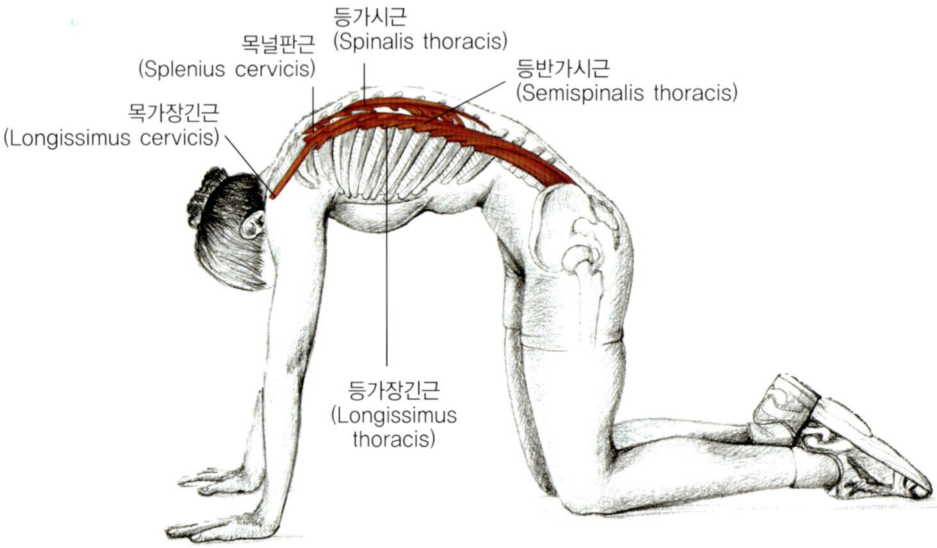

방법

네발기기 자세를 취한다. 머리를 숙이고 등을 활처럼 둥글게 한다.

스트레칭되는 근육

주작용근: 목반가시근과 등반가시근(흉반극근). 목가시근(경극근)과 등가시근(흉극근). 등가장긴근. 목가장긴근. 목엉덩갈비근(경장륵근)과 등엉덩갈비근(흉장륵근).

이차 근육: 가시사이근(극간근). 돌림근.

스트레칭으로 유리한 스포츠

크리켓. 야구. 소프트볼. 사이클. 골프. 하이킹. 배낭여행. 등산. 오리엔티어링. 아이스하키. 필드하키. 테니스. 배드민턴. 스쿼시. 조정. 카누. 카약. 수영. 달리기. 트랙경기. 크로스컨트리. 미식축구. 축구. 럭비. 걷기. 경보.

스트레칭이 유용한 스포츠 손상

목근육 스트레인. 채찍질손상. 목신경신장 증후군. 기운목(급성 기운목). 등인대삠(염좌).

보편적 문제와 스트레칭을 정확하게 수행하기 위한 부가적 정보

체중을 양손과 무릎에 두고, 천천히 신중하게 수행한다.

보완 스트레칭

D05, D09 참조.

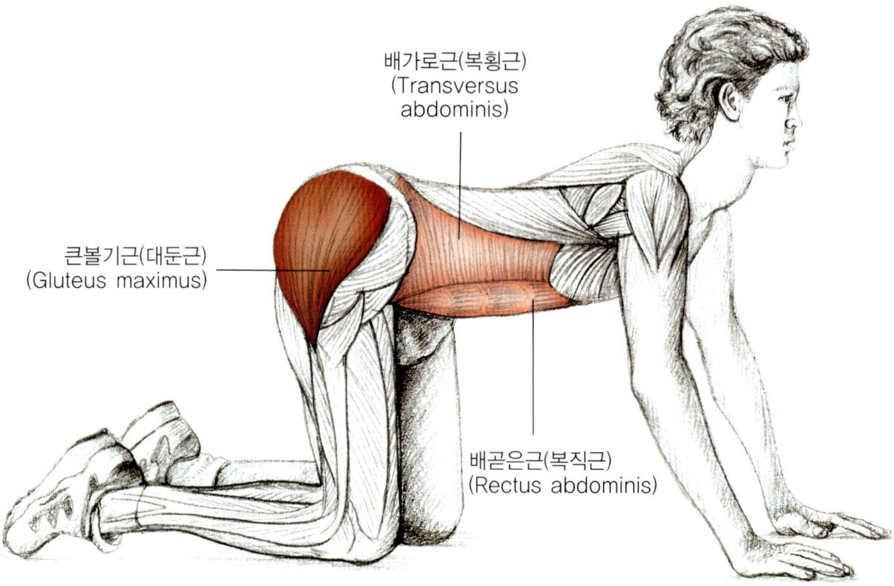

방법

네발기기 자세를 취한다. 머리를 들고 등이 쳐지게 한다.

스트레칭되는 근육

주작용근: 큰볼기근(대둔근)
이차 근육: 배가로근(복횡근), 배곧은근.

스트레칭으로 유리한 스포츠

크리켓, 야구, 소프트볼, 사이클, 골프, 하이킹, 배낭여행, 등산, 오리엔티어링, 아이스하키, 필드하키, 테니스, 배드민턴, 스쿼시, 조정, 카누, 카약, 수영, 달리기, 트랙경기, 미식축구, 크로스컨트리, 축구, 럭비, 걷기, 경보.

스트레칭이 유용한 스포츠 손상

목근육 스트레인, 채찍질 손상[목 삠(염좌)], 목신경신장 증후군, 기운목(급성기운목, 사경), 등인대 삠.

보편적 문제점 및 스트레칭을 정확하게 수행하기 위한 부가적 정보

체중을 양손과 무릎에 두고, 천천히 신중하게 수행한다.

보완 스트레칭

C02, C03 참조.

D13: 네발기기 자세 등 돌림 스트레칭

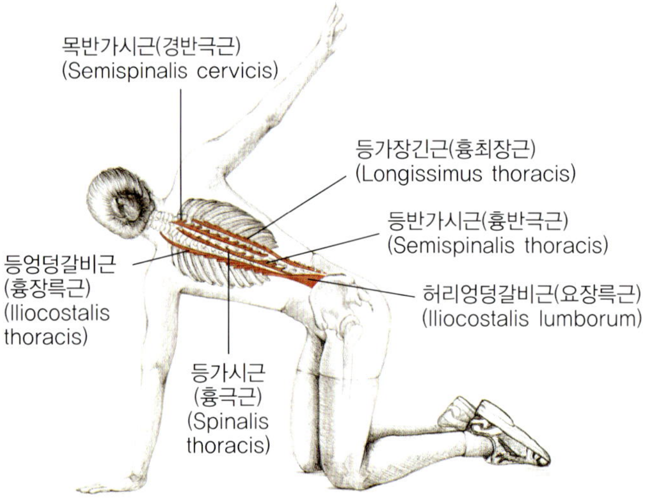

주작용근(Primary muscles)

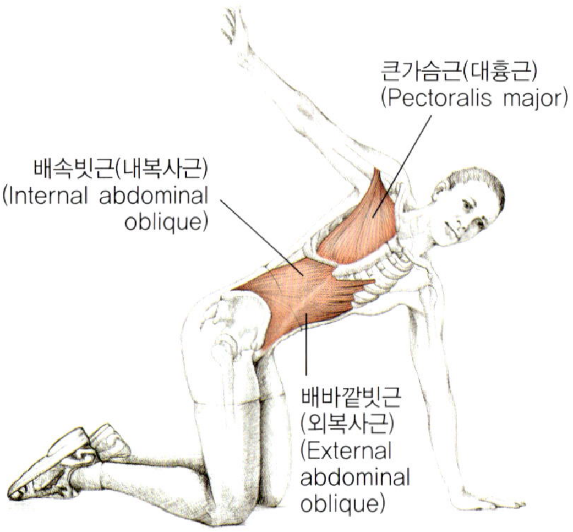

이차근육(Secondary muscles)

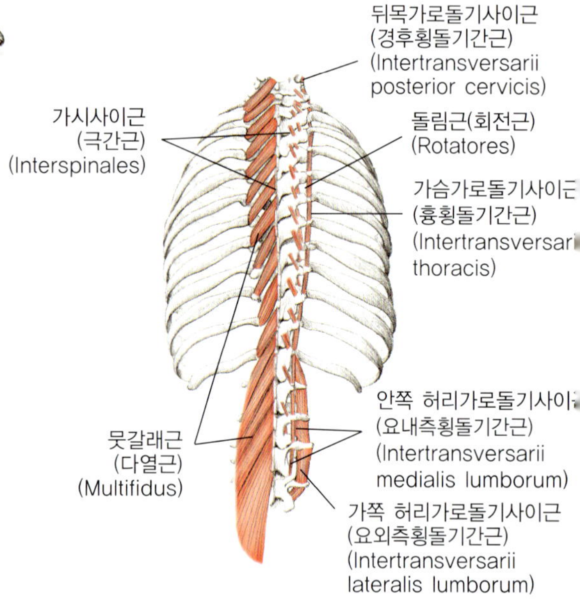

뒷면(Posterior view)

방법

네발기기 자세에서 한 팔을 든다. 이 자세에서 머리를 들어 위를 보면서 어깨와 등 중간을 돌린다.

스트레칭되는 근육

주작용근: 등반가시근, 등가시근, 등가장긴근, 등엉덩갈비근, 허리엉덩갈비근, 뭇갈래근, 돌림근, 가로돌기사이근, 가시사이근.
이차근육: 배바깥빗근과 배속빗근, 큰가슴근.

스트레칭으로 유리한 스포츠

양궁, 농구, 네트볼, 크리켓, 야구, 소프트볼, 권투, 사이클, 골프, 하이킹, 배낭여행, 등산, 오리엔티어링, 아이스하키, 필드하키, 아이스스케이팅, 롤러스케이팅, 인라인스케이팅, 태권도, 테니스, 배드민턴, 스쿼시, 조정, 카누, 카약, 달리기, 트랙경기, 크로스컨트리, 미식축구, 축구, 럭비, 스키, 수상스키, 파도타기, 수영, 필드경기, 걷기, 경보, 레슬링.

스트레칭이 유용한 스포츠 손상

등근육 스트레인, 등인대 삠, 배근육 스트레인 (빗근, 사위근).

스트레칭을 정확하게 수행하기 위한 부가적 정보

팔을 위로 곧게 뻗고, 눈이 손을 따라간다. 이렇게 하면, 스트레칭의 효과가 목까지 확대된다.

보완 스트레칭

D14 참조.

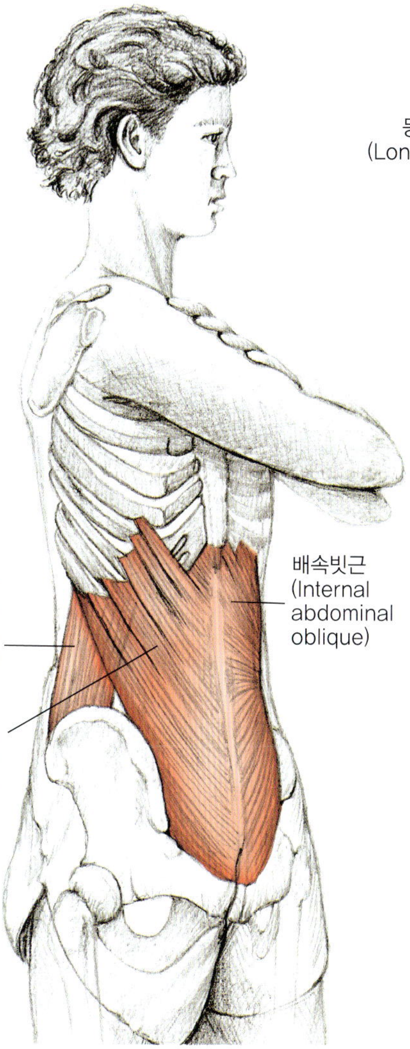

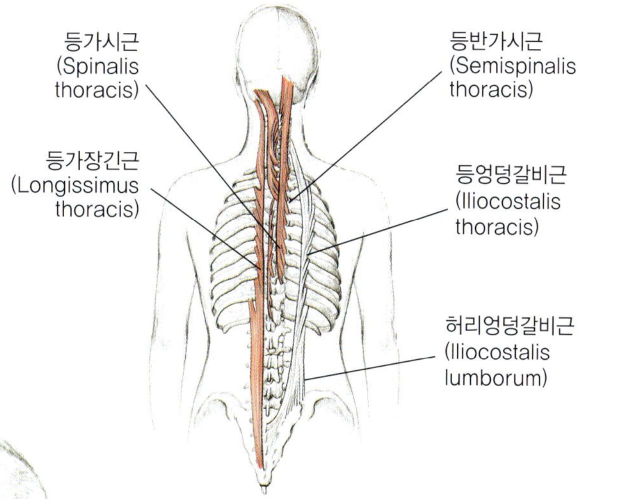

뒷면(Posterior view)

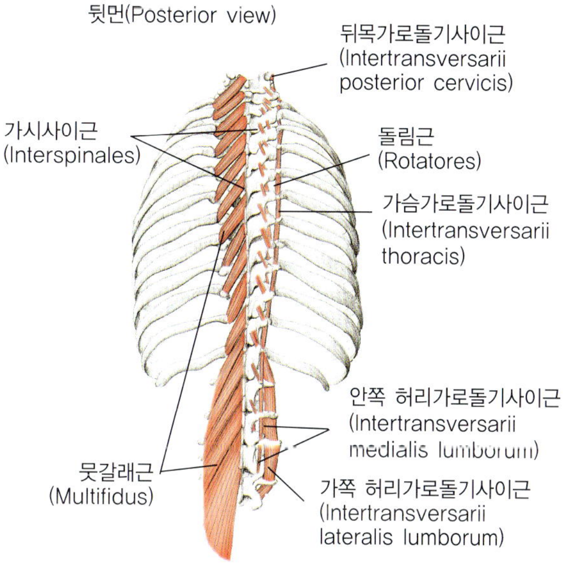

뒷면(Posterior view)

방법

발을 어깨넓이로 벌리고 선다. 등과 어깨를 곧게 하고 팔짱을 낀다. 천천히 어깨를 한 쪽으로 돌린다.

스트레칭되는 근육

주작용근: 등반가시근, 등가시근, 등가장긴근, 등엉덩갈비근, 허리엉덩갈비근, 뭇갈래근, 돌림근, 가로돌기사이근, 가시사이근.
이차 근육: 허리네모근, 배바깥빗근과 배속빗근.

스트레칭으로 유리한 스포츠

양궁, 농구, 네트볼, 크리켓, 야구, 소프트볼, 권투, 미식축구, 럭비, 사이클, 골프, 하이킹, 배낭여행, 등산, 오리엔티어링, 아이스하키, 필드하키, 아이스스케이팅, 롤러스케이팅, 인라인스케이팅, 태권도, 테니스, 배드민턴, 스쿼시, 조정, 카누, 카약, 수상스키, 파도타기, 수영, 달리기, 트랙경기, 크로스컨트리, 축구, 스키, 필드경기, 걷기, 경보, 레슬링.

스트레칭이 유용한 스포츠 손상

등근육 스트레인, 등인대 삠, 배근육 스트레인.

스트레칭을 정확하게 수행하기 위한 부가적 정보

이 스트레칭의 효과를 확대하기 위해서 손을 사용하여 위 몸을 더 당긴다.

보완 스트레칭

D16 참조.

D15: 서서 양팔 머리 위로 뻗는 등 돌림 스트레칭

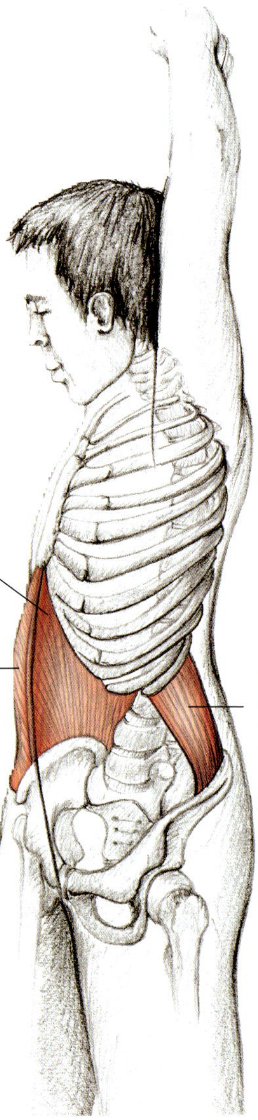

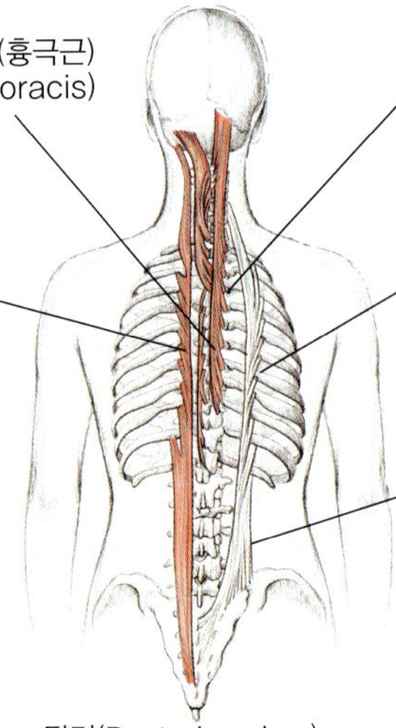

뒷면(Posterior view)

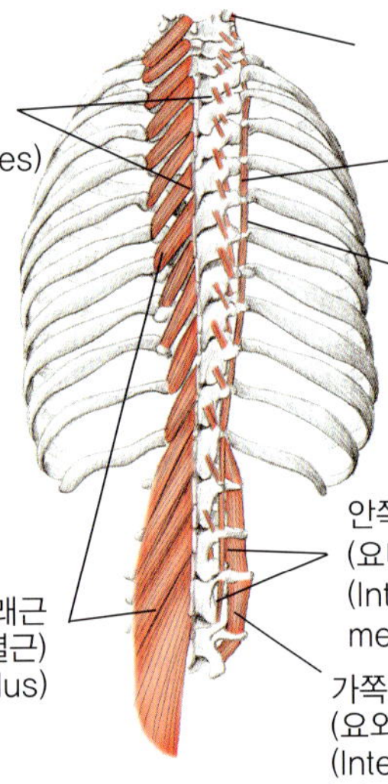

뒷면(Posterior view)

방법

발을 어깨 넓이로 벌리고 선다. 등과 어깨를 곧게 유지하고, 양팔을 머리 위로 올린다. 천천히 어깨를 한 쪽으로 돌린다.

스트레칭되는 근육

주작용근: 등반가시근. 등가시근. 등가장긴근. 등엉덩갈비근. 허리엉덩갈비근. 뭇갈래근. 돌림근. 가로돌기사이근. 가시사이근.
이차 근육: 허리네모근. 배바깥빗근과 배속빗근.

스트레칭으로 유리한 스포츠

양궁. 농구. 네트볼. 크리켓. 야구. 소프트볼. 권투. 미식축구. 럭비. 사이클. 골프. 하이킹. 배낭여행. 등산. 오리엔티어링. 아이스하키. 필드하키. 아이스스케이팅. 롤러스케이팅. 인라인스케이팅. 태권도. 테니스. 배드민턴. 스쿼시. 조정. 카누. 카약. 스키. 수상스키. 파도타기. 수영. 필드경기. 걷기. 경보. 레슬링.

스트레칭이 유용한 스포츠 손상

등근육 스트레인. 등인대 삠. 배근육 스트레인.

보편적 문제점 및 스트레칭을 정확하게 수행하기 위한 부가적 정보

*빗근*을 강조하기 위해 약간 뒤로 기울인다. 스트레칭을 하는 도중 요통을 느끼면 중단해야 한다.

보완 스트레칭

D13 참조.

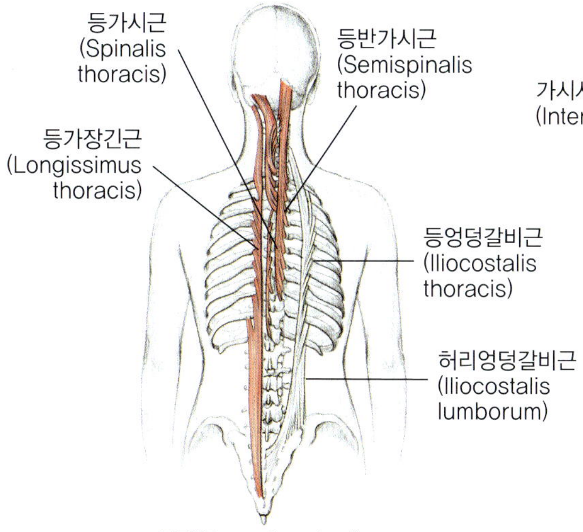

뒷면(Posterior view)

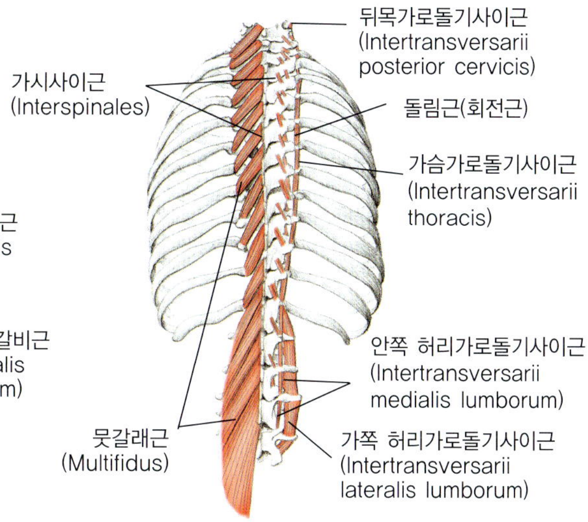

뒷면(Posterior view)

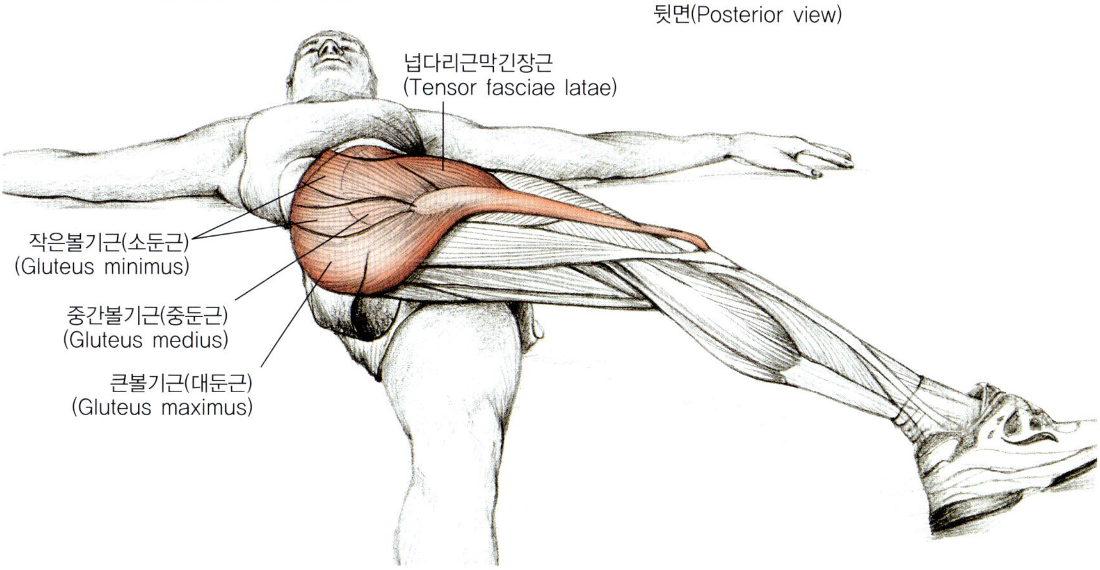

방법

바로 누워서 다리를 꼰다. 양팔은 양옆으로 벌리고 다리는 곧게 편다. 다리를 꼬면서 등과 엉덩관절(고관절)을 돌린다.

스트레칭되는 근육

주작용근: 등반가시근. 등가시근. 등가장긴근. 등엉덩갈비근. 허리엉덩갈비근. 뭇갈래근. 돌림근. 가로돌기사이근. 가시사이근.
이차 근육: 큰볼기근(대둔근). 중간볼기근. 작은볼기근. 넙다리근막긴장근(대퇴근막장근).

스트레칭으로 유리한 스포츠

사이클. 하이킹. 배낭여행. 등산. 오리엔티어링. 아이스하키. 필드하키. 아이스스케이팅. 롤러스케이팅. 인라인스케이팅. 태권도. 달리기. 트랙경기. 크로스컨트리. 미식축구. 축구. 럭비. 스키. 수상스키. 파도타기. 경보. 레슬링.

스트레칭이 유용한 스포츠 손상

아래등근육 스트레인. 아래등인대 삠(염좌). 엉덩정강근막띠(장경인대) 증후군.

스트레칭을 정확하게 수행하기 위한 부가적 정보

신장하는 동안 양어깨가 지면에서 떨어지면 안 된다. 다리를 꼴 때 강하게 빗겨 차는 것처럼 해서는 안 되고, 단순히 신장되는 힘만 생기게 한다.

보완 스트레칭

D17 참조.

D17: 누워 양무릎 돌리기 스트레칭

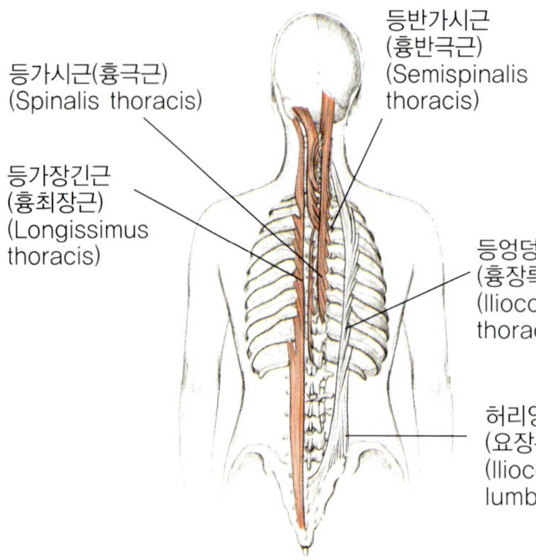

뒷면(Posterior view)

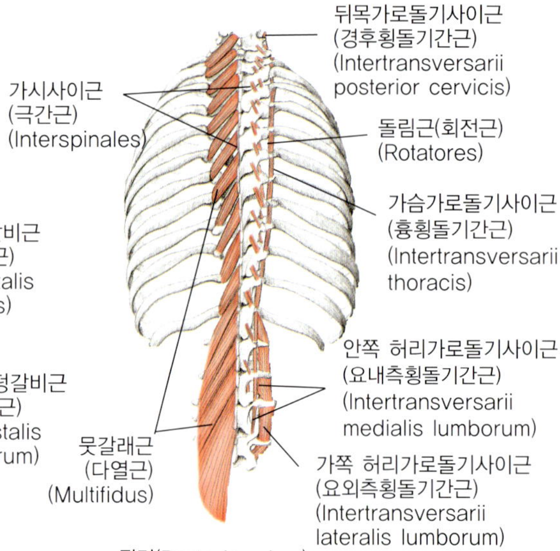

뒷면(Posterior view)

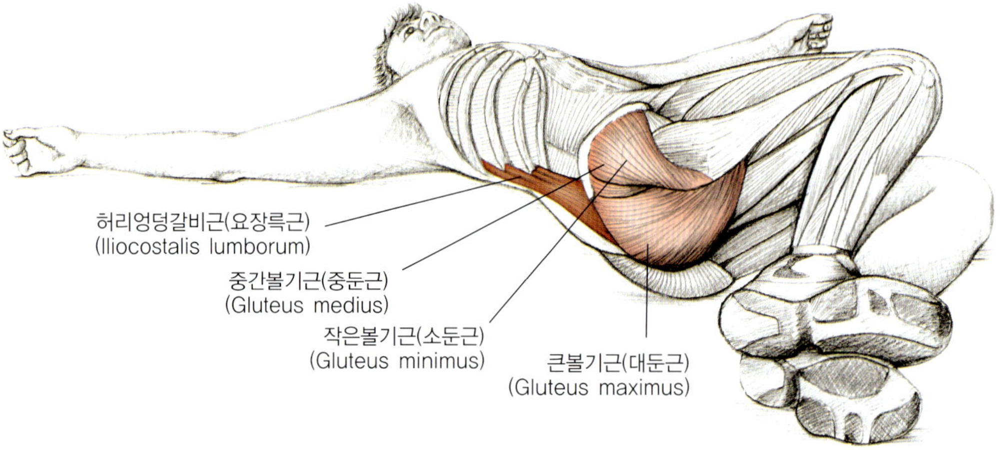

방법

바로누워서 양무릎을 모으고, 가슴쪽으로 약간 굽힌다. 양팔은 넓게 벌리고 등과 엉덩관절(고관절)이 무릎을 따라 돌아가도록 한다.

스트레칭되는 근육

주작용근: 등반가시근, 등가시근, 등가장긴근, 등엉덩갈비근, 허리엉덩갈비근, 뭇갈래근, 돌림근, 가로돌기사이근, 가시사이근.
이차 근육: 큰볼기근, 중간볼기근, 작은볼기근.

스트레칭으로 유리한 스포츠

사이클, 하이킹, 배낭여행, 등산, 오리엔티어링, 아이스하키, 필드하키, 아이스스케이팅, 롤러스케이팅, 인라인스케이팅, 태권도, 달리기, 트랙경기, 크로스컨트리, 미식축구, 축구, 럭비, 스키, 수상스키, 파도타기, 걷기, 경보, 레슬링.

스트레칭이 유용한 스포츠 손상

아래등근육 스트레인, 아래등인대 삠, 엉덩정강근막띠(장경인대) 증후군.

스트레칭을 정확하게 수행하기 위한 부가적 정보

신장하는 동안 양어깨가 지면에서 떨어지면 안 된다. 다리를 꼴 때 강하게 빗겨 차는 것처럼 하면 안 되고 단순히 신장되는 힘만 생기도록 한다.

보완 스트레칭

D14 참조.

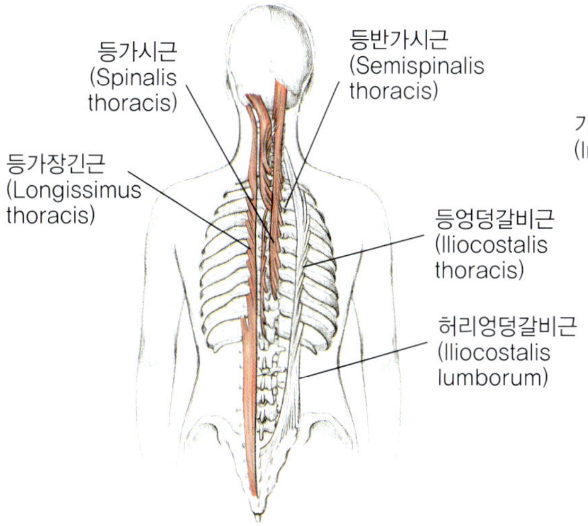

뒷면(Posterior view)

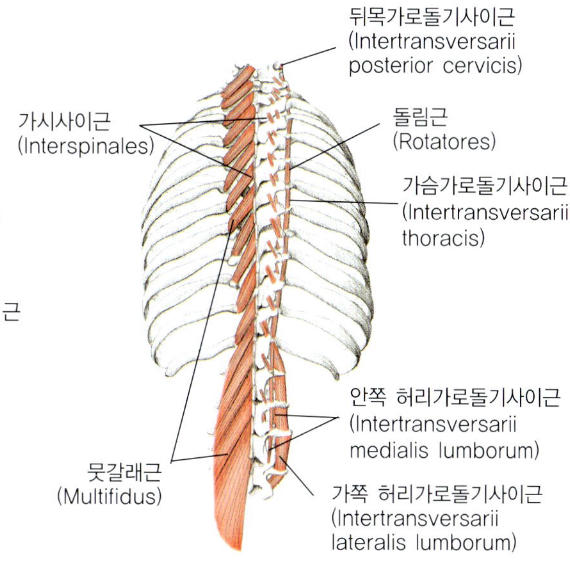

뒷면(Posterior view)

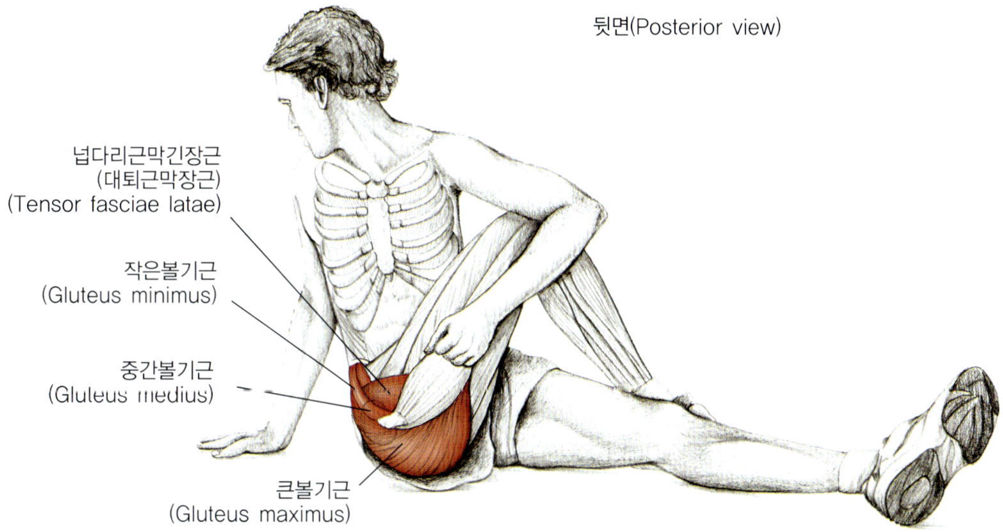

방법

바닥에 앉아서 한 다리는 곧게 펴고, 다른 다리는 세워서 편 다리 위로 가로질러 놓는다. 어깨와 등이 돌아가는 데 도움이 되도록 어깨를 돌리고 세운 무릎쪽으로 팔을 민다.

스트레칭되는 근육

주작용근: 큰볼기근, 중간볼기근, 작은볼기근, 넙다리근막긴장근(대퇴근막장근).
이차근육: 등반가시근, 등가시근, 등가장긴근, 등엉덩갈비근, 허리엉덩갈비근, 뭇갈래근, 돌림근, 가로돌기사이근, 가시사이근.

스트레칭으로 유리한 스포츠

사이클, 하이킹, 배낭여행, 등산, 오리엔티어링, 아이스하키, 필드하키, 아이스스케이팅, 롤러스케이팅, 인라인스케이팅, 태권도, 달리기, 트랙경기, 크로스컨트리, 미식축구, 축구, 럭비, 스키, 수상스키, 걷기, 경보, 레슬링.

스트레칭이 유용한 스포츠 손상

아래등근육 스트레인, 아래등인대 삠, 배근육 스트레인, 엉덩정강근막띠 증후군.

스트레칭을 정확하게 수행하기 위한 부가적 정보

엉덩관절을 곧게 하고, 아래등을 돌리는 데 집중한다.

보완 스트레칭

D16 참조.

D19: 앉아서 무릎 세워 펴기 돌림 스트레칭

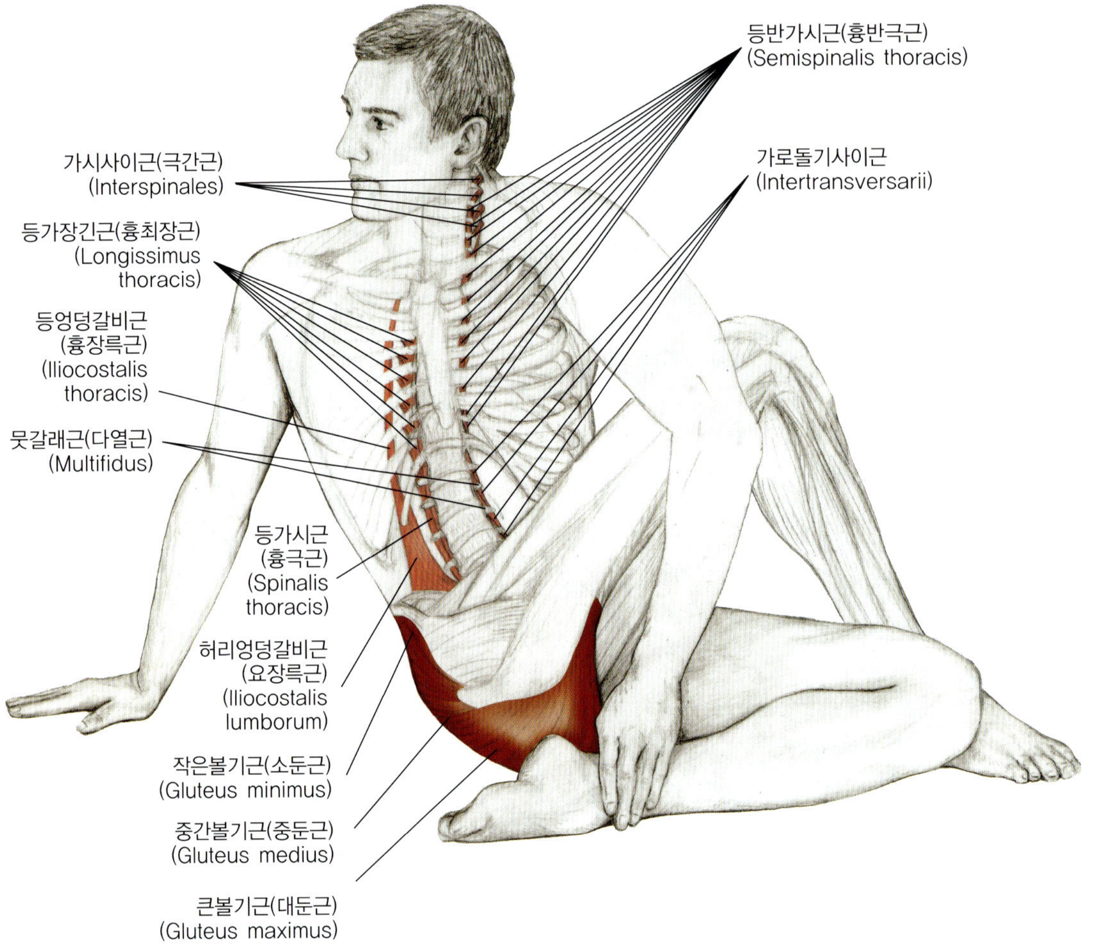

방법

한 쪽 다리를 다른 다리 아래로 교차시키고, 다른 발을 무릎 위로 하여 앉고, 어깨를 튼다. 그리고 세운 무릎 위로 팔을 올려서 어깨와 등을 돌리는 데 도움이 되도록 한다.

스트레칭되는 근육

주작용근: 큰볼기근. 중간볼기근. 작은볼기근.
이차 근육: 가슴반가시근. 가슴가시근. 가슴가장긴근. 가슴엉덩갈비근. 허리엉덩갈비근. 뭇갈래근. 돌림근. 가로근. 가시사이근.

스트레칭으로 유리한 스포츠

사이클. 하이킹. 배낭여행. 등산. 오리엔티어링. 아이스하키. 필드하키. 아이스스케이팅. 롤러스케이팅. 인라인스케이팅. 태권도. 달리기. 트랙경기. 크로스컨트리. 축구. 미식축구. 럭비. 설상스키. 수상스키. 걷기. 경보. 레슬링.

스트레칭이 유용한 스포츠 손상

아래등근육 스트레인. 아래등인대 삠. 배근육 스트레인(빗근. 사위근). 엉덩정강인대 증후군.

보편적 문제점 및 스트레칭을 정확하게 수행하기 위한 부가적 정보

엉덩관절(고관절)을 곧게 하고, 아래 등을 돌리는 데 집중한다. 이 스트레칭은 또한 볼기의 고도의 유연성을 필요로 한다. 스트레칭을 하는 도중 볼기에 통증을 느낀다면 중단하여야 한다.

보완 스트레칭

D17, D21 참조.

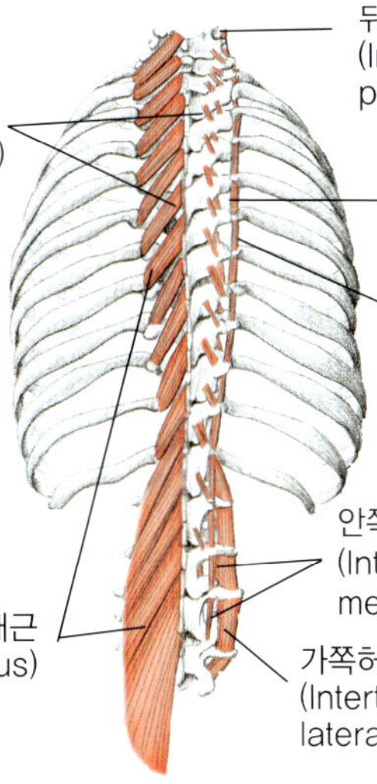

뒷면(Posterior view)

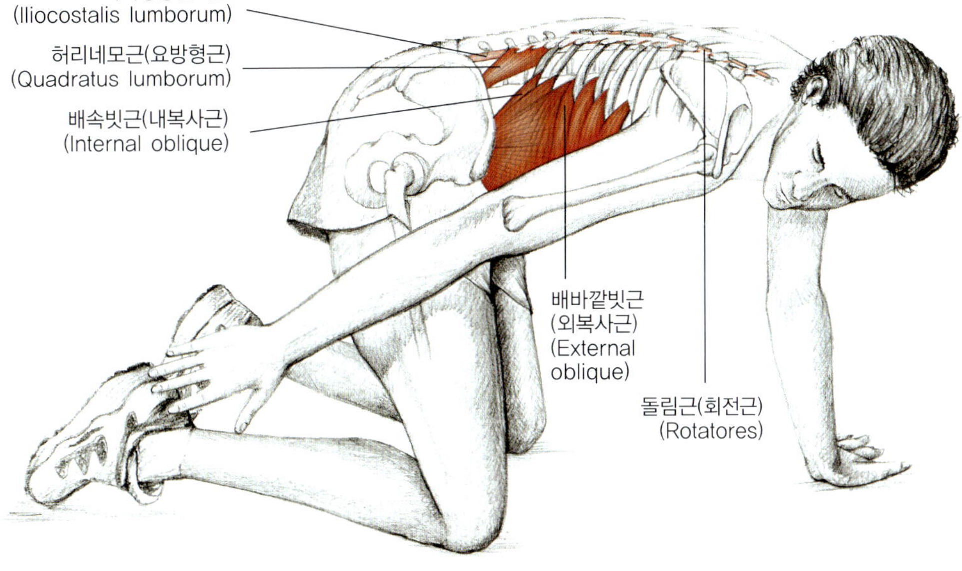

방법

네발기기 자세를 취하고, 한 손을 발목 주위에 댄다. 등은 지면과 평행을 유지한다.

스트레칭되는 근육

주작용근: 허리네모근. 배바깥빗근. 배속빗근
이차 근육: 허리엉덩갈비근. 가로돌기사이근. 돌림근. 뭇갈래근.

스트레칭으로 유리한 스포츠

크리켓. 야구. 소프트볼. 권투. 미식축구. 럭비. 하이킹. 배낭여행. 등산. 오리엔티어링. 아이스하키. 필드하키. 태권도. 조정. 카누. 카약. 파도타기. 레슬링.

스트레칭이 유용한 스포츠 손상

아래등근육 스트레인. 아래등인대 삠. 배근육 스트레인(빗근, 사위근).

스트레칭을 정확하게 수행하기 위한 부가적 정보

넙다리(대퇴)는 지면과 수직을 유지하고, 등은 곧게 펴서 지면과 평행이 되도록 한다. 체중이 무릎과 손에 고루 분포되도록 한다.

보완 스트레칭

D23 참조.

D21: 선 자세 옆쪽 스트레칭

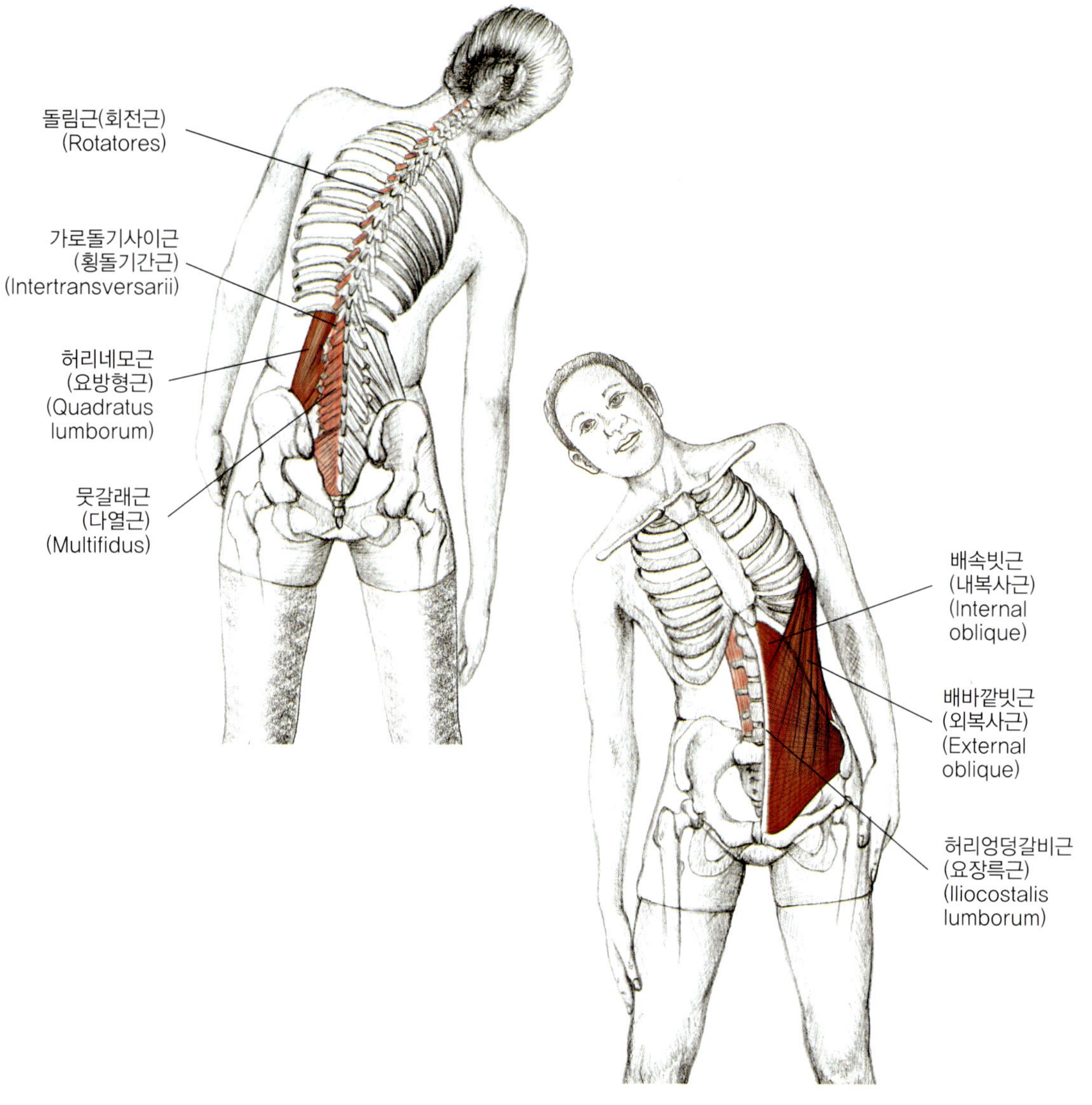

방법

앞을 바라보며 양발을 어깨 넓이만큼 벌리고 선다. 왼쪽 또는 오른쪽으로 천천히 옆으로 구부린다. 손으로 다리를 접촉하도록 하는데 앞으로 굽히지 않도록 한다.

스트레칭되는 근육

주작용근: 허리네모근, 배바깥빗근, 배속빗근.
이차 근육: 허리엉덩갈비근(요장륵근), 가로돌기사이근(횡돌기간근), 돌림근, 뭇갈래근.

스트레칭으로 유리한 스포츠

크리켓, 야구, 소프트볼, 권투, 미식축구, 럭비, 하이킹, 배낭여행, 등산, 오리엔티어링, 아이스하키, 필드하키, 태권도, 조정, 카누, 카약, 파도타기, 레슬링.

스트레칭이 유용한 스포츠 손상

아래등근육 스트레인, 아래등인대 삠, 배근육 스트레인(빗근, 사위근).

스트레칭을 정확하게 수행하기 위한 부가적 정보

앞으로 또는 뒤로 구부리지 않도록 하고 위 몸을 곧게 유지하는 데 집중한다.

보완 스트레칭

D23 참조.

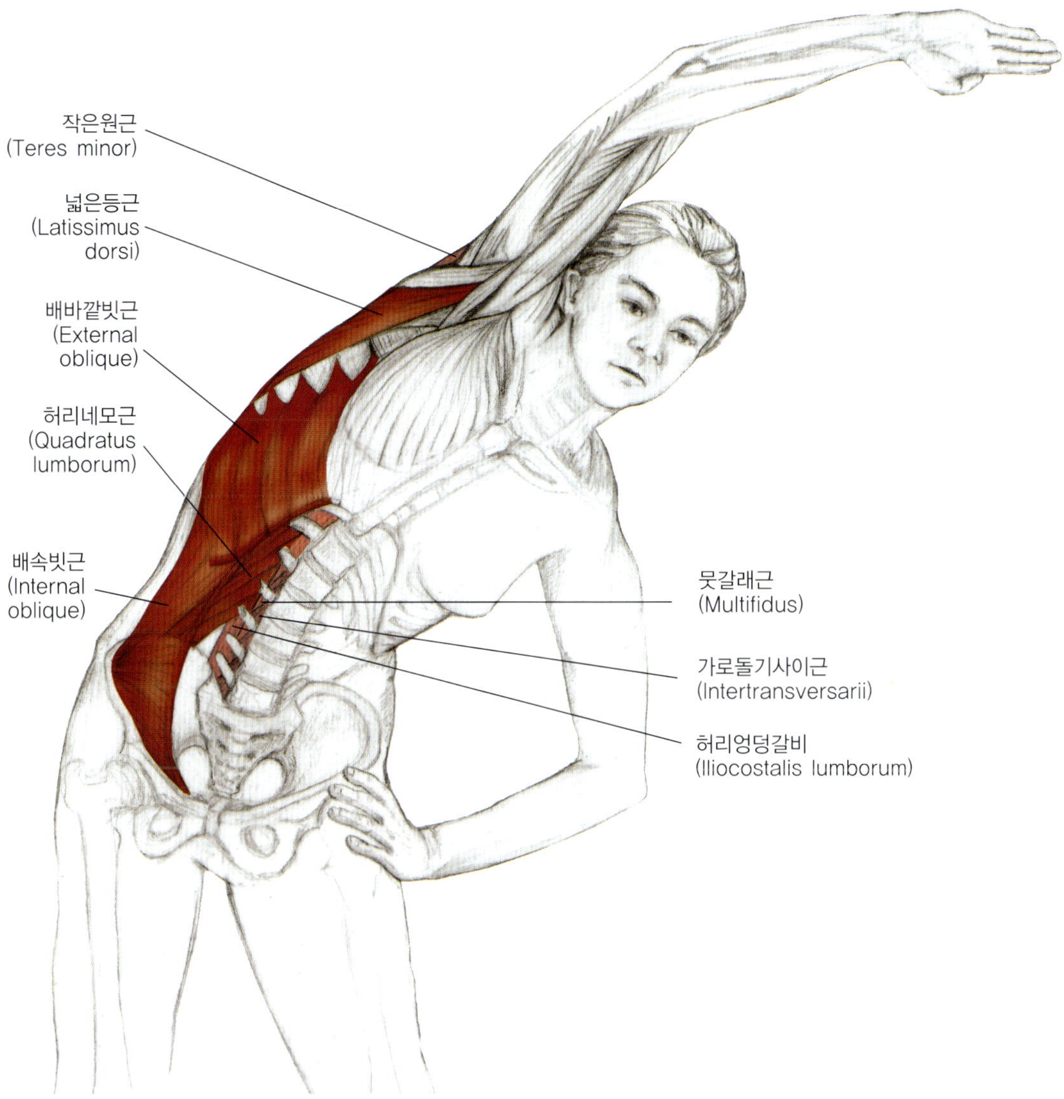

방법

양발을 어깨 넓이만큼 벌리고 선다. 그리고 천천히 옆으로 구부려서 한 쪽 팔을 머리 위로 뻗는다. 앞으로 뻗지 않도록 한다.

스트레칭되는 근육

주작용근: 허리네모근, 배바깥빗근, 배속빗근, 넓은등근.
이차 근육: 작은원근, 허리엉덩갈비근, 가로돌기사이근, 돌림근, 뭇갈래근.

스트레칭으로 유리한 스포츠

크리켓, 야구, 소프트볼, 권투, 축구, 미식축구, 럭비, 하이킹, 배낭여행, 등산, 오리엔티어링, 아이스하키, 필드하키, 태권도, 조정, 카누, 카약, 파도타기, 레슬링.

스트레칭이 유용한 스포츠 손상

아래등근육 스트레인, 아래등인대 염좌, 배근육 스트레인(빗근, 사위근).

보편적 문제점 및 스트레칭을 정확하게 수행하기 위한 부가적 정보

앞으로 또는 뒤로 기울이지 말라. 상체를 곧게 하는 데 집중하라.

보완 스트레칭

D20, D23 참조.

D23: 앉은 자세 옆쪽 스트레칭

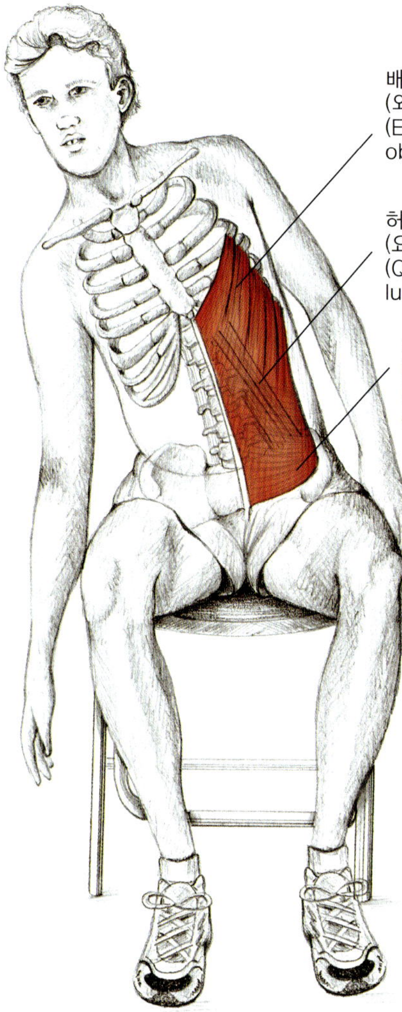

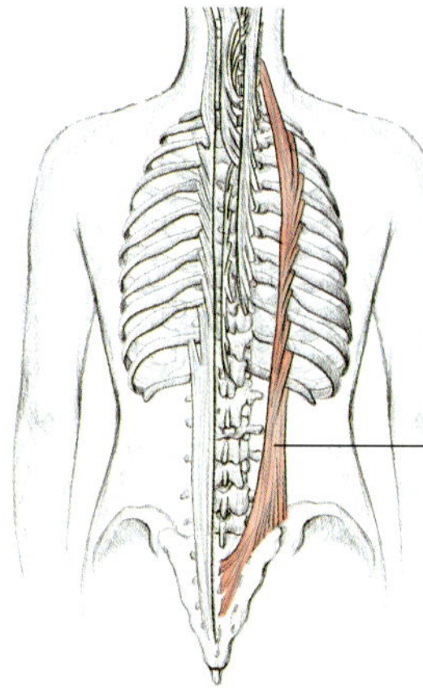

뒷면(Posterior view)

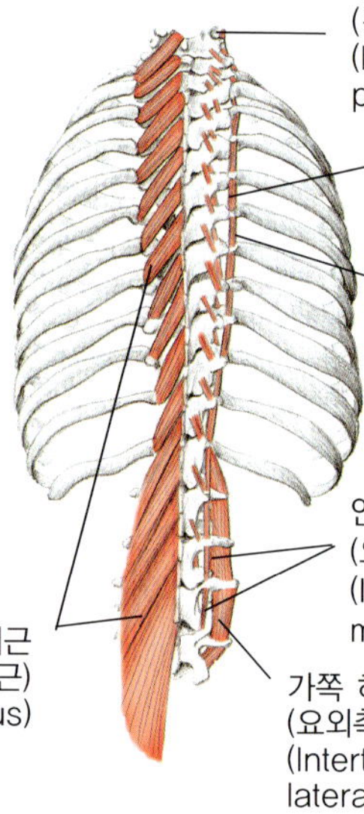

뒷면(Posterior view)

방법

발바닥을 지면에 밀착시키고, 의자에 앉아서 정면을 보고, 몸통은 곧게 유지한다. 몸통을 왼쪽 또는 오른쪽으로 구부리면서 한 손을 지면을 향하여 뻗는다.

스트레칭되는 근육

주작용근: 허리네모근. 배바깥빗근. 배속빗근.
이차 근육: 허리엉덩갈비근. 가로돌기사이근. 돌림근. 뭇갈래근.

스트레칭으로 유리한 스포츠

크리켓. 야구. 소프트볼. 권투. 미식축구. 럭비. 하이킹. 배낭여행. 등산. 오리엔티어링. 아이스하키. 필드하키. 태권도. 조정. 카누. 카약. 파도타기. 레슬링.

스트레칭이 유용한 스포츠 손상

아래등근육 스트레인. 아래등인대 염좌. 배근육 스트레인(빗근. 사위근).

스트레칭을 정확하게 수행하기 위한 부가적 정보

앞으로 또는 뒤로 구부리지 않고, 위몸통을 곧게 유지하는 데 집중한다.

보완 스트레칭

D06 참조.

7 엉덩관절과 볼기 스트레칭
Hips and Buttocks

엉덩관절(고관절)과 볼기(둔부)는 여러 개의 큰마름근(예, 큰볼기근)과 작은마름근(예, 궁둥구멍근)으로 되어 있다. 이 근육은 주로 엉덩관절의 안정과 아래 다리 동작을 담당한다. 엉덩관절과 볼기 주변의 엉덩관절 구조를 연결하여 아래 다리의 큰 동작을 하게 하며, 여기에는 굽힘(굴곡, flexion), 폄(신전, extension), 모음(내전, abduction), 벌림(외전, adduction), 그리고 돌림(회전, rotation) 등이 있다.

큰허리근(psoas major)은 아래로 이르러 **엉덩근(iliacus)**과 연결됨으로 *엉덩허리근(iliopsoas)*이라고 부른다. 이 근육들은 다양한 복부 내장의 심 역할을 하며, 복부가 엉덩관절의 주요 굽힘폄근이 되게 하며, 아래 등부의 안정근 역할을 하게 한다. 큰허리근의 몇몇 상부 섬유들은 긴힘줄에 의해서 엉덩두덩뼈(장치골, iliopubic) 돌출부 속으로 들어가서 **작은허리근(psoas minor)**을 형성하며, 이것은 별다른 기능이 없고 약 40%의 사람들에게는 없다. 이 근육의 양쪽면의 수축은 경부 척추전만을 증가시킬 것이다.

볼기의 대부분은 주로 **큰볼기근(대둔근, gluteus maximus)**에 의해서 형성되며, 이것은 그룹 중에서 가장 크고 가장 바깥에 있는 근육이며, 중간볼기근(중둔근)과 작은볼기근(소둔근)보다 작은 근육의 뒤에 놓여 있다. 큰볼기근은 단거리 경주와 같은 폭발적인 활동을 위해 강력한 엉덩관절 폄에 기여한다.

궁둥구멍근(piriformis)은 작은 관모양의 근육이며, 엉치뼈(천골, sacrum)의 내부 표면에서 시작되어 넙다리뼈(대퇴골, femur)의 큰돌기 상부경계로 삽입되며, 큰궁둥뼈구멍(대좌골공, greater sciatic foramen)을 통하여 골반을 지나간다. 근육이 엉덩관절을 측방으로 돌림함에 있어서 보조하며, 엉덩관절이 굽힘될 때 넙다리를 벌림시키고, 관골구속의 넙다리뼈의 머리를 잡는 데 도움을 준다.

아래쌍둥이근과 위쌍둥이근(하쌍자근과 상쌍자근, gemellus superior and inferior)은 작고 가는 근육이며, 궁둥뼈 부위에서 넙다리뼈의 큰돌기(대전자)에 이르는 엉덩관절을 가로지른다. 이들의 경로는 관절에 대하여 거의 수평이다.

속폐쇄근(obturator internus)은 두 개의 쌍둥이근 사이에 놓여서, *폐쇄구멍(obturator foramen)*이라고 부르는 골반의 일부 위에서 넓은 원점을 가지고 있으며, 엉덩뼈(장골, iliac bone)의 일부와 연결하여 있다. 이것은 돌림근일 뿐아니라, 엉덩관절의 강력한 안정적 역할을 한다.

이것은 **바깥폐쇄근(obturator externus)**의 하부 단말로부터 통과하여, 넙다리뼈의 목 뒤를 지나, 넙다리뼈의 중앙측에 있는 큰돌기(대전자)에 부착된다. 이것의 전체적인 선은 넙다리뼈의 머리가 골반 구멍 속에서 측방으로 돌림할 수 있도록 하며, 벌림 또는 모음을 하게 한다.

가장 아래층 깊은 돌림근은 **넙다리네모근(대퇴방형근, quadratus femoris)**이며, 이것은 짧은 근육이며, **궁둥뼈결절(좌골조면, ischial tuberosity)**의 상부로부터 넙다리뼈까지 거의 수평으로 달린다.

엉덩관절과 볼기의 스트레칭이 유용한 스포츠는 다음과 같다; 사이클, 하이킹, 배낭여행, 등산, 오리엔티어링, 아이스하키와 필드하키, 빙상경기, 롤러스케이팅 및 인라인스케이팅, 태권도, 조정, 카누, 카약, 달리기, 트랙경기, 크로스컨트리, 축구, 미식축구, 럭비, 스키, 수상스키, 걷기 및 경보 등이다.

E01: 누워 다리 교차시켜 무릎 내리 누르기 스트레칭

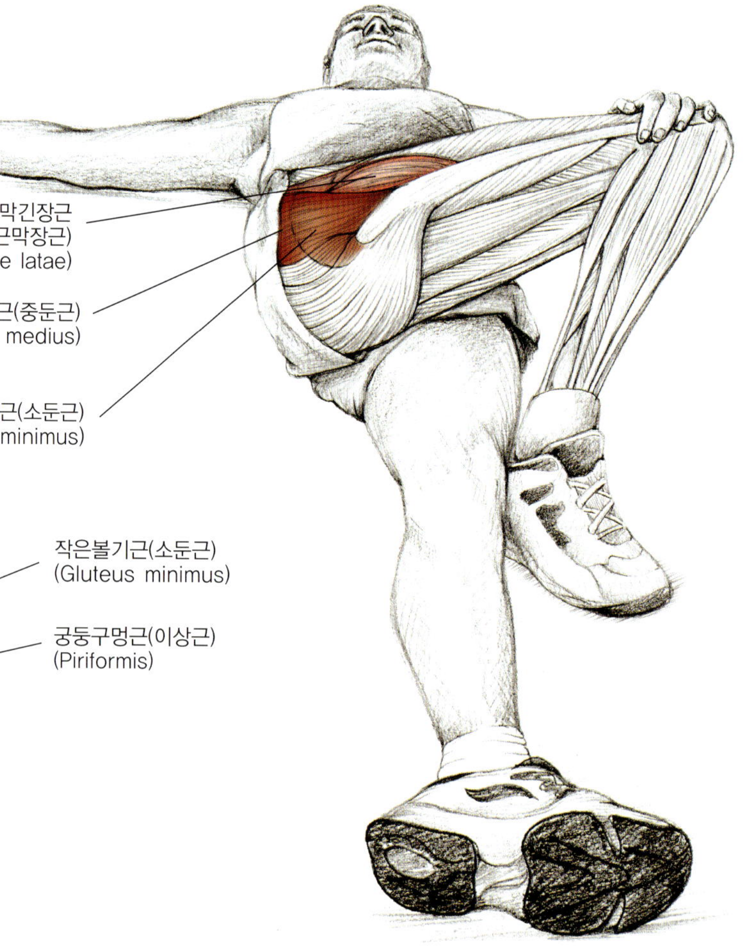

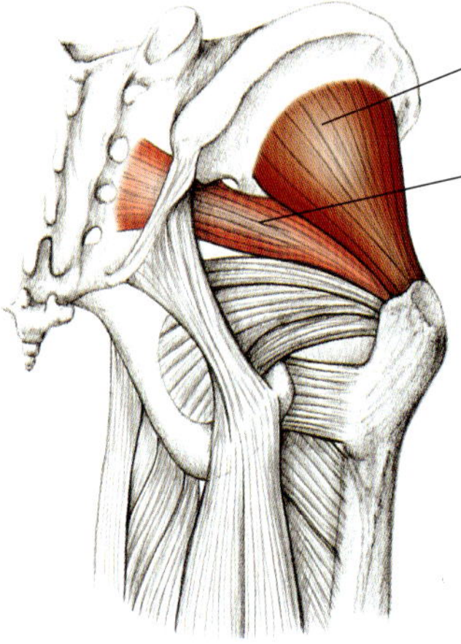

오른쪽 다리, 뒤가쪽 면
(Right leg, posterolateral view)

방법

누워서 한 다리를 다른 다리 위로 넘긴다. 교차시킨 다리의 발이 반대쪽 무릎에 닿도록 당기고, 반대쪽 손으로 무릎을 지면을 향하여 누른다.

스트레칭되는 근육

주작용근: 중간볼기근과 작은볼기근.
이차 근육: 넙다리근막긴장근(대퇴근막장근).

스트레칭으로 유리한 스포츠

사이클. 하이킹. 배낭여행. 등산. 오리엔티어링. 아이스하키. 필드하키. 아이스스케이팅. 롤러스케이팅. 인라인스케이팅. 태권도. 달리기. 트랙경기. 크로스컨트리. 미식축구. 럭비. 스키. 수상스키. 걷기. 경보.

스트레칭이 유용한 스포츠 손상

아래등근육 스트레인. 아래등인대 삠. 엉덩정강근막띠(장경인대) 증후군.

스트레칭을 정확하게 수행하기 위한 부가적 정보

양어깨가 지면에서 들리지 않도록 하고, 교차시킨 다리의 무릎을 가슴쪽으로 당기지 않고, 지면을 향하여 누르는 것에 집중한다.

보완 스트레칭

E09 참조.

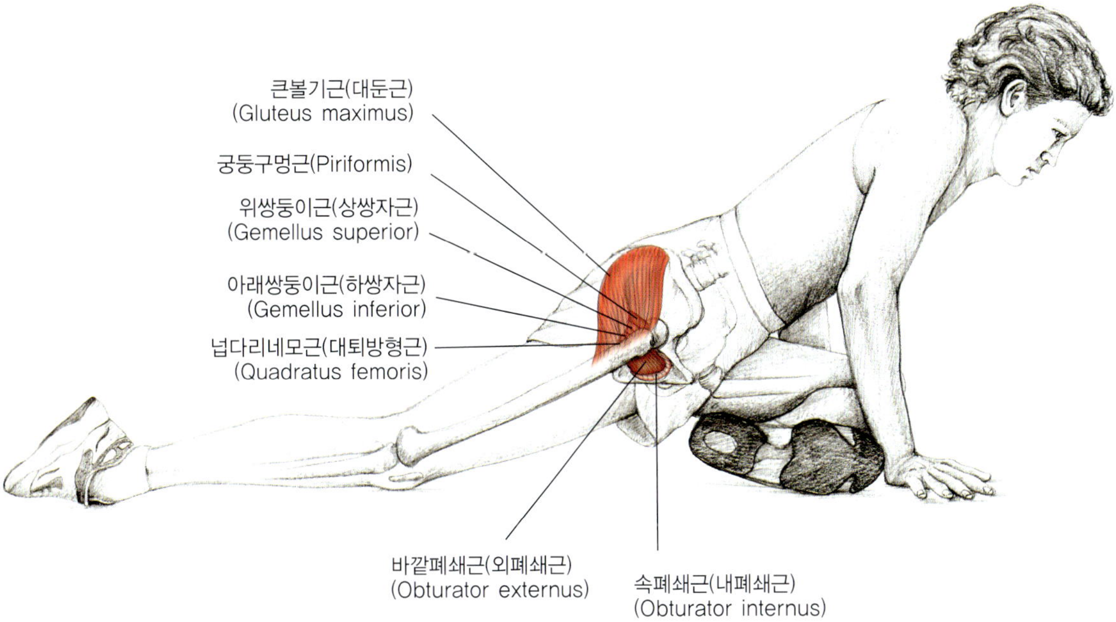

방법

엎드려서 한 다리를 구부려 배 아래에 넣는다. 지면을 향하여 앞으로 기울인다.

스트레칭되는 근육

주작용근: 궁둥구멍근(이상근). 위쌍둥이근(상쌍자근)과 아래쌍둥이근(하쌍자근). 속폐쇄근(내폐쇄근)과 바깥폐쇄근(외폐쇄근). 넙다리네모근(대퇴방형근).
이차 근육: 큰볼기근.

스트레칭으로 유리한 스포츠

사이클. 하이킹. 배낭여행. 등산. 오리엔티어링. 아이스하키. 필드하키. 아이스스케이팅. 롤러스케이팅. 인라인스케이팅. 태권도. 달리기. 트랙경기. 크로스컨트리. 미식축구. 럭비. 스키. 수상스키. 걷기. 경보.

스트레칭이 유용한 스포츠 손상

궁둥구멍근 증후군. 스냅핑엉덩관절 증후군. 돌기윤활낭염(전자윤활낭염).

보편적 문제점 및 스트레칭을 정확하게 수행하기 위한 부가적 정보

이 자세는 취하기가 약간 어렵기 때문에 균형을 유지하기 위하여 양손을 짚고 잘 지지해야 한다.

보완 스트레칭

E04 참조.

E03: 선 자세 다리 끌어올려 엉덩관절 스트레칭

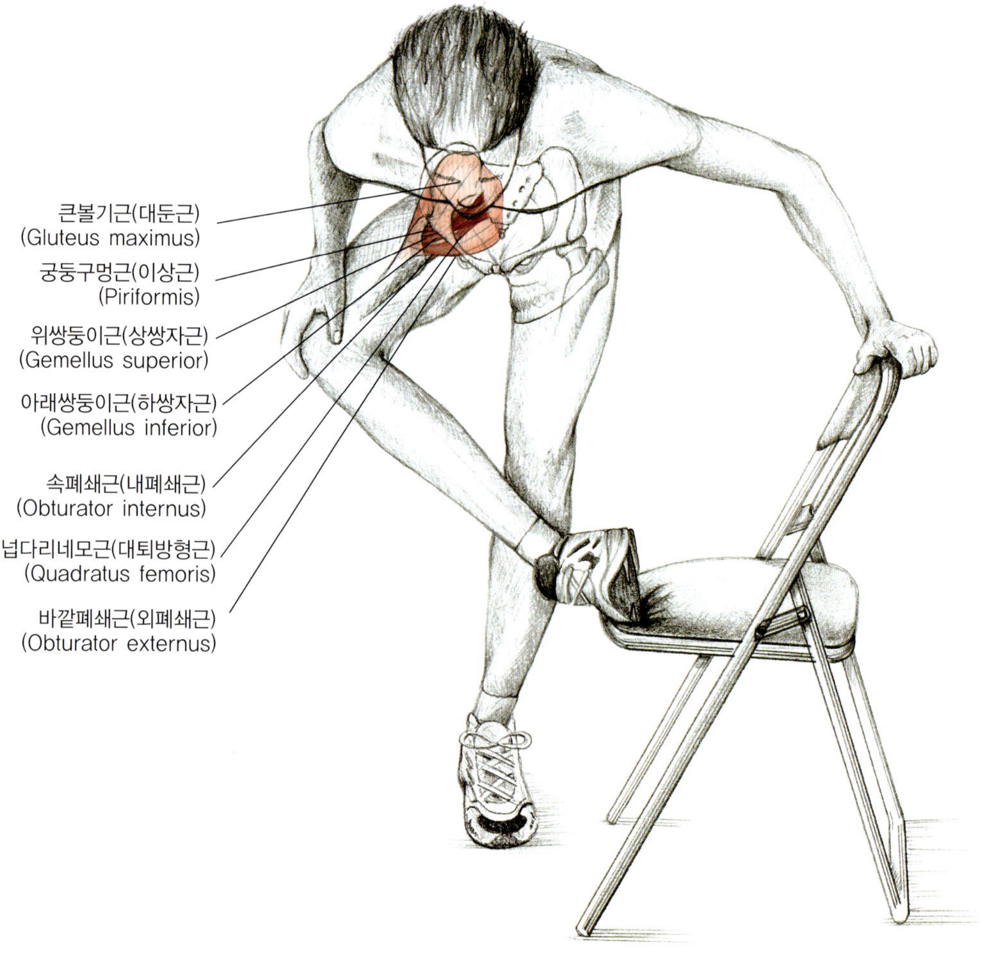

방법

의자 또는 테이블 옆에 서서 발 바깥쪽 끝을 가장자리에 올려놓는다. 다리를 이완시키고, 앞으로 기울이면서 다른 다리를 구부리고, 몸을 지면 쪽으로 낮춘다.

스트레칭되는 근육

주작용근: 궁둥구멍근. 위쌍둥이근과 아래쌍둥이근. 속폐쇄근과 바깥폐쇄근. 넙다리네모근.
이차 근육: 큰볼기근.

스트레칭으로 유리한 스포츠

사이클. 하이킹. 배낭여행. 등산. 오리엔티어링. 아이스하키. 필드하키. 아이스스케이팅. 롤러스케이팅. 인라인스케이팅. 태권도. 달리기. 트랙경기. 크로스컨트리. 미식축구. 럭비. 스키. 수상스키. 걷기. 경보.

스트레칭이 유용한 스포츠 손상

궁둥구멍근 증후군. 스냅핑엉덩관절 증후군. 돌기윤활낭염(전자윤활낭염).

보편적 문제점 및 스트레칭을 정확하게 수행하기 위한 부가적 정보

이 스트레칭의 강도는 디딘 다리를 이용하여 조절하는 데 몸을 많이 낮출수록 더 많은 긴장을 느낄 것이다.

보완 스트레칭

E02 참조.

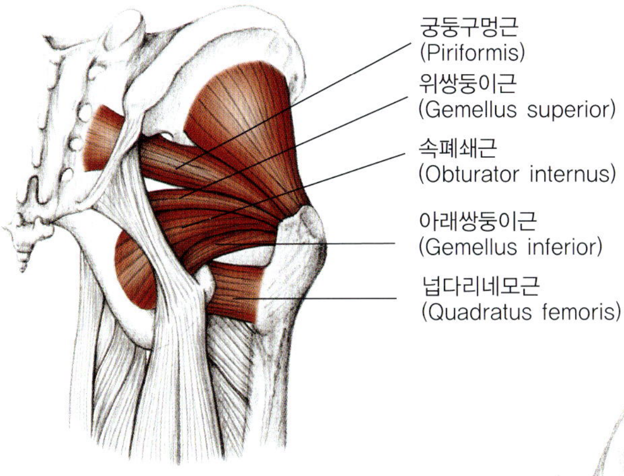

오른쪽 다리, 뒤가쪽 면
(Right leg, posterolateral view)

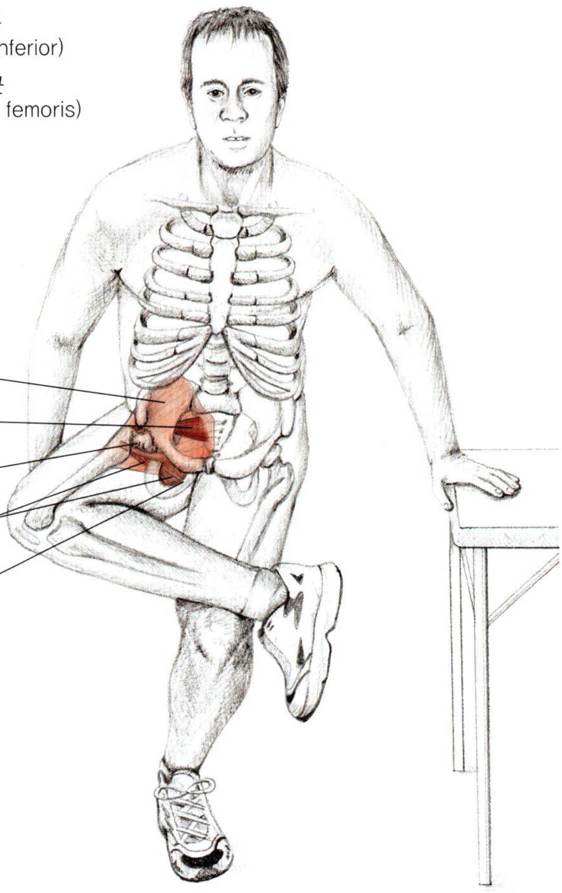

방법

균형을 위하여 의자 또는 테이블 옆에 서서 한쪽 발목을 반대편 무릎 위에 놓는다. 지면을 향하여 몸을 천천히 낮춘다.

스트레칭되는 근육

주작용근: 궁둥구멍근. 위쌍둥이근과 아래쌍둥이근. 속폐쇄근과 바깥폐쇄근. 넙다리네모근.
이차 근육: 큰볼기근.

스트레칭으로 유리한 스포츠

사이클. 하이킹. 배낭여행. 등산. 오리엔티어링. 아이스하키. 필드하키. 아이스스케이팅. 롤러스케이팅. 인라인스케이팅. 태권도. 달리기. 트랙경기. 크로스컨트리. 미식축구. 럭비. 스키. 수상스키. 걷기. 경보.

스트레칭이 유용한 스포츠 손상

궁둥구멍근 증후군. 스냅핑엉덩관절 증후군. 돌기윤활낭염(전자윤활낭염).

보편적 문제점 및 스트레칭을 정확하게 수행하기 위한 부가적 정보

이 신장 강도는 디딘 다리를 이용하여 조절하는데 몸을 많이 낮출수록 많은 긴장을 느낄 것이다.

보완 스트레칭

E10 참조.

E05: 앉아서 엉덩관절 돌림 스트레칭

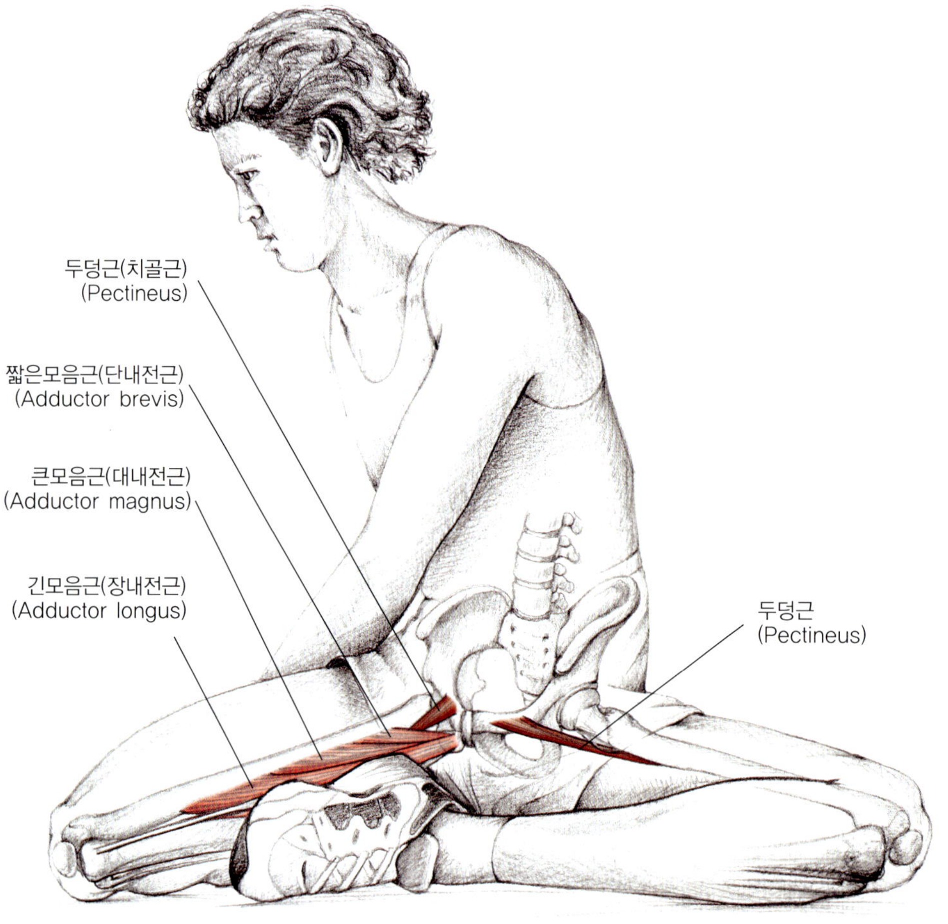

방법

양반 자세에서 한 다리를 엉덩이 뒤로 뺀다. 뒤로 뺀 다리를 향하여 몸 전체를 기울인다.

스트레칭되는 근육

주작용근: 두덩근(치골근)
이차 근육: 긴모음근(장내전근), 짧은모음근(단내전근), 큰모음근(대내전근).

스트레칭으로 유리한 스포츠

사이클, 하이킹, 배낭여행, 등산, 오리엔티어링, 아이스하키, 필드하키, 아이스스케이팅, 롤러스케이팅, 인라인스케이팅, 태권도, 달리기, 트랙경기, 크로스컨트리, 미식축구, 럭비, 스키, 수상스키, 걷기, 경보.

스트레칭이 유용한 스포츠 손상

샅고랑부위(서혜부) 스트레인, 모음근힘줄염(내전근건염), 스냅핑엉덩관절 증후군, 돌기윤활낭염(전자윤활낭염).

스트레칭을 정확하게 수행하기 위한 부가적 정보

뒤로 내민 다리쪽으로 더 많이 기울일수록 더 많은 긴장을 느낄 것이다.

보완 스트레칭

E06 참조.

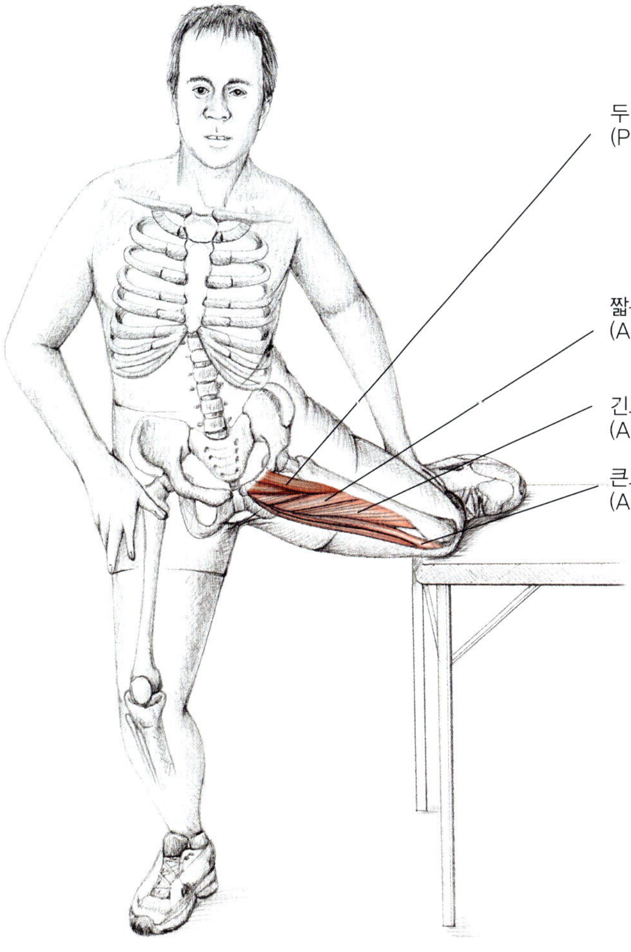

방법

테이블 옆에 서서 테이블과 가까운 쪽 다리를 벌려 테이블 위에 올려놓는다. 그러한 다음 천천히 몸을 낮춘다.

스트레칭되는 근육

주작용근: 두덩근.
이차 근육: 긴모음근, 짧은모음근, 큰모음근, 두덩정강근.

스트레칭으로 유리한 스포츠

사이클, 하이킹, 배낭여행, 등산, 오리엔티어링, 아이스하키, 필드하키, 아이스스케이팅, 롤러스케이팅, 인라인스케이팅, 태권도, 달리기, 트랙경기, 크로스컨트리, 미식축구, 럭비, 스키, 수상스키, 걷기, 경보.

스트레칭이 유용한 스포츠 손상

샅고랑부위 스트레인, 모음근힘줄염, 스냅핑 엉덩관절 증후군, 돌기윤활낭염.

보편적 문제점 및 스트레칭을 정확하게 수행하기 위한 부가적 정보

이 스트레칭의 강도를 조절하기 위하여 지지하고 선 다리를 이용한다. 몸을 많이 낮출수록 더 많은 긴장을 느낄 것이다.

보완 스트레칭

E05 참조.

E07: 양반다리 자세 앞으로 뻗기 스트레칭

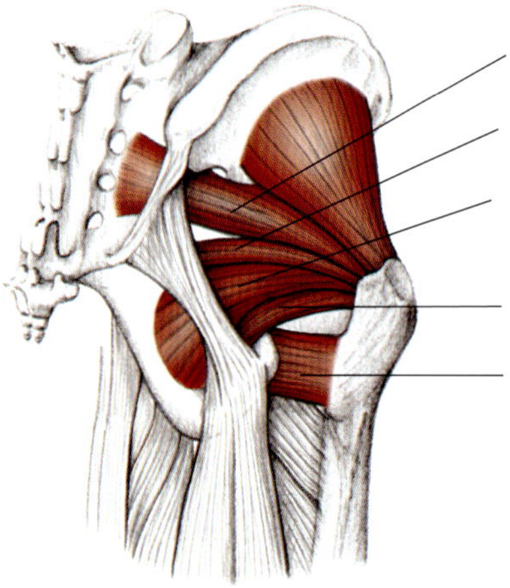

오른쪽 다리, 뒤가쪽 면
(Right leg, posterolateral view)

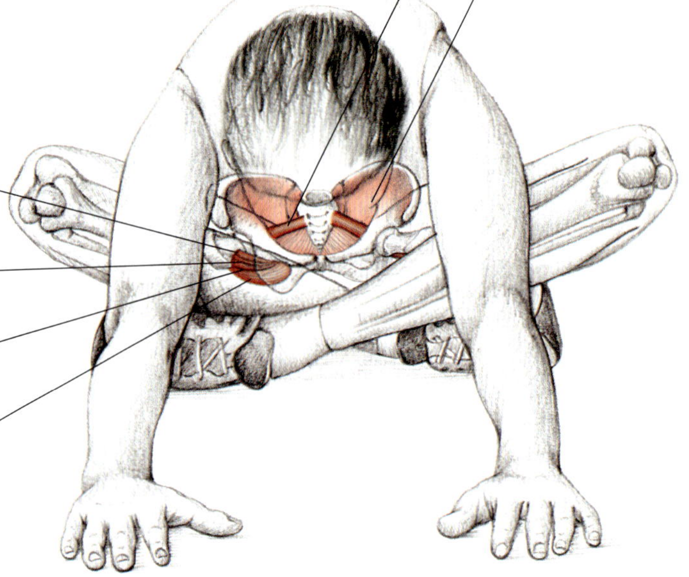

방법

양반 다리 자세를 취하고 등은 곧게 편다. 그런 다음 몸을 앞으로 부드럽게 구부린다.

스트레칭되는 근육

주작용근: 궁둥구멍근(이상근). 위쌍둥이근(상쌍자근)과 아래쌍둥이근(하쌍자근). 속폐쇄근(내폐쇄근)과 바깥폐쇄근. 넙다리네모근.
이차 근육: 큰볼기근(대둔근).

스트레칭으로 유리한 스포츠

사이클. 하이킹. 배낭여행. 등산. 오리엔티어링. 아이스하키. 필드하키. 아이스스케이팅. 롤러스케이팅. 인라인스케이팅. 태권도. 조정. 카누. 카약. 달리기. 트랙경기. 크로스컨트리. 럭비. 미식축구. 스키. 수상스키. 걷기. 경보.

스트레칭이 유용한 스포츠 손상

궁둥구멍근 증후군. 샅고랑부위 스트레인. 모음근힘줄염. 스냅핑엉덩관절 증후군. 돌기윤활낭염.

보편적 문제점 및 스트레칭을 정확하게 수행하기 위한 부가적 정보

이 스트레칭에서는 몸을 앞으로 많이 구부리는 것보다는 등을 곧게 하는 것을 더욱 강조한다.

보완 스트레칭

E08 참조.

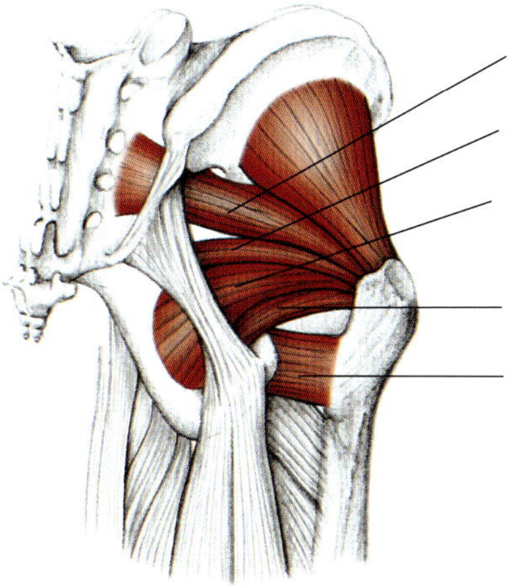

오른쪽 다리, 뒤가쪽 면
(Right leg, posterolateral view)

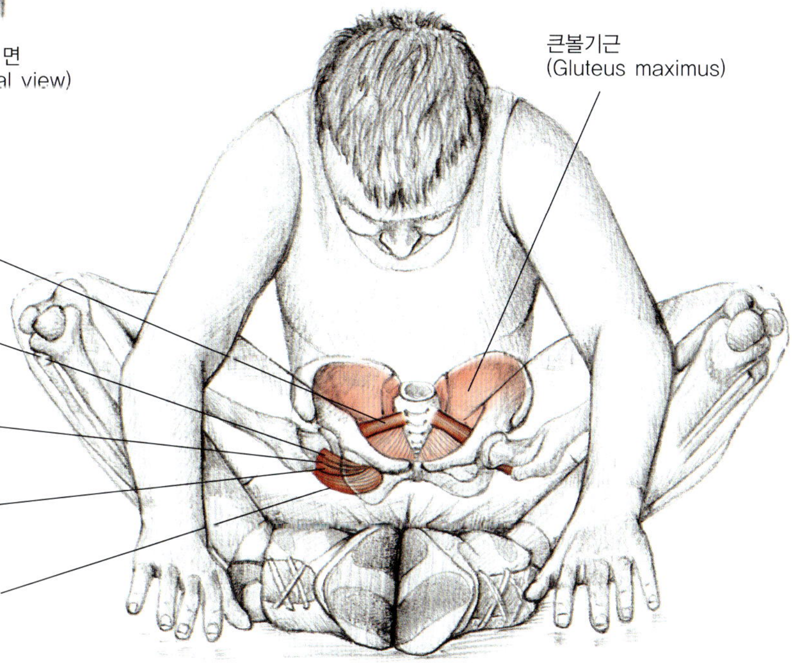

방법

양발바닥이 마주 닿도록 앉아서 등을 곧게 유지한다. 그런 다음 앞으로 천천히 구부린다.

스트레칭되는 근육

주작용근: 궁둥구멍근. 위쌍둥이근과 아래쌍둥이근. 속폐쇄근과 바깥폐쇄근. 넙다리네모근. 이차 근육: 큰볼기근.

스트레칭으로 유리한 스포츠

사이클. 하이킹. 배낭여행. 등산. 오리엔티어링. 아이스하키. 필드하키. 아이스스케이팅. 롤러스케이팅. 인라인스케이팅. 태권도. 조정. 카누. 카약. 달리기. 트랙경기. 크로스컨트리. 미식축구. 럭비. 스키. 수상스키. 걷기. 경보.

스트레칭이 유용한 스포츠 손상

궁둥구멍근 증후군. 샅고랑부위 스트레인. 모음근힘줄염(내전근건염). 스냅핑엉덩관절 증후군. 돌기윤활낭염.

보편적 문제점 및 스트레칭을 정확하게 수행하기 위한 부가적 정보

이 스트레칭에서는 몸을 앞으로 많이 구부리는 것보다는 등을 곧게 하는 것을 더욱 강조한다.

보완 스트레칭

E07 참조.

E09: 앉아서 무릎 가슴에 닿기 볼기 스트레칭

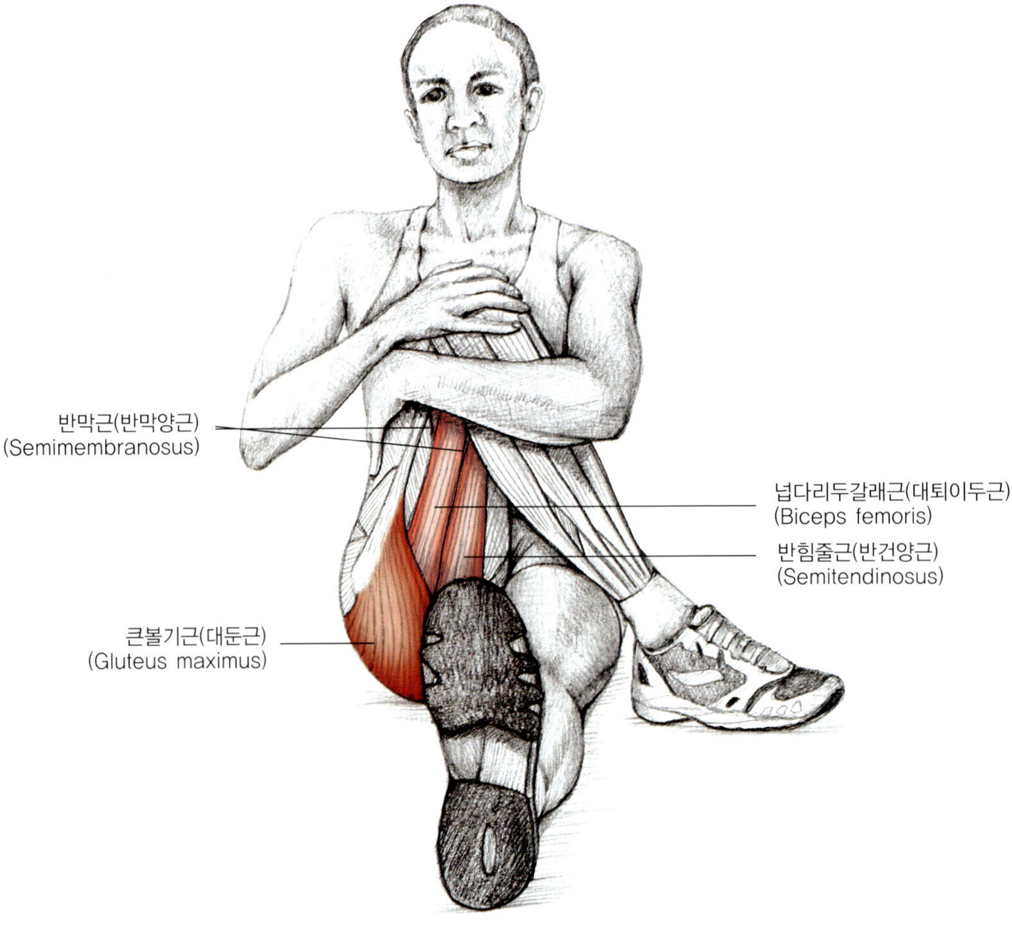

방법

한 다리는 곧게 뻗고, 반대편 발을 다리의 무릎 너머로 교차시키고 앉는다. 교차시킨 다리의 무릎을 반대편 어깨를 향하여 당기면서 등은 곧게 유지하고, 양어깨는 앞면을 향하도록 한다.

스트레칭되는 근육

주작용근: 큰볼기근(대둔근). 반막근(반막양근). 반힘줄근(반건양근). 넙다리두갈래근(대퇴이두근).
이차 근육: 큰볼기근.

스트레칭으로 유리한 스포츠

사이클. 하이킹. 배낭여행. 등산. 오리엔티어링. 아이스하키. 필드하키. 아이스스케이팅. 롤러스케이팅. 인라인스케이팅. 태권도. 조정. 카누. 카약. 달리기. 트랙경기. 크로스컨트리. 미식축구. 럭비. 스키. 수상스키. 걷기. 경보.

스트레칭이 유용한 스포츠 손상

아래등근육 스트레인. 아래등인대 삠. 넙다리뒤근 스트레인. 엉덩정강근막띠 증후군.

보편적 문제점 및 스트레칭을 정확하게 수행하기 위한 부가적 정보

등을 곧게 유지하고 어깨가 앞면을 향하도록 해야 볼기가 확실하게 스트레칭된다. 어깨가 무릎을 향하여 빠지지 않아야 한다.

보완 스트레칭

E01 참조.

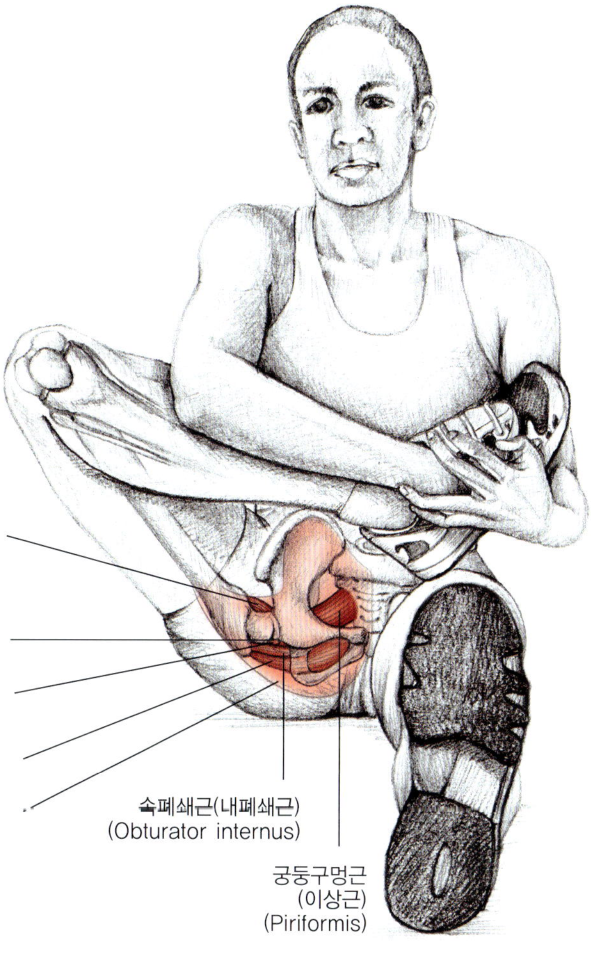

방법

한 다리는 곧게 뻗고, 반대편 발목을 잡고 앉는다. 발을 직접 가슴을 향하여 당긴다.

스트레칭되는 근육

주작용근: 궁둥구멍근(이상근)
이차 근육: 위쌍둥이근과 아래쌍둥이근, 속폐쇄근과 바깥폐쇄근, 넙다리네모근.

스트레칭으로 유리한 스포츠

사이클, 하이킹, 배낭여행, 등산, 오리엔티어링, 아이스하키, 필드하키, 아이스스케이팅, 롤러스케이팅, 인라인스케이팅, 태권도, 조정, 카누, 카약, 달리기, 트랙경기, 크로스컨트리, 미식축구, 럭비, 스키, 수상스키, 걷기, 경보.

스트레칭이 유용한 스포츠 손상

궁둥구멍근 증후군, 스냅핑엉덩관절 증후군, 돌기윤활낭염.

보편적 문제점 및 스트레칭을 정확하게 수행하기 위한 부가적 정보

손과 팔로 스트레칭의 강도를 조절한다. 손으로 발목을 강하게 당길 수록 스트레칭의 강도가 강해진다.

보완 스트레칭

E04 참조.

E11: 누워 다리 교차시키고 무릎 당겨 올리기 스트레칭

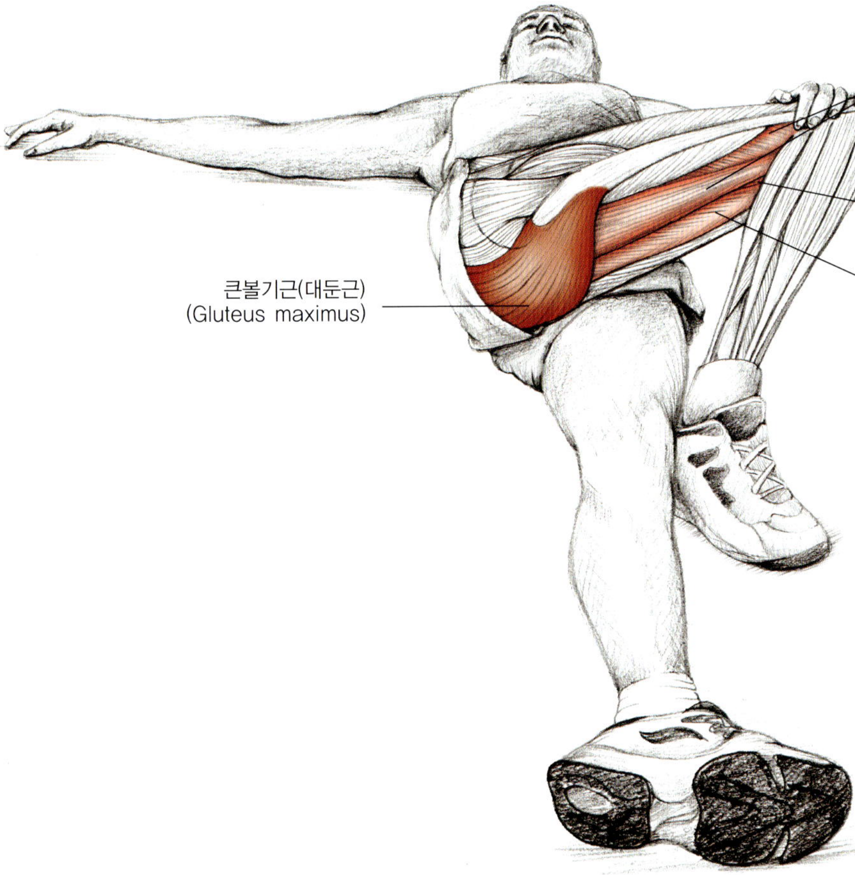

방법

한 다리를 반대 다리 위로 교차시키고 눕는다. 교차시킨 다리의 발을 반대 무릎까지 끌어 올린 후, 반대 팔로 끌어 올린 무릎을 잡고 가슴을 향하여 당긴다.

스트레칭되는 근육

주작용근: 큰볼기근(대둔근).
이차 근육: 반막근, 반힘줄근, 넙다리두갈래근.

스트레칭으로 유리한 스포츠

사이클, 하이킹, 배낭여행, 등산, 오리엔티어링, 아이스하키, 필드하키, 아이스스케이팅, 롤러스케이팅, 인라인스케이팅, 태권도, 조정, 카누, 카약, 달리기, 트랙경기, 크로스컨트리, 미식축구, 럭비, 스키, 수상스키, 걷기, 경보.

스트레칭이 유용한 스포츠 손상

아래등근육 스트레인, 아래등인대 삠, 넙다리뒤근 스트레인, 엉덩정강근막띠 증후군.

스트레칭을 정확하게 수행하기 위한 부가적 정보

양어깨는 지면에 밀착시키고 끌어 올린 무릎을 지면을 향하여 당기는 것이 아니라, 가슴쪽으로 당기는 것에 집중한다.

보완 스트레칭

E09 참조.

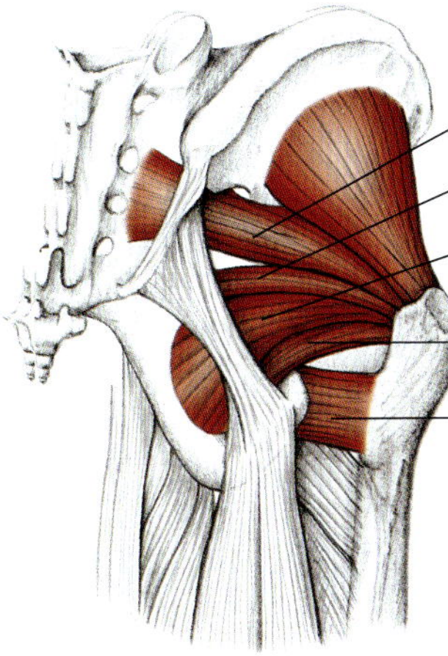

오른쪽 다리, 뒤가쪽 면
(Right leg, posterolateral view)

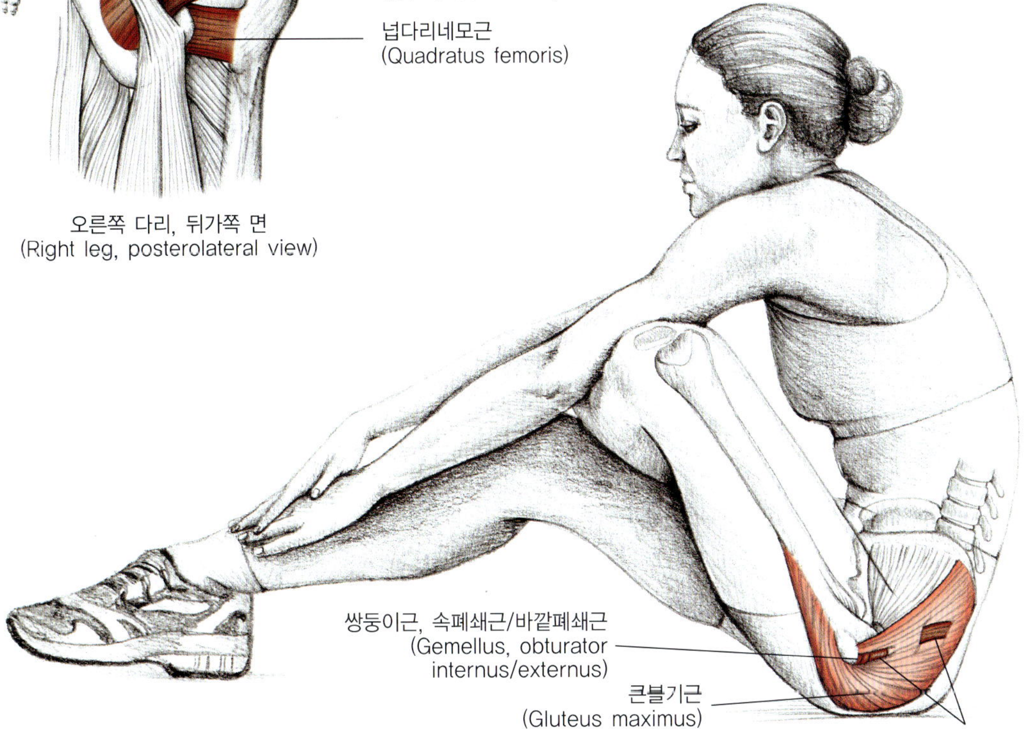

방법

두 다리를 길게 뻗고 앉아서 한 다리를 약간 구부린다. 다른 다리의 발을 구부린 쪽 넙다리 위에 올려놓고 몸을 천천히 앞으로 기울인다.

스트레칭되는 근육

주작용근: 궁둥구멍근. 위쌍둥이근과 아래쌍둥이근. 속폐쇄근과 바깥폐쇄근. 넙다리네모근.
이차 근육: 큰볼기근.

스트레칭으로 유리한 스포츠

사이클. 하이킹. 배낭여행. 등산. 오리엔티어링. 아이스하키. 필드하키. 아이스스케이팅. 롤러스케이팅. 인라인스케이팅. 태권도. 조정. 카누. 카약. 달리기. 트랙경기. 크로스컨트리. 미식축구. 럭비. 스키. 수상스키. 걷기. 경보.

스트레칭이 유용한 스포츠 손상

궁둥구멍근 증후군. 스냅핑엉덩관절 증후군. 돌기윤활낭염.

보편적 문제점 및 스트레칭을 정확하게 수행하기 위한 부가적 정보

이 자세는 취하기가 약간 어려울 수 있어서, 자세를 잘 유지하도록 해야 하며 필요하면 균형을 위해 손을 이용한다. 신장의 강도를 강하게 하기 위해서는 등을 곧게 펴고 몸을 앞으로 기울인다.

보완 스트레칭

E10 참조.

E13: 누워서 다리 걸쳐 놓고 볼기 스트레칭

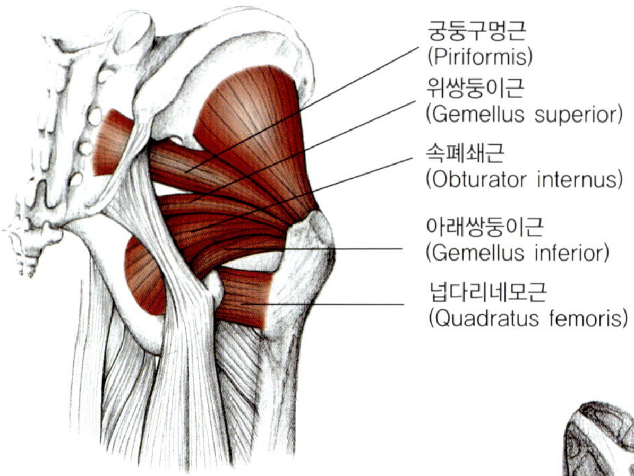

오른쪽 다리, 뒤가쪽 면
(Right leg, posterolateral view)

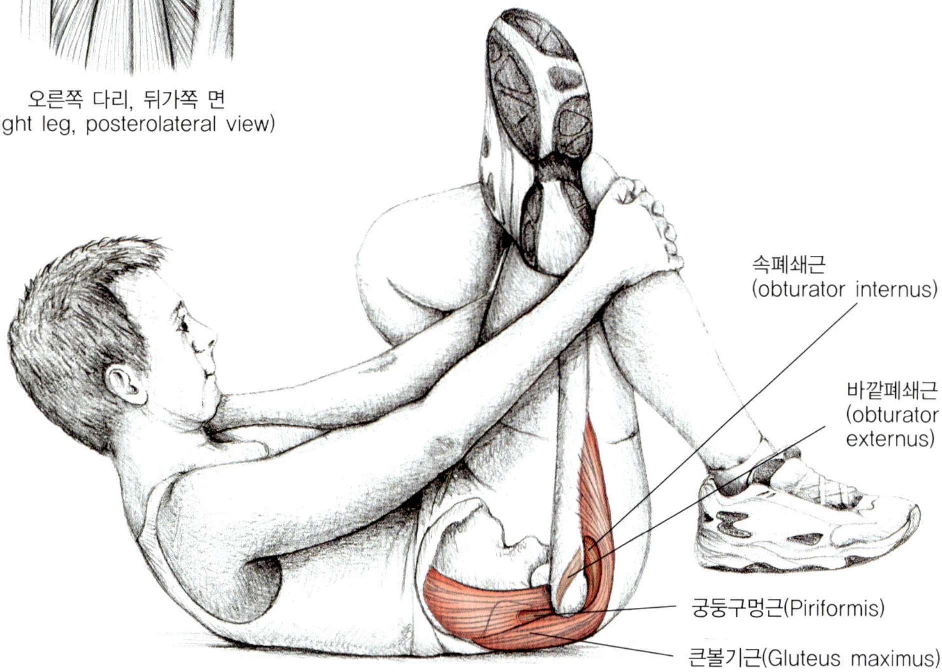

방법

누워서 한 다리를 구부린다. 다른 다리의 발을 구부린 쪽 넙다리 위에 올려놓고, 양팔을 뻗어 구부린 다리의 무릎을 잡고 가슴쪽으로 당긴다.

스트레칭되는 근육

주작용근: 궁둥구멍근. 위쌍둥이근과 아래쌍둥이근. 속폐쇄근과 바깥폐쇄근. 넙다리네모근.
이차 근육: 큰볼기근.

스트레칭으로 유리한 스포츠

사이클. 하이킹. 배낭여행. 등산. 오리엔티어링. 아이스하키. 필드하키. 아이스스케이팅. 롤러스케이팅. 인라인스케이팅. 태권도. 조정. 카누. 카약. 달리기. 트랙경기. 크로스컨트리. 미식축구. 럭비. 스키. 수상스키. 걷기. 경보.

스트레칭이 유용한 스포츠 손상

궁둥구멍근 증후군. 스냅핑엉덩관절 증후군. 돌기윤활낭염.

스트레칭을 정확하게 수행하기 위한 부가적 정보

이 스트레칭의 강도는 무릎을 얼마나 가슴쪽으로 많이 당기느냐로 조절한다.

보완 스트레칭

E12 참조.

8 넙다리네갈래근 스트레칭
Quadriceps

넙다리네갈래근은 큰 그룹의 근육이며, 다리의 가장 큰 부분이며, 넙다리부의 앞에 위치한다. 이들은 엉덩관절 위에서 시작하여 무릎 아래까지 확장된다. 넙다리네갈래근의 주요활동은 무릎관절을 펴주는 것이지만, 엉덩관절의 앞에 있는 여러 다른 근육과 연계하며 또한 엉덩관절의 굽힘에도 관계된다.

넙다리곧은근(대퇴직근, rectus femoris)은 넙다리네갈래근의 일부이며, 이것은 또한 **가쪽 넓은근(외측광근, vastus lateralis)**, **안쪽 넓은근(내측광근, vastus medialis)**, **중간넓은근(중간광근, vastus intermedius)** 등을 포함한다. 이것은 출발점에서 두갈래를 가진다. 이러한 갈래는 네발동물에 있어서 근육을 펼친 선상에 나타나 있으며, 직선갈래는 인간이 직립자세를 한 결과로 진화된 것처럼 보인다. 이것은 방추형 모양의 쌍익상(be-pennate) 근육이다.

넙다리네갈래근은 앉은 자세에서 일어설 때, 걷는 동안, 그리고 올라갈 때 무릎을 곧게 편다. 넓은근은 오직 무릎만을 교차시키며, 무릎의 신장 또는 굽힘에 대한 저항으로 제한되며, 이들은 앉은 자세의 동작을 통제하기 위해 펼쳐진다. 안쪽 넓은근은 가쪽 넓은근보다 더 크고 무겁다. 중간넓은근은 넙다리네갈래근 중에서 가장 깊은 부위이며, 전면 표면에 힘줄막을 가지고 있어서 그것과 그 위에 놓여 있는 넙다리곧은근 사이에 윤활동작을 가능하게 한다. 넙다리네갈래근 힘줄은 무릎뼈에 붙어서 그 아래에서 무릎뼈힘줄이 되어 정강뼈(경골)에 붙는다.

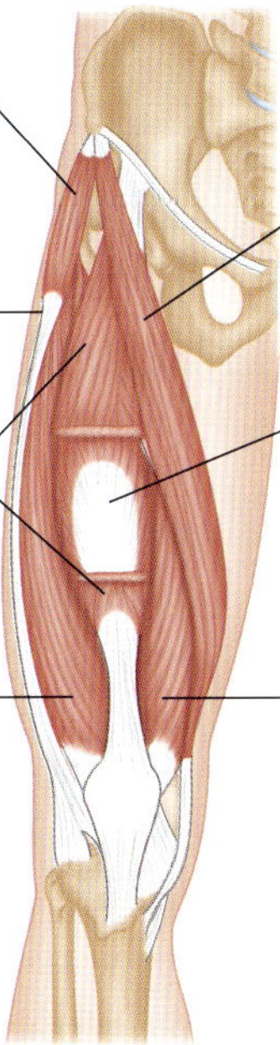

여기에 포함되는 것은 **넙다리빗근(봉공근, sartorius)**이며 넙다리네갈래근의 넙다리근 그룹의 일부가 아니지만, 넓적다리의 가장 표면에 있는 근육이며, 신체 중에서 가장 긴 띠모양의 근육이다. 이 근육의 상부 제3의 안쪽 경계는 넙다리부 삼각의 측방경계를 형성한다(큰모음근은 안쪽 경계를 형성하며, 서혜부인대는 상부 경계를 형성한다). 넙다리빗근의 활동은 다리를 끝에 교차하여 앉은 자세로 두는 것이다(그래서 그 이름은 라틴어에서 나온 것이다).

이 넙다리네갈래근의 스트레칭이 유용한 스포츠는 다음과 같다; 사이클, 하이킹, 배낭여행, 등산, 오리엔티어링, 아이스하키, 필드하키, 빙상, 롤러스케이팅, 인라인스케이팅, 태권도, 달리기, 트랙경기, 크로스컨트리, 축구, 미식축구, 럭비 등의 달리기 스포츠, 설상스키, 수상스키, 파도타기, 걷기, 경보 등이다.

F01: 무릎 선 자세 넙다리네갈래근 스트레칭

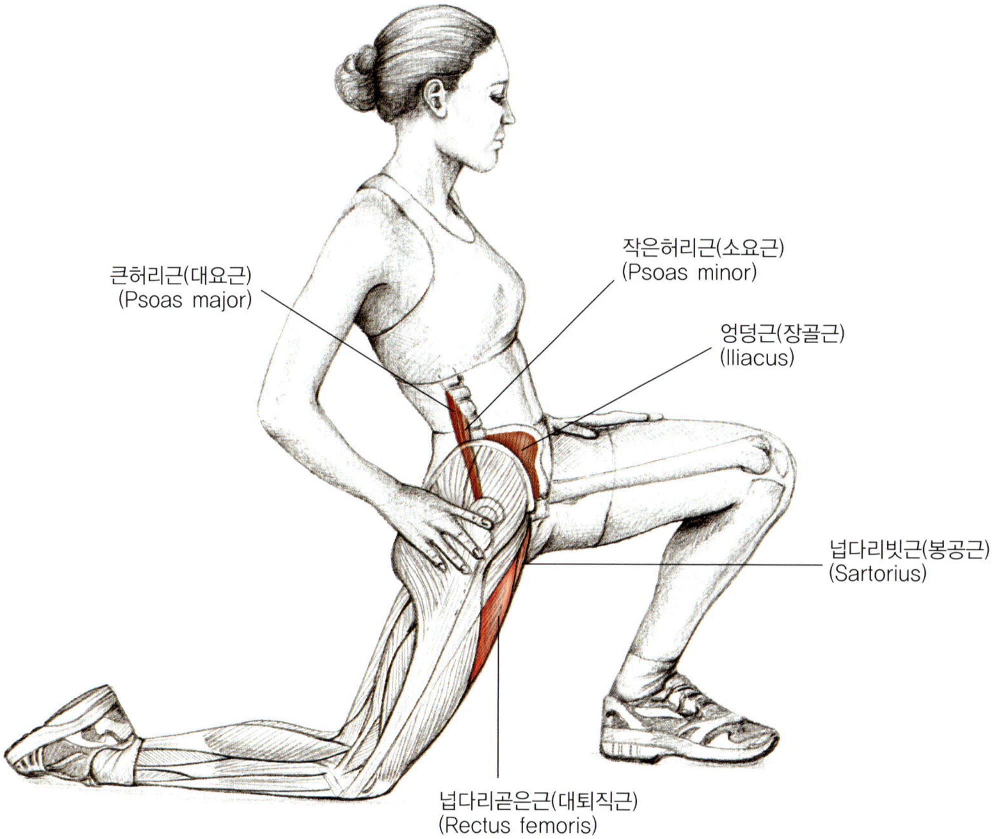

방법

무릎 서기 자세에서 한 발을 앞으로 세운다. 필요하면 균형을 유지하기 위해 어떤 것이든 잡는다. 이 자세에서 배를 앞으로 내민다.

스트레칭되는 근육

주작용근: 엉덩근, 큰허리근, 작은허리근.
이차 근육: 넙다리곧은근, 넙다리빗근.

이 스트레칭이 유용한 스포츠

사이클, 하이킹, 배낭여행, 등산, 오리엔티어링, 아이스하키, 필드하키, 아이스스케이팅, 롤러스케이팅, 인라인스케이팅, 태권도, 조정, 카누, 카약, 달리기, 트랙경기, 크로스컨트리, 미식축구, 럭비, 스키, 수상스키, 파도타기, 걷기, 경보.

스트레칭이 유용한 스포츠 부상

엉덩관절굽힘근 스트레인, 골반부찢김골절(견출골절), 두덩뼈염(치골염), 엉덩허리근힘줄염, 돌기윤활낭염, 넙다리네모근 스트레인, 넙다리네모근힘줄염.

보편적 문제점 및 스트레칭을 정확하게 수행하기 위한 부가적 정보

이 스트레칭의 강도는 엉덩이를 얼마나 앞으로 내미느냐에 달려 있다. 필요하면 바닥에 댄 무릎을 편안하게 하기 위하여 무릎 아래에 타월을 넣거나 매트 위에서 시행한다.

보완 스트레칭

F05.

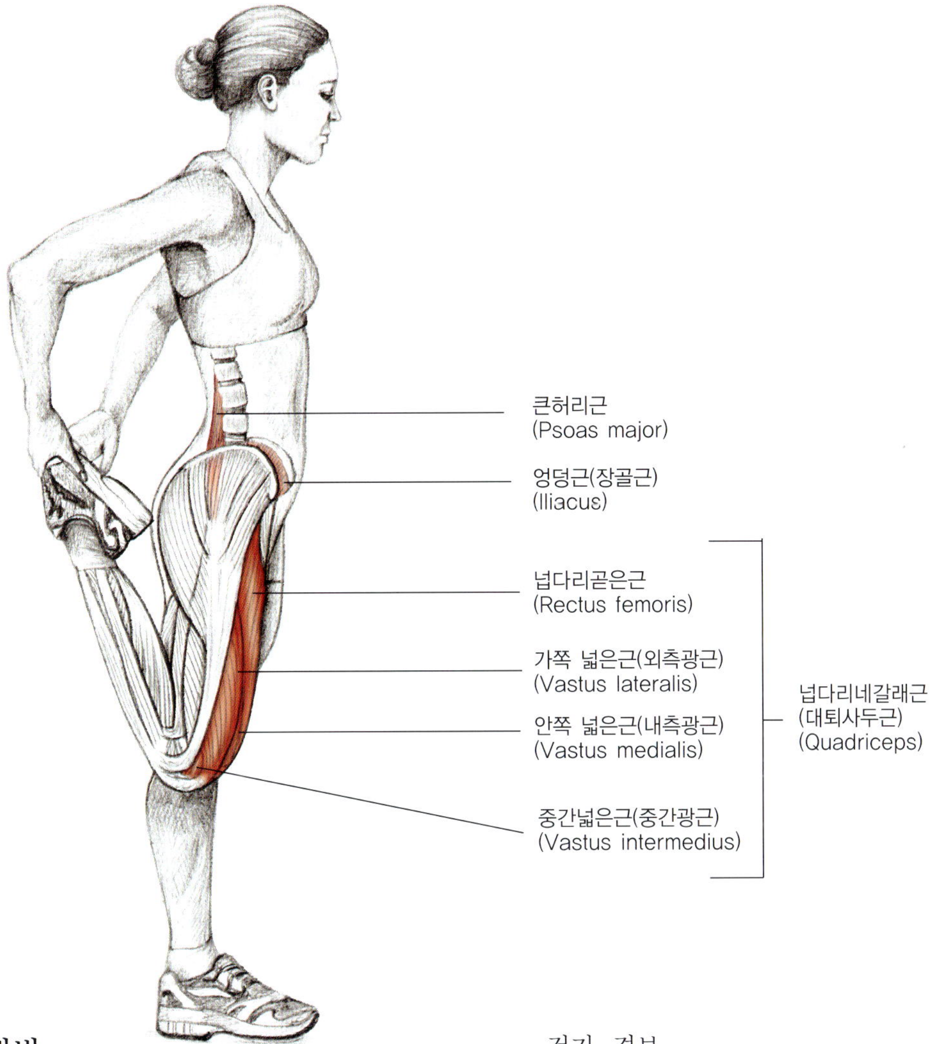

방법

한 다리로 균형을 유지하고 선다. 이 자세에서 반대 무릎을 당겨 발이 엉덩이에 닿도록 구부리고, 양무릎을 서로 붙이며 엉덩관절을 굽히지 않는다. 균형을 위해 어떤 것이든 잡을 수 있다.

스트레칭되는 근육

주작용근: 넙다리곧은근, 안쪽 넓은근, 가쪽 넓은근, 중간 넓은근.
이차 근육: 엉덩근, 큰허리근.

이 스트레칭이 유용한 스포츠

사이클, 하이킹, 배낭여행, 등산, 오리엔티어링, 아이스하키, 필드하키, 아이스스케이팅, 롤러스케이팅, 인라인스케이팅, 태권도, 조정, 카누, 카약, 달리기, 트랙경기, 크로스컨트리, 미식축구, 럭비, 스키, 수상스키, 파도타기, 걷기, 경보.

스트레칭이 유용한 스포츠 부상

엉덩관절굽힘근 스트레인, 골반부 찢김골절, 두덩뼈염, 엉덩허리근힘줄염, 돌기윤활낭염, 넙다리네모근 스트레인, 넙다리네모근힘줄염, 무릎뼈넙다리통증 증후군, 무릎뼈힘줄염, 무릎뼈힘줄염, 무릎뼈부분 탈구.

보편적 문제점 및 스트레칭을 정확하게 수행하기 위한 부가적 정보

이 자세는 무릎관절과 인대에 지나친 압력을 가할 수 있다. 무릎관절 통증이나 무릎관절 손상을 가진 사람은 이 스트레칭을 피하여야 한다.

보완 스트레칭

F04 참조.

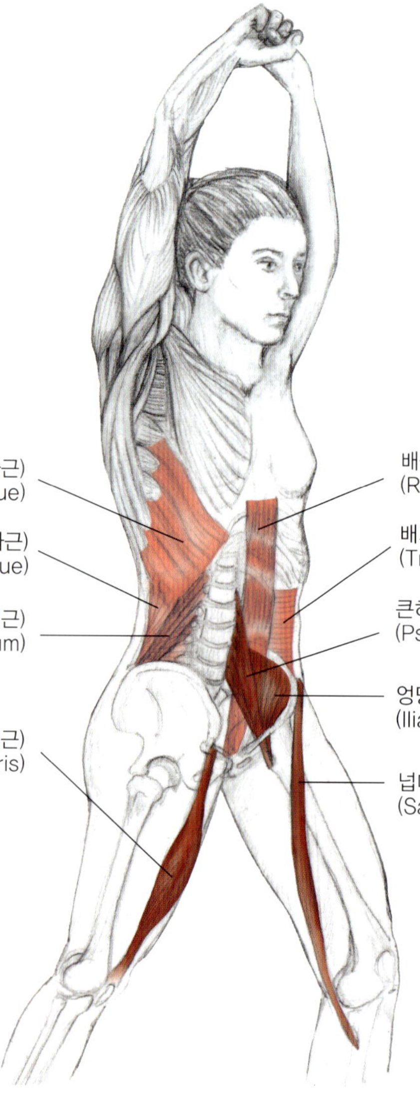

방법

곧게 서서 한 걸음 앞으로 내민다. 양손을 위로 뻗어 올리고, 볼기를 앞으로 민다. 등을 기울이고, 뒷다리로부터 밖으로 기울인다.

스트레칭되는 근육

주작용근: 넙다리곧은근, 큰허리근, 엉덩근, 넙다리근.
이차 근육: 배곧은근, 배가로근, 배바깥빗근, 배속빗근, 허리네모근.

이 스트레칭이 유용한 스포츠

사이클, 하이킹, 배낭여행, 등산, 오리엔티어링, 아이스하키, 필드하키, 아이스스케이팅, 롤러스케이팅, 인라인스케이팅, 태권도, 달리기, 트랙경기, 크로스컨트리, 축구, 미식축구, 럭비, 스키, 수상스키, 파도타기, 걷기, 경보.

스트레칭이 유용한 스포츠 부상

엉덩관절굽힘근 스트레인, 골반부 찢김골절, 두덩뼈염, 엉덩허리근힘줄염, 돌기윤활낭염, 넙다리네모근 스트레인, 넙다리네모근힘줄염.

이 스트레칭을 정확하게 수행하는데 필요한 정보

엉덩관절을 앞으로 밀어서 이 스트레칭의 강도를 일정하게 하라.

보완 스트레칭

F01, C03 참조.

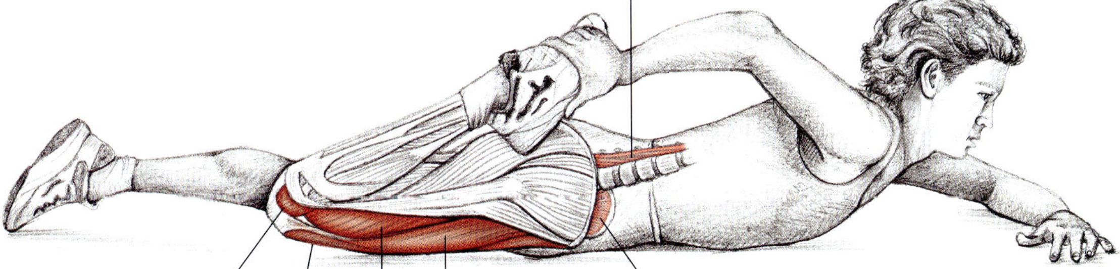

방법

엎드려서 한 쪽 발뒤꿈치가 엉덩이에 닿도록 손으로 당긴다.

스트레칭되는 근육

주작용근: 넙다리곧은근, 안쪽 넓은근(내측광근), 가쪽 넓은근(외측광근), 중간 넓은근.
이차 근육: 엉덩근(장골근), 큰허리근(대요근).

이 스트레칭이 유용한 스포츠

사이클, 하이킹, 배낭여행, 등산, 오리엔티어링, 아이스하키, 필드하키, 아이스스케이팅, 롤러스케이팅, 인라인스케이팅, 태권도, 달리기, 트랙경기, 크로스컨트리, 미식축구, 럭비, 스키, 수상스키, 파도타기, 걷기, 경보.

스트레칭이 유용한 스포츠 부상

엉덩관절굽힘근 스트레인, 골반부 찢김골절, 두덩뼈염, 엉덩허리근힘줄염, 돌기윤활낭염, 넙다리네모근 스트레인, 넙다리네모근힘줄염, 무릎뼈넙다리통증 증후군, 무릎뼈힘줄염, 무릎뼈힘줄염, 무릎뼈부분 탈구.

보편적 문제점 및 스트레칭을 정확하게 수행하기 위한 부가적 정보

이 자세는 무릎관절과 인대에 지나친 압력을 가할 수 있다. 무릎관절 통증이나 무릎관절 손상을 가진 사람은 이 스트레칭을 피하여야 한다.

보완 스트레칭

F02 참조.

F05: 옆으로 누워 넙다리네갈래근 스트레칭

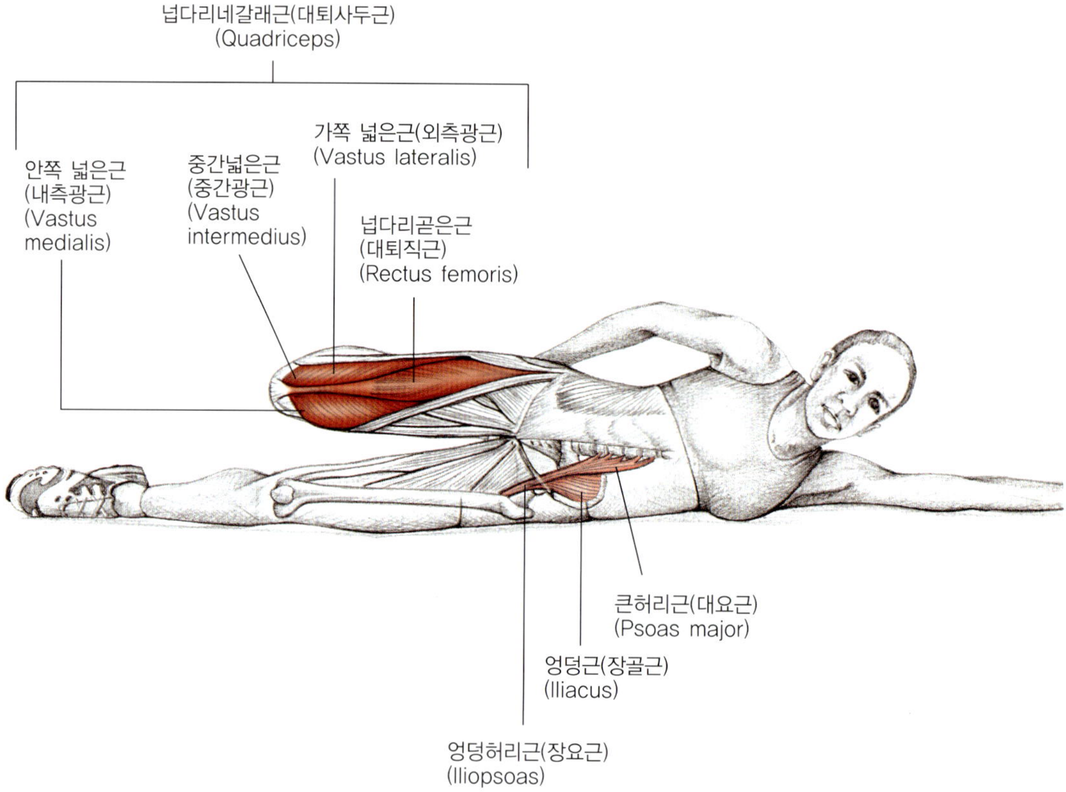

방법

옆으로 누워 위에 있는 다리의 발을 뒤로 당겨 엉덩이에 닿도록 한다. 양무릎은 서로 접촉하도록 하고 엉덩이를 굽히지 않는다.

스트레칭되는 근육

주작용근: 넙다리곧은근(대퇴직근), 안쪽 넓은근(내측광근), 가쪽 넓은근(외측광근), 중간넓은근. 이차 근육: 엉덩근(장골근), 큰허리근(대요근).

이 스트레칭이 유용한 스포츠

사이클, 하이킹, 배낭여행, 등산, 오리엔티어링, 아이스하키, 필드하키, 아이스스케이팅, 롤러스케이팅, 인라인스케이팅, 태권도, 달리기, 트랙 경기, 크로스컨트리, 미식축구, 축구, 럭비, 스키, 수상스키, 파도타기, 걷기, 경보.

스트레칭이 유용한 스포츠 부상

엉덩관절굽힘근 스트레인, 골반부 찢김골절, 두덩뼈염, 엉덩허리근힘줄염, 돌기윤활낭염, 넙다리네모근 스트레인, 넙다리네모근힘줄염, 무릎뼈넙다리통증 증후군, 무릎뼈힘줄염, 무릎뼈힘줄염, 무릎뼈부분 탈구.

보편적 문제점 및 스트레칭을 정확하게 수행하기 위한 부가적 정보

이 자세는 무릎관절과 인대에 지나친 압력을 가할 수 있다. 무릎관절 통증이나 무릎관절 손상을 가진 사람은 이 스트레칭을 피하여야 한다.

보완 스트레칭

F01 참조.

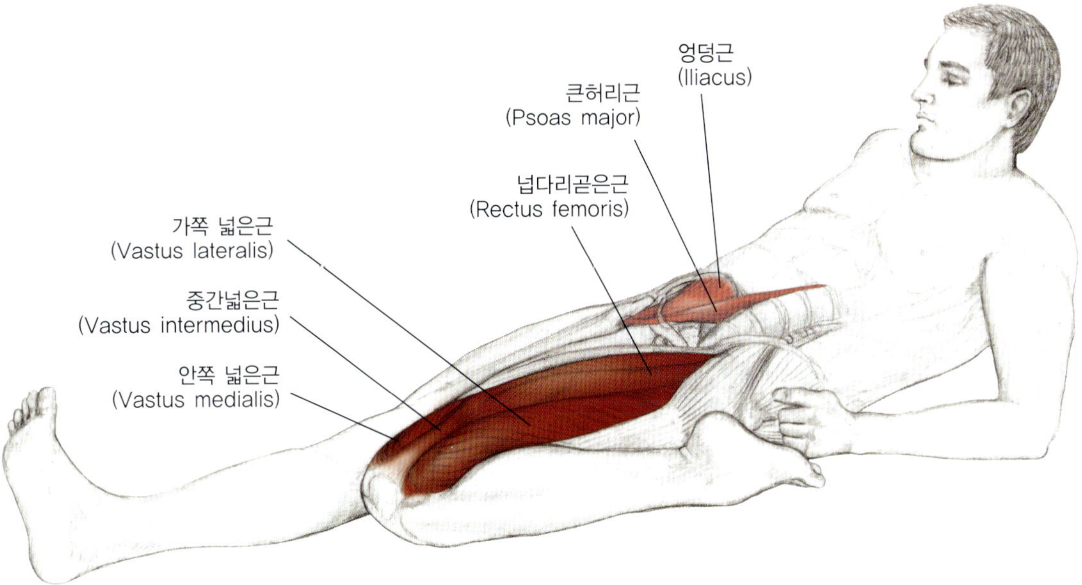

방법

바닥에 앉아 한쪽 무릎을 굽혀서 그 발을 엉덩이 옆에 둔다. 그리고 뒤로 천천히 기울인다.

스트레칭되는 근육

주작용근: 넙다리곧은근, 안쪽 넓은근, 가쪽 넓은근, 중간넓은근(중간광근).
이차 근육: 엉덩근, 큰허리근.

이 스트레칭이 유용한 스포츠

사이클, 하이킹, 배낭여행, 등산, 오리엔티어링, 아이스하키, 필드하키, 아이스스케이팅, 롤러스케이팅, 인라인스케이팅, 태권도, 달리기, 트랙경기, 크로스컨트리, 미식축구, 럭비, 스키, 수상스키, 파도타기, 걷기, 경보.

스트레칭이 유용한 스포츠 부상

엉덩관절굽힘근 스트레인, 골반부 찢김골절, 두덩뼈염, 엉덩허리근힘줄염, 돌기윤활낭염, 넙다리네모근 스트레인, 넙다리네모근힘줄염, 무릎뼈넙다리통증 증후군, 무릎뼈힘줄염, 무릎뼈부분 탈구.

보편적 문제점 및 스트레칭을 정확하게 수행하기 위한 부가적 정보

이 자세는 무릎관절과 인대에 지나친 압력을 가할 수 있다. 무릎관절 통증이나 무릎관절 손상을 가진 사람은 이 스트레칭을 피하여야 한다.

보완 스트레칭

F05, C03 참조.

F07: 무릎꿇고 뒤로 기울인 넙다리네갈래근 스트레칭

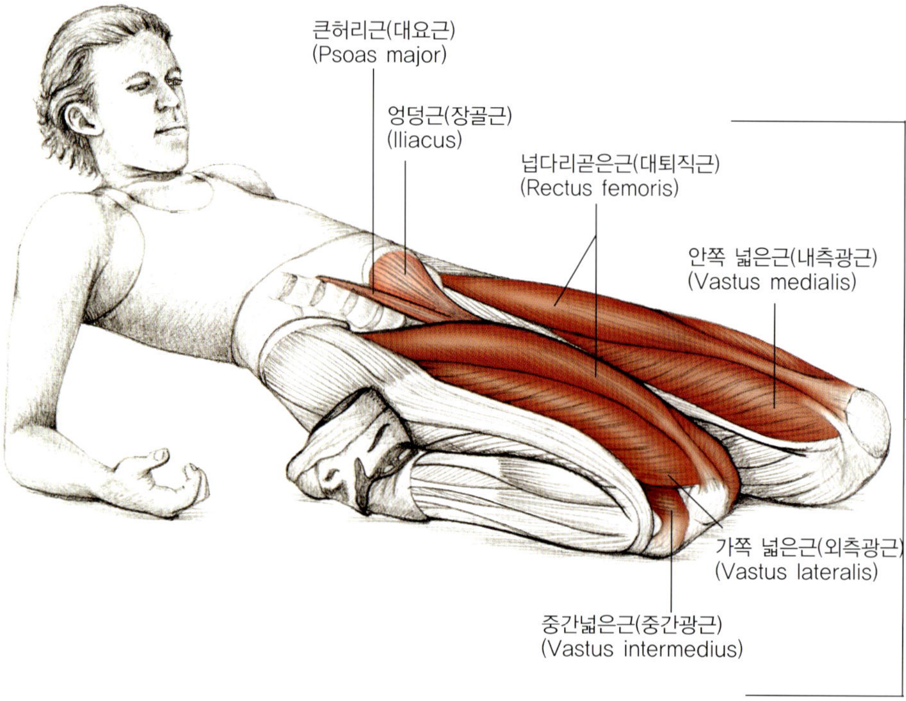

방법

무릎 꿇고 앉아 몸을 천천히 뒤로 기울인다.

근육 스트레칭

주작용근: 넙다리곧은근(대퇴직근), 안쪽 넓은근(내측광근), 가쪽넓은근(외측광근), 중간 넓은근
이차 근육: 엉덩근(장골근), 큰허리근(대요근).

이 스트레칭이 유리한 스포츠

사이클, 하이킹, 배낭여행, 등산, 오리엔티어링, 아이스하키, 필드하키, 아이스스케이팅, 롤러스케이팅, 인라인스케이팅, 태권도, 달리기, 트랙경기, 크로스컨트리, 미식축구, 럭비, 스키, 수상스키, 파도타기, 걷기, 경보.

스트레칭이 유용한 스포츠 부상

엉덩관절굽힘근 스트레인, 골반부 찢김골절, 두덩뼈염, 엉덩허리근힘줄염, 돌기윤활낭염, 넙다리네모근 스트레인, 넙다리네모근힘줄염, 무릎뼈넙다리통증 증후군, 무릎뼈힘줄염, 무릎뼈부분 탈구.

보편적 문제점 및 스트레칭을 정확하게 수행하기 위한 부가적 정보

이 자세는 무릎관절과 인대에 지나친 압력을 가할 수 있다. 무릎관절 통증이나 무릎관절 손상을 가진 사람은 이 스트레칭을 피하여야 한다.

보완 스트레칭

F02 참조.

9 넙다리뒤근 스트레칭
Hamstrings

넙다리뒤근(슬괵근, hamstrings)은 넙다리의 뒷면에 위치하고 있으며, 세 개의 분리된 근육의 큰 그룹이다. 이들은 엉덩관절(고관절) 아래에서 시작하여 무릎 아래까지 뻗어나며, 엉덩관절을 펼 때와 무릎을 굽힘(굴곡, flexion)하는 데 함께 작용한다. 또한 팔(상지)의 팔꿈치의 굽힘근과 연결한다. 달리기를 하는 동안, 뒤넙다리근은 앞으로 다리를 스윙할 때, 마지막에 속도를 늦추는 역할을 하며, 몸통이 엉덩관절에서 굽힘되는 것을 방지한다. 세 개의 근육은 중앙에서 옆으로 **반막근(반막양근, semimembranosus)**, **반힘줄근(반건형근, semitendinosus)**, 그리고 **넙다리두갈래근(대퇴이두근, biceps femoris)** 순이다. 넙다리두갈래근은 일반적으로 가장 큰 뒤넙다리근이며, 긴 것과 짧은 것 두 개의 갈래를 가지고 있는데, 긴갈래는 그것을 작용하기 위해 엉덩관절을 가로지른다. 반힘줄근과 반막근은 완전히 상승적인데, 이것은 두 개가 모두 똑같은 기능을 한다는 것을 의미한다.

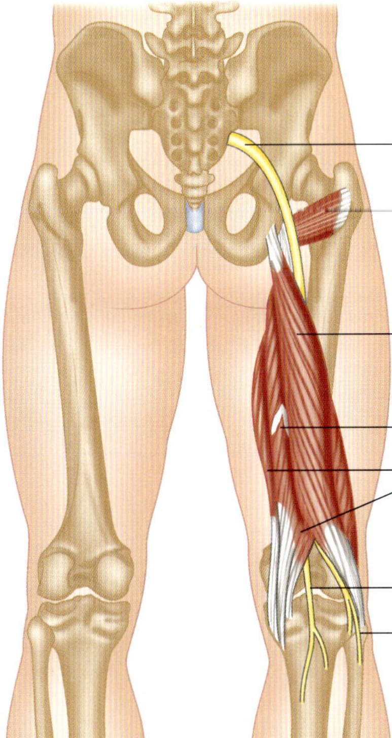

이 뒤넙다리근의 스트레칭이 유용한 스포츠는 다음과 같다; 농구, 네트볼, 사이클, 하이킹, 배낭여행, 등산, 오리엔티어링, 아이스하키, 필드하키, 빙상, 롤러스케이팅, 인라인스케이팅, 태권도, 달리기, 트랙경기, 크로스컨트리, 축구, 미식축구, 럭비 등의 달리기 스포츠, 설상스키, 수상스키, 파도타기, 걷기, 경보, 레슬링 등이다.

G01: 다리 뻗고 앉아 양손 발닿기 넙다리뒤근 스트레칭

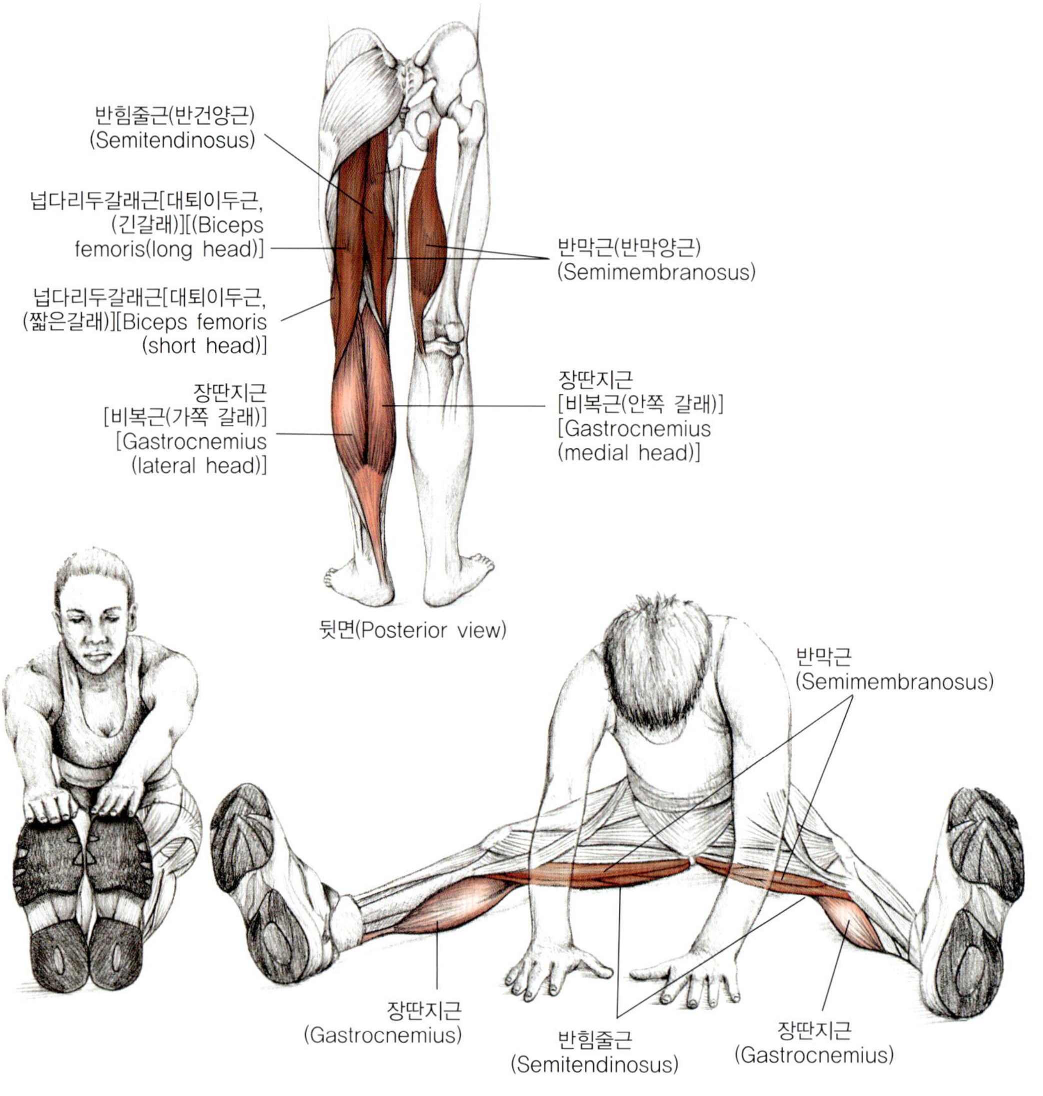

방법

두 다리를 길게 뻗고 앉아 발가락이 천장을 향하도록 한다. 등은 곧게 유지하고, 양손이 발가락에 닿도록 한다.

스트레칭되는 근육

주작용근: 반막근. 반힘줄근. 넙다리두갈래근.
이차 근육: 장딴지근(비복근).

스트레칭으로 유리한 스포츠

농구. 네트볼. 사이클. 하이킹. 배낭여행. 등산. 오리엔티어링. 아이스하키. 필드하키. 아이스스케이팅. 롤러스케이팅. 인라인스케이팅. 태권도. 달리기. 트랙경기. 크로스컨트리. 미식축구. 럭비. 스키. 수상스키. 파도타기. 걷기. 경보. 레슬링.

스트레칭이 유용한 스포츠 손상

아래등근육 스트레인. 아래등인대 삠(염좌). 뒤넙다리근(슬괵근) 스트레인.

보편적 문제점 및 스트레칭을 정확하게 수행하기 위한 부가적 정보

발가락이 천장을 향하도록 유지하는 것이 중요하다. 발가락이 옆으로 돌아가면, 뒤넙다리근의 비정상적인 긴장이 발생할 것이다. 오랜 기간 동안 이러한 방법으로 스트레칭을 수행하면, 근육의 불균형이 초래될 수 있다.

보완 스트레칭

C06 참조.

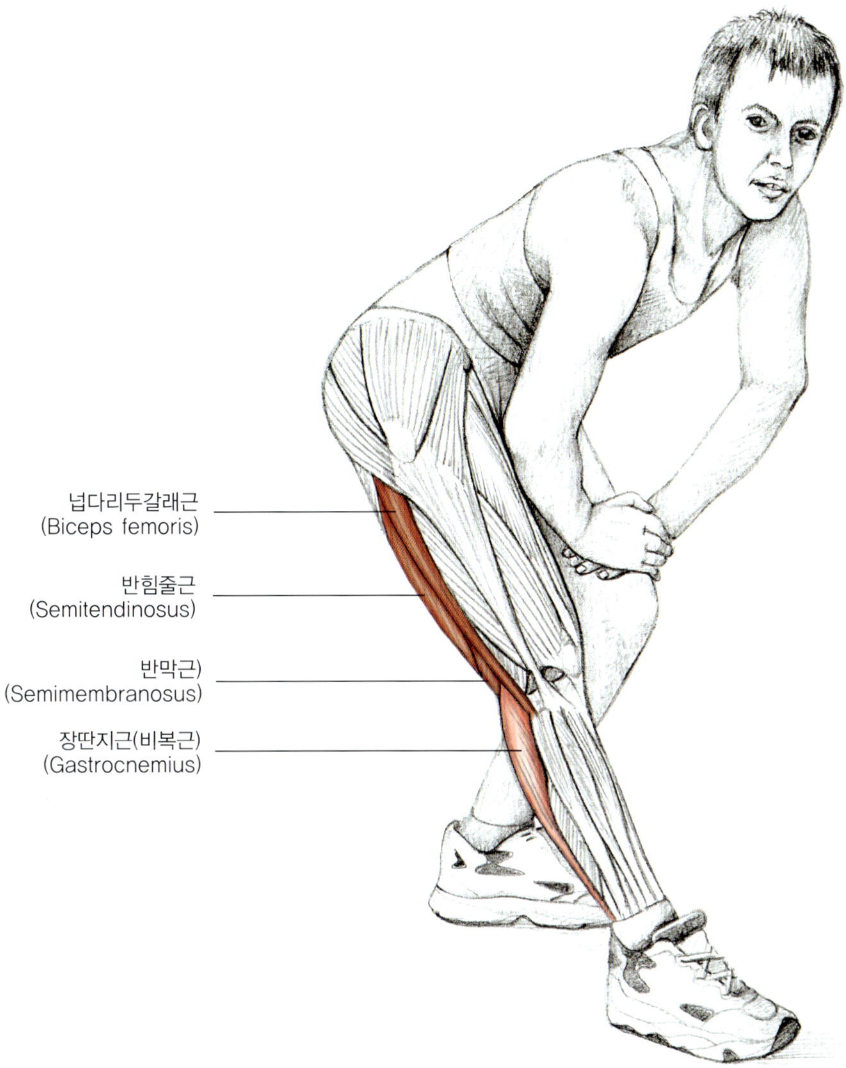

방법

한 다리는 약간 구부리고 다른 다리는 앞으로 곧게 뻗고 선다. 발가락이 지면에 닿도록 하며 몸을 앞으로 기울인다. 이 때 등은 곧게 유지하고 양손은 구부린 무릎에 올려놓는다.

스트레칭되는 근육

주작용근: 반막근(반막양근), 반힘줄근(반건양근), 넙다리두갈래근(대퇴이두근).
이차 근육: 장딴지근(비복근).

스트레칭으로 유리한 스포츠

농구, 네트볼, 사이클, 하이킹, 배낭여행, 등산, 오리엔티어링, 아이스하키, 필드하키, 아이스스케이팅, 롤러스케이팅, 인라인스케이팅, 태권도, 달리기, 트랙경기, 크로스컨트리, 미식축구, 럭비, 스키, 수상스키, 파도타기, 걷기, 경보, 레슬링.

스트레칭이 유용한 스포츠 손상

아래등근육 스트레인, 아래등인대 삠(염좌), 뒤넙다리근(슬괵근) 스트레인.

스트레칭을 정확하게 수행하기 위한 부가적 정보

이 스트레칭의 강도는 등을 곧게 유지하는 동작과 앞으로 기울이는 동작으로 조절한다.

보완 스트레칭

GO3 참조.

G03:서서 한 다리 내밀어 발가락 올린 넙다리뒤근 스트레칭

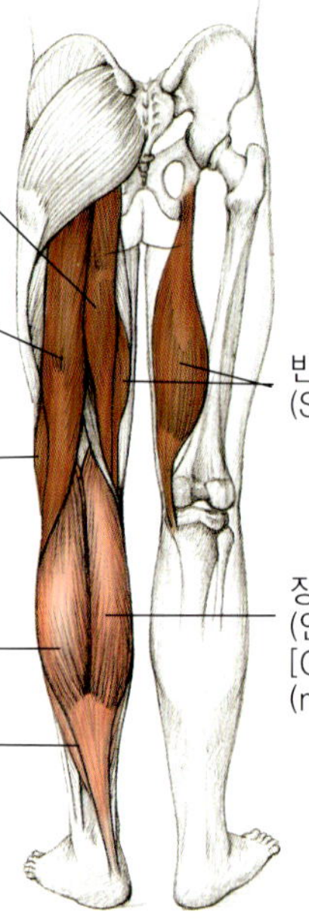

뒷면(Posterior view)

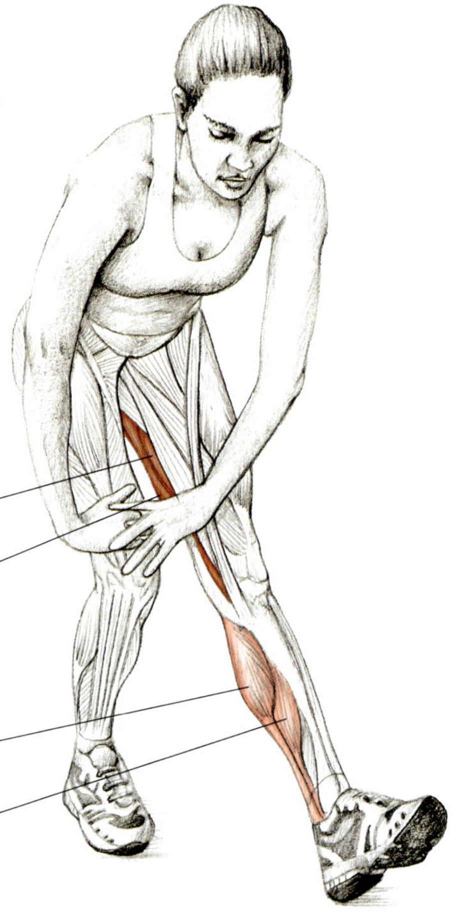

방법

한 다리는 약간 구부리고 다른 다리는 앞으로 곧게 뻗고 선다. 발가락을 올려서 몸을 향하도록 하고 앞으로 기울인다. 등은 곧게 하고 양손은 구부린 무릎에 올려놓는다.

스트레칭되는 근육

주작용근: 반막근. 반힘줄근. 넙다리두갈래근.
이차 근육: 장딴지근(비복근). 가자미근.

스트레칭으로 유리한 스포츠

농구. 네트볼. 사이클. 하이킹. 배낭여행. 등산. 오리엔티어링. 아이스하키. 필드하키. 아이스스케이팅. 롤러스케이팅. 인라인스케이팅. 태권도. 달리기. 트랙경기. 크로스컨트리. 미식축구. 럭비. 스키. 수상스키. 파도타기. 걷기. 경보. 레슬링.

스트레칭이 유용한 스포츠 손상

아래등근육 스트레인. 아래등인대 삠(염좌). 넙다리뒤근 스트레인. 장딴지근 스트레인.

스트레칭을 정확하게 수행하기위한 부가적 정보

이 스트레칭의 강도는 등을 곧게 유지하는 동작과 발등굽힘(배측굴곡)의 정도에 달려 있기 때문에 발가락이 위를 향하도록 한다.

보완 스트레칭

G04 참조.

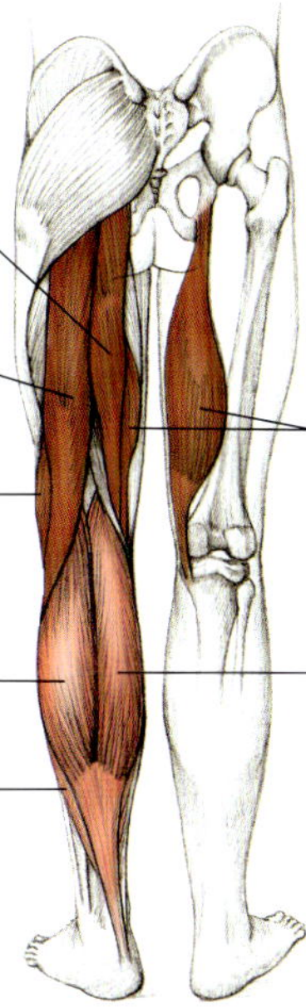

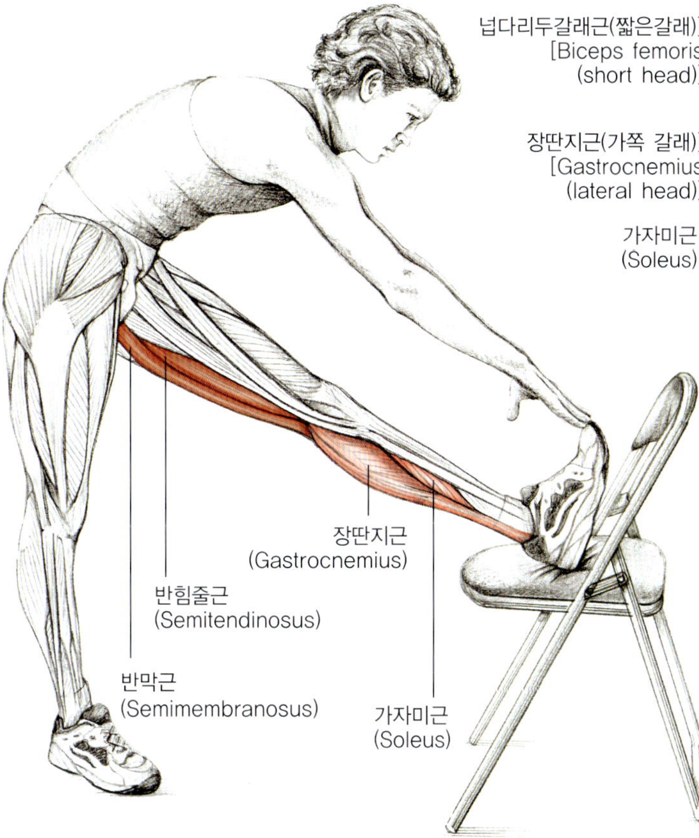

방법

한 다리를 의자에 올려놓고 선다. 무릎을 곧게 펴고 발가락이 천장을 향하도록 한다. 등을 곧게 유지하면서 몸을 앞으로 기울인다.

스트레칭되는 근육

주작용근: 반막근, 반힘줄근, 넙다리두갈래근.
이차 근육: 장딴지근, 가자미근.

스트레칭으로 유리한 스포츠

농구, 네트볼, 사이클, 하이킹, 배낭여행, 등산, 오리엔티어링, 아이스하키, 필드하키, 아이스스케이팅, 롤러스케이팅, 인라인스케이팅, 태권도, 달리기, 트랙경기, 크로스컨트리, 미식축구, 럭비, 스키, 수상스키, 파도타기, 걷기, 경보, 레슬링.

스트레칭이 유용한 스포츠 손상

아래등근육 스트레인, 아래등인대 삠, 넙다리뒤근 스트레인, 장딴지근 스트레인.

보편적 문제점 및 스트레칭을 정확하게 수행하기 위한 부가적 정보

이 스트레칭의 강도는 등을 곧게 유지하는 동작과 앞으로 기울이는 동작에 달려 있다.

보완 스트레칭

G01 참조.

G05: 서서 한 다리 걸쳐 놓고 넙다리뒤근 스트레칭

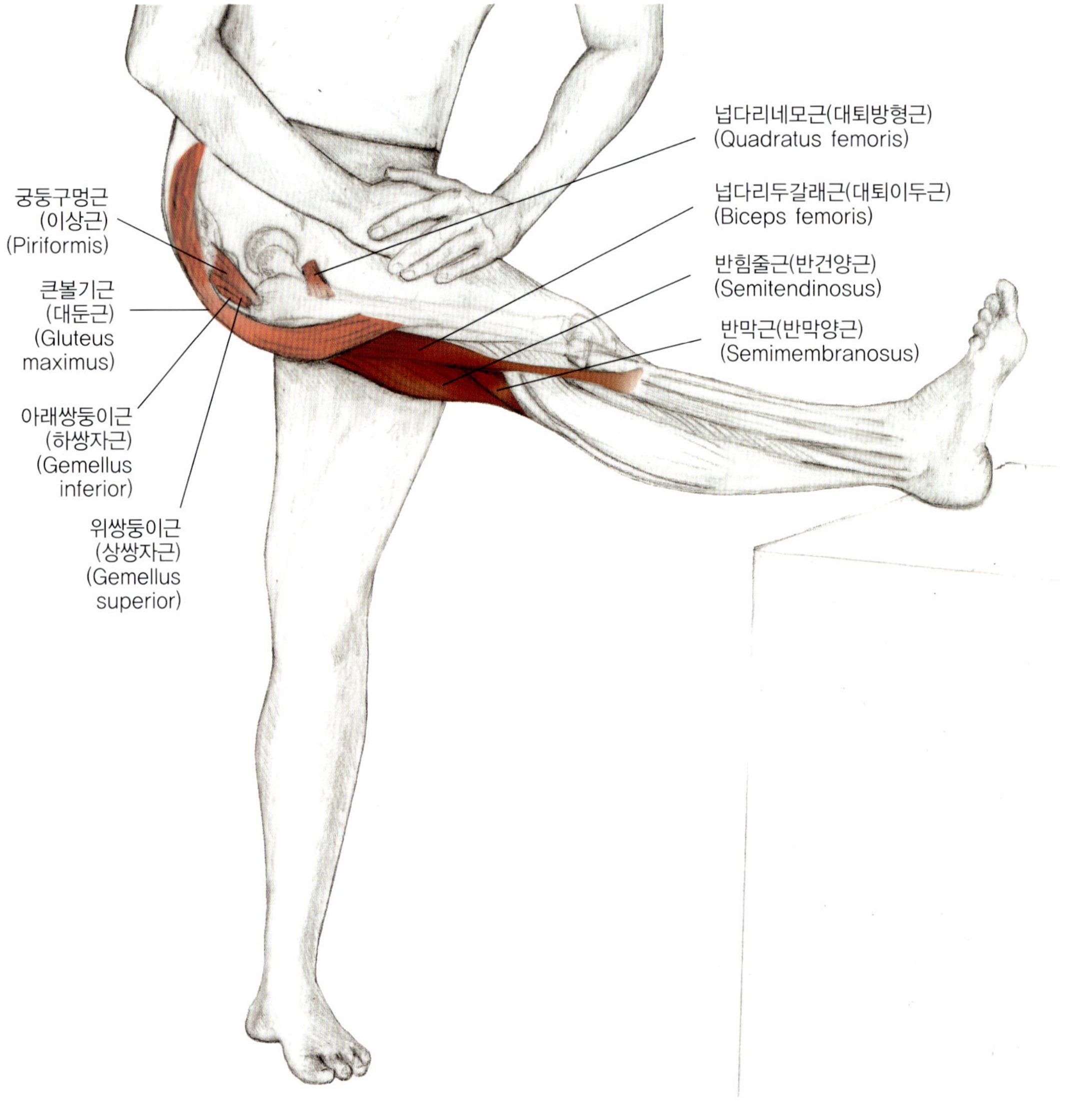

방법

서서 한 쪽 다리를 들어서 대상물 위에 올려 둔다. 올린 다리를 쭉 펴서 유지하고, 발끝을 위로 향하게 한다. 그리고 다른 쪽 발을 안쪽으로 틀고 등을 펴서 앞쪽으로 기울인다.

스트레칭되는 근육

주작용근: 반막근, 반힘줄근, 넙다리두갈래근.
이차 근육: 장딴지근(비복근), 가자미근.

이 스트레칭으로 유리한 스포츠

농구, 네트볼, 사이클, 하이킹, 배낭여행, 등산, 오리엔티어링, 아이스하키, 필드하키, 아이스스케이팅, 롤러스케이팅, 인라인스케이팅, 태권도, 달리기, 트랙경기, 크로스컨트리, 미식축구, 럭비, 스키, 수상스키, 파도타기, 걷기, 경보, 레슬링.

스트레칭이 유용한 스포츠 손상

아래등근육 스트레인, 아래등인대 삠(염좌), 넙다리뒤근 스트레인, 장딴지근 스트레인.

보편적 문제점 및 스트레칭을 정확하게 수행하기 위한 부가적 정보

이 스트레칭의 강도는 등을 곧게 유지하는 동작과 앞으로 기울이는 동작에 달려 있다.

보완 스트레칭

G11, E01 참조.

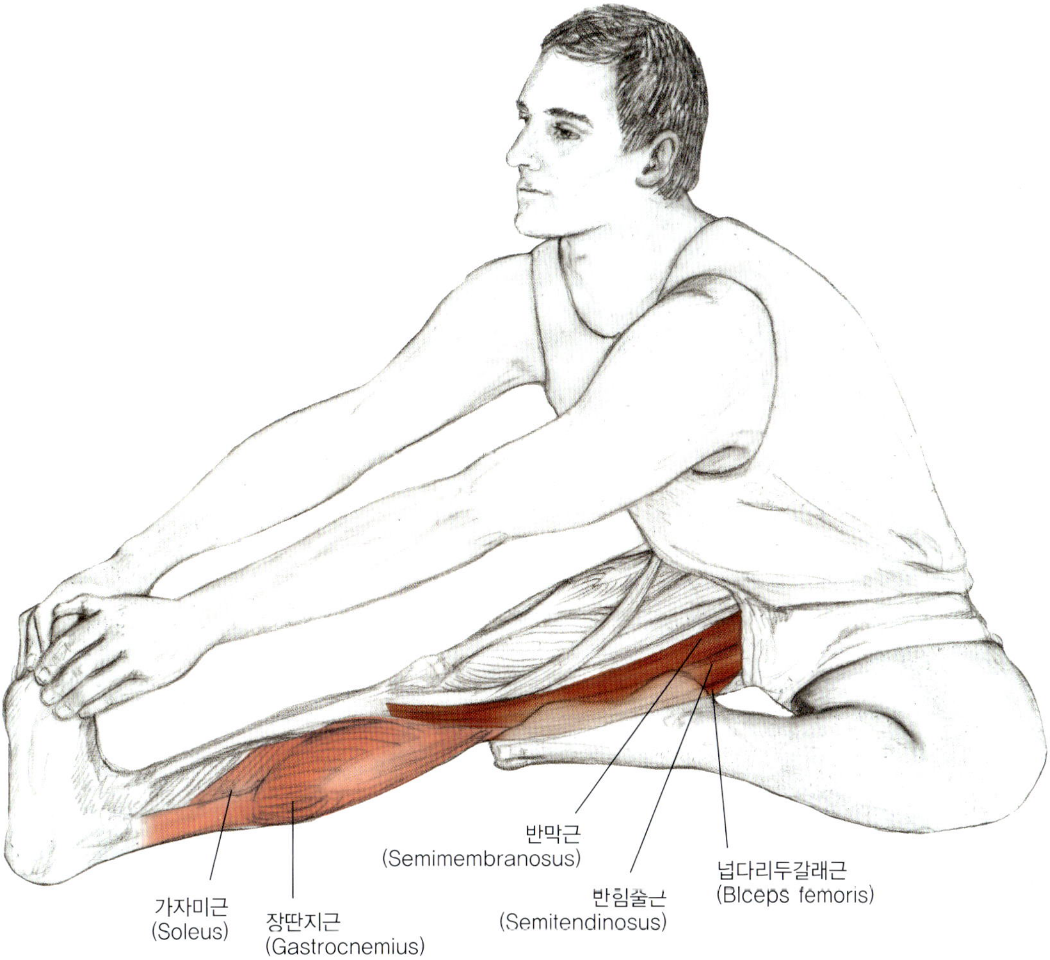

방법

앉아서 한 다리를 벌려 곧게 뻗고, 발가락이 천장을 향하도록 한다. 다른 다리의 무릎은 곧게 편 다리의 무릎 안쪽에 닿도록 구부린다. 이 자세에서 양손이 발가락에 닿도록 머리와 몸을 편 다리 쪽 앞으로 굽힌다.

스트레칭되는 근육

주작용근: 반막근. 반힘줄근. 넙다리두갈래근.
이차 근육: 장딴지근. 가자미근.

이 스트레칭으로 유리한 스포츠

농구. 네트볼. 사이클. 하이킹. 배낭여행. 등산. 오리엔티어링. 아이스하키. 필드하키. 아이스스케이팅. 롤러스케이팅. 인라인스케이팅. 태권도. 달리기. 트랙경기. 크로스컨트리. 미식축구. 럭비. 스키. 수상스키. 파도타기. 걷기. 경보. 레슬링.

스트레칭이 유용한 스포츠 손상

아래등근육 스트레인. 아래등인대 삠. 넙다리뒤근 스트레인. 장딴지근 스트레인.

보편적 문제점 및 스트레칭을 정확하게 수행하기 위한 부가적 정보

발가락이 천장을 향하도록 유지하는 것이 중요하다. 발가락이 옆으로 돌아가면, 뒤넙다리근의 비정상적인 긴장이 발생할 것이다. 오랜 기간 동안 이러한 방법으로 스트레칭을 수행하면, 근육의 불균형이 초래될 수 있다.

보완 스트레칭

G09 참조.

G07: 누운 자세 동료 보조 넙다리뒤근 스트레칭

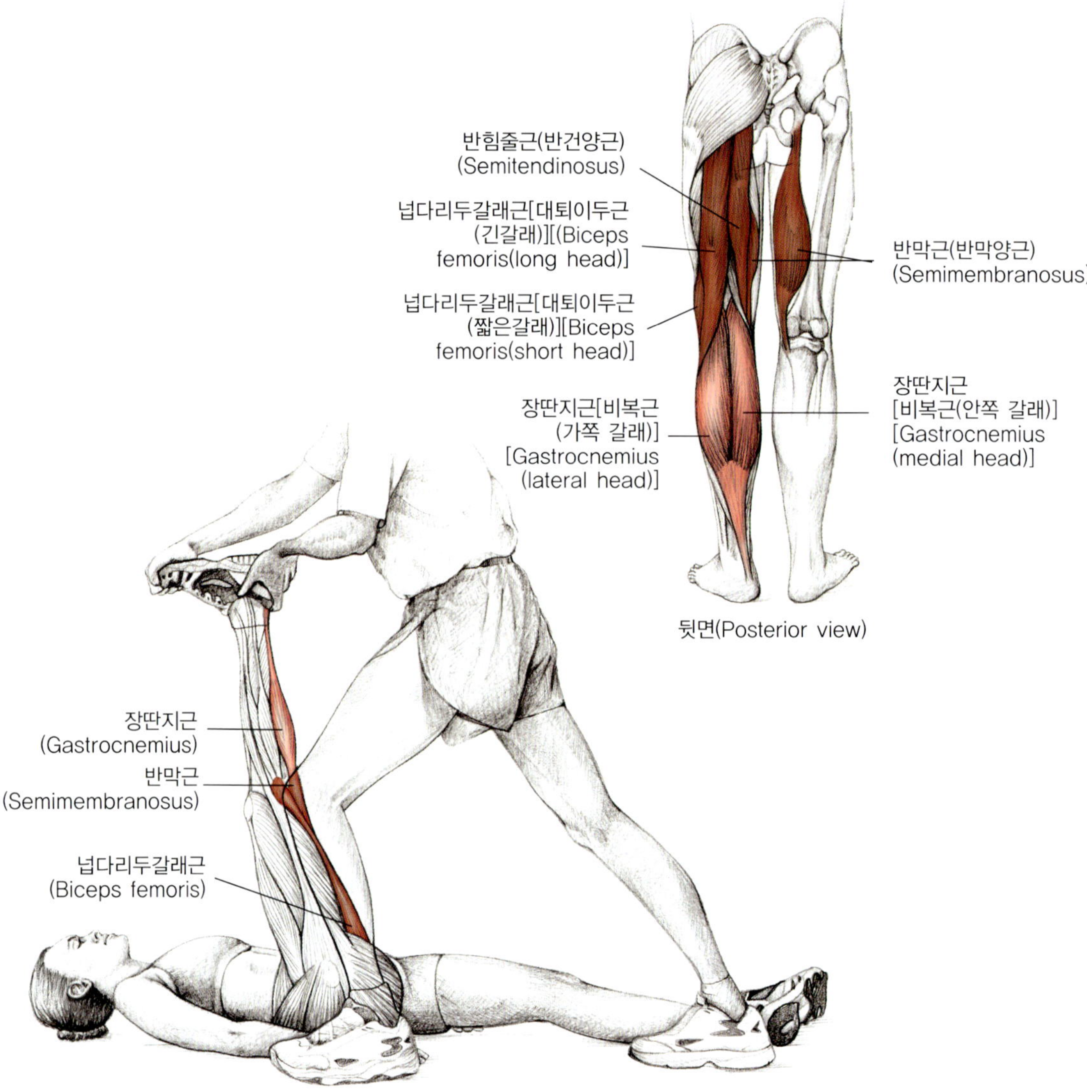

방법

두 다리를 곧게 펴고 눕는다. 등이 편안할 정도로만 동료가 한 다리를 펴 올린다. 발가락이 정확하게 머리 뒤를 향하도록 한다.

스트레칭되는 근육

주작용근: 반막근, 반힘줄근, 넙다리두갈래근.
이차 근육: 장딴지근(비복근).

이 스트레칭으로 유리한 스포츠

농구, 네트볼, 사이클, 하이킹, 배낭여행, 등산, 오리엔티어링, 아이스하키, 필드하키, 아이스스케이팅, 롤러스케이팅, 인라인스케이팅, 태권도, 달리기, 트랙경기, 크로스컨트리, 미식축구, 럭비, 스키, 수상스키, 파도타기, 걷기, 경보, 레슬링.

스트레칭이 유용한 스포츠 손상

아래등근육 스트레인, 아래등인대 삠(염좌), 넙다리뒤근 스트레인, 장딴지근 스트레인.

보편적 문제점 및 스트레칭을 정확하게 수행하기 위한 부가적 정보

스트레칭할 때 신중하게 동료를 선택한다. 이 스트레칭은 동료가 안전에 대한 책임이 있기 때문에 항상 동료와 의사소통이 명확하여야 한다.

보완 스트레칭

G04 참조.

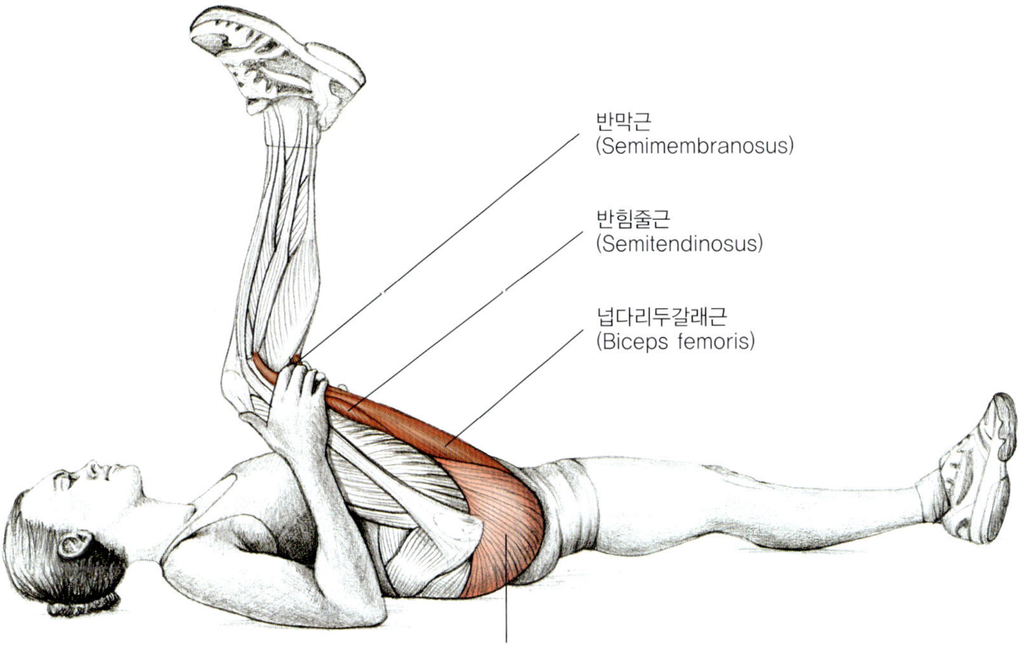

방법

누워서 한쪽 다리를 굽힌다. 다른 다리의 무릎을 가슴을 향하여 당기면서 구부린 다리를 천천히 부드럽게 곧게 편다.

스트레칭되는 근육

주작용근: 반막근, 반힘줄근, 넙다리두갈래근.
이차 근육: 큰볼기근(대둔근).

스트레칭으로 유리한 스포츠

농구, 네트볼, 사이클, 하이킹, 배낭여행, 등산, 오리엔티어링, 아이스하키, 필드하키, 아이스스케이팅, 롤러스케이팅, 인라인스케이팅, 태권도, 달리기, 트랙경기, 크로스컨트리, 미식축구, 럭비, 스키, 수상스키, 파도타기, 걷기, 경보, 레슬링.

스트레칭이 유용한 스포츠 손상

아래등근육 스트레인, 아래등인대 삠, 넙다리뒤근 스트레인.

스트레칭을 정확하게 수행하기위한 부가적 정보

당긴 다리의 넙다리(대퇴)가 상대적으로 움직이지 않도록 하고 무릎을 펴는 정도로 스트레칭의 강도를 조절한다.

보완 스트레칭

G12 참조.

G09:누워서 무릎 곧게 펴고 넙다리뒤근 스트레칭

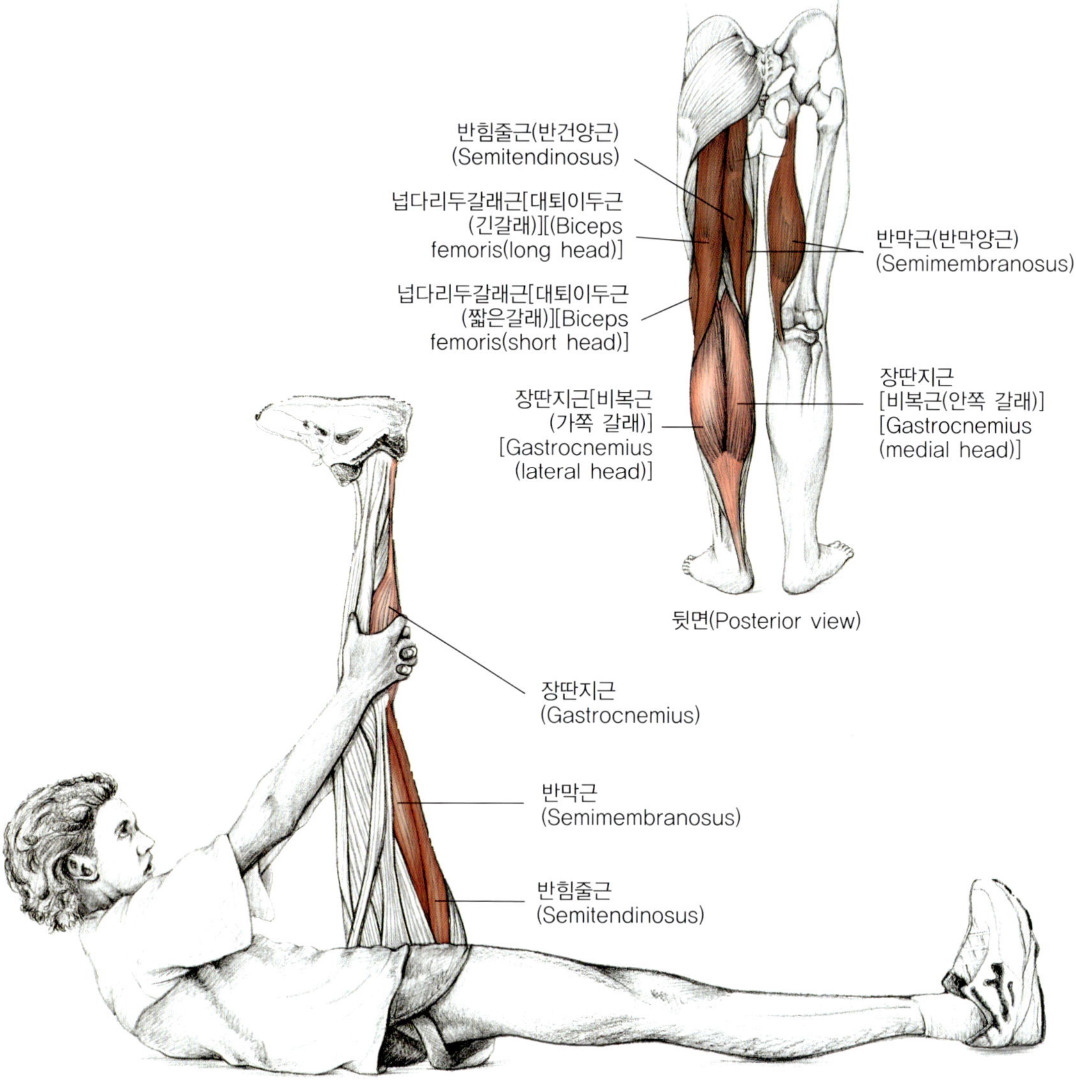

방법

누워서 한 쪽 무릎을 구부린다. 그 다리를 곧게 펴면서 가슴쪽으로 당긴다.

스트레칭되는 근육

주작용근: 반막근, 반힘줄근, 넙다리두갈래근.
이차 근육: 장딴지근(비복근).

이 스트레칭으로 유리한 스포츠

농구, 네트볼, 사이클, 하이킹, 배낭여행, 등산, 오리엔티어링, 아이스하키, 필드하키, 아이스스케이팅, 롤러스케이팅, 인라인스케이팅, 태권도, 달리기, 트랙경기, 크로스컨트리, 미식축구, 럭비, 스키, 수상스키, 파도타기, 걷기, 경보, 레슬링.

스트레칭이 유용한 스포츠 손상

아래등근육 스트레인, 아래등인대 삠(염좌), 넙다리뒤근 스트레인, 장딴지근 스트레인.

보편적 문제점 및 스트레칭을 정확하게 수행하기 위한 부가적 정보

올린 다리의 발가락이 머리를 향하도록 유지하는 것이 중요하다. 이 발가락이 옆으로 돌아가면 뒤넙다리근의 비정상적인 긴장을 야기할 것이다. 오랜 기간 동안 이러한 방법으로 스트레칭을 수행하면 근육의 불균형이 초래될 수 있다.

보완 스트레칭

G10 참조.

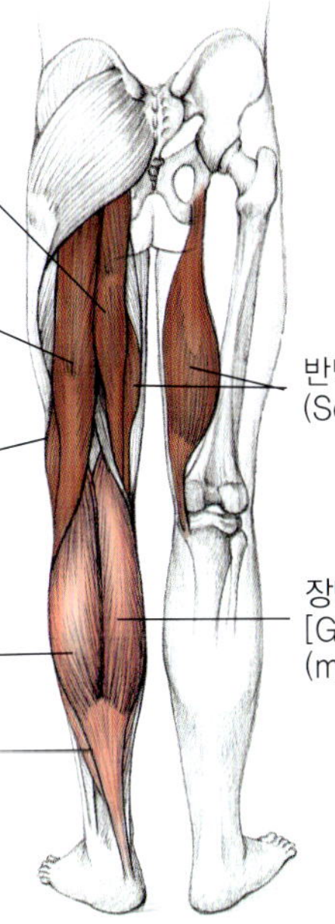

뒷면(Posterior view)

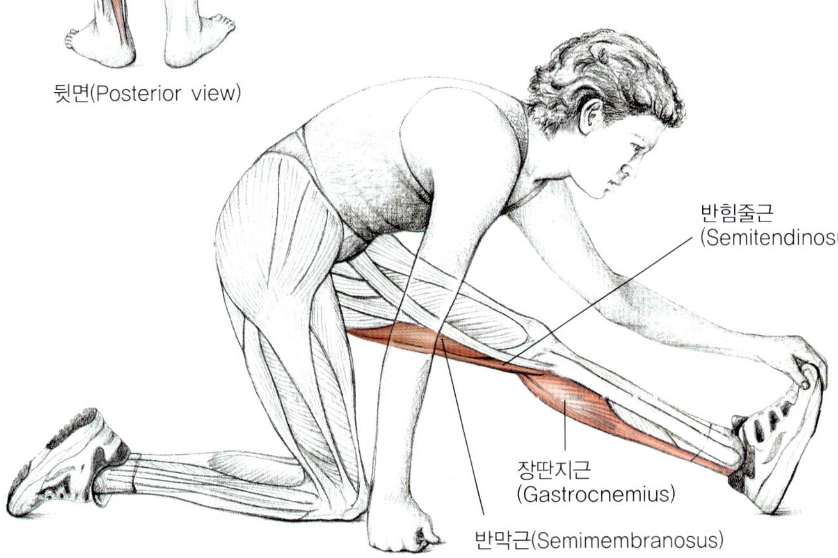

방법

한 무릎서기 자세에서 다른 다리를 앞으로 뻗고 발등을 굽힌다. 등은 곧게 유지하고 발가락을 몸쪽으로 올린다. 한 손으로 발가락을 잡는 동작을 한다.

스트레칭되는 근육

주작용근: 반막근, 반힘줄근, 넙다리두갈래근.
이차 근육: 장딴지근(비복근), 가자미근.

이 스트레칭으로 유리한 스포츠

농구, 네트볼, 사이클, 하이킹, 배낭여행, 등산, 오리엔티어링, 아이스하키, 필드하키, 아이스스케이팅, 롤러스케이팅, 인라인스케이팅, 태권도, 달리기, 트랙경기, 크로스컨트리, 미식축구, 럭비, 스키, 수상스키, 파도타기, 걷기, 경보, 레슬링.

스트레칭이 유용한 스포츠 손상

아래등근육 스트레인, 아래등인대 삠, 넙다리뒤근 스트레인, 장딴지근 스트레인.

보편적 문제점 및 스트레칭을 정확하게 수행하기 위한 부가적 정보

손으로 발가락을 잡을 수 있느냐는 중요한 일이 아니다. 등을 곧게 유지하고 발가락을 올려서 스트레칭하는 일에 집중한다.

보완 스트레칭

G03 참조.

G11:앉은 자세 다리 걸쳐 놓고 넙다리뒤근 스트레칭

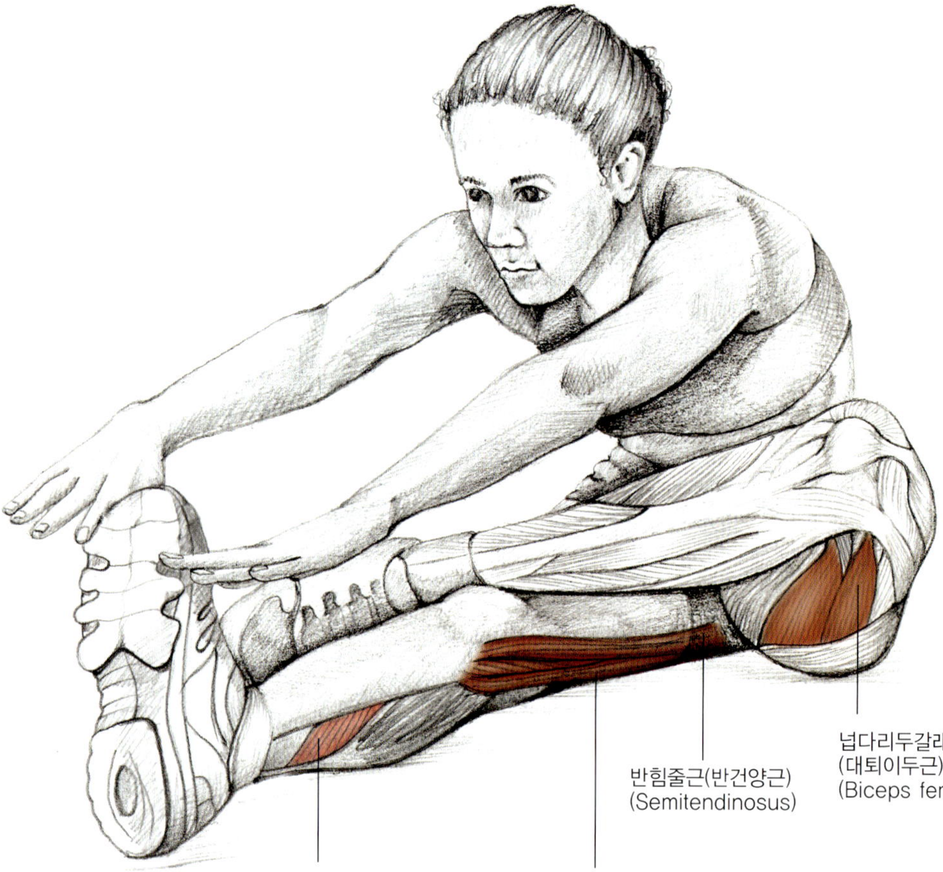

방법

앉아서 한 다리를 앞으로 곧게 펴고 발가락은 천장을 향한 자세를 취한다. 다른 다리는 무릎을 굽혀서 곧게 편 다리의 넙다리(대퇴) 위에 올려 놓는다. 등을 곧게 펴고 몸을 앞으로 굽혀서 손이 발가락에 닿도록 한다.

스트레칭되는 근육

주작용근: 반막근, 반힘줄근, 넙다리두갈래근.
이차 근육: 가자미근.

이 스트레칭으로 유리한 스포츠

농구, 네트볼, 사이클, 하이킹, 배낭여행, 등산, 오리엔티어링, 아이스하키, 필드하키, 아이스스케이팅, 롤러스케이팅, 인라인스케이팅, 태권도, 달리기, 트랙경기, 크로스컨트리, 미식축구, 럭비, 스키, 수상스키, 파도타기, 걷기, 경보, 레슬링.

스트레칭이 유용한 스포츠 손상

아래등근육 스트레인, 아래등인대 삠(염좌), 넙다리뒤근 스트레인, 장딴지근 스트레인.

스트레칭을 정확하게 수행하기위한 부가적 정보

손으로 발가락을 잡을 수 있느냐는 중요한 일이 아니다. 단순히 발가락이 천장을 향하도록 하는 것만으로 충분하다.

보완 스트레칭

G07 참조.

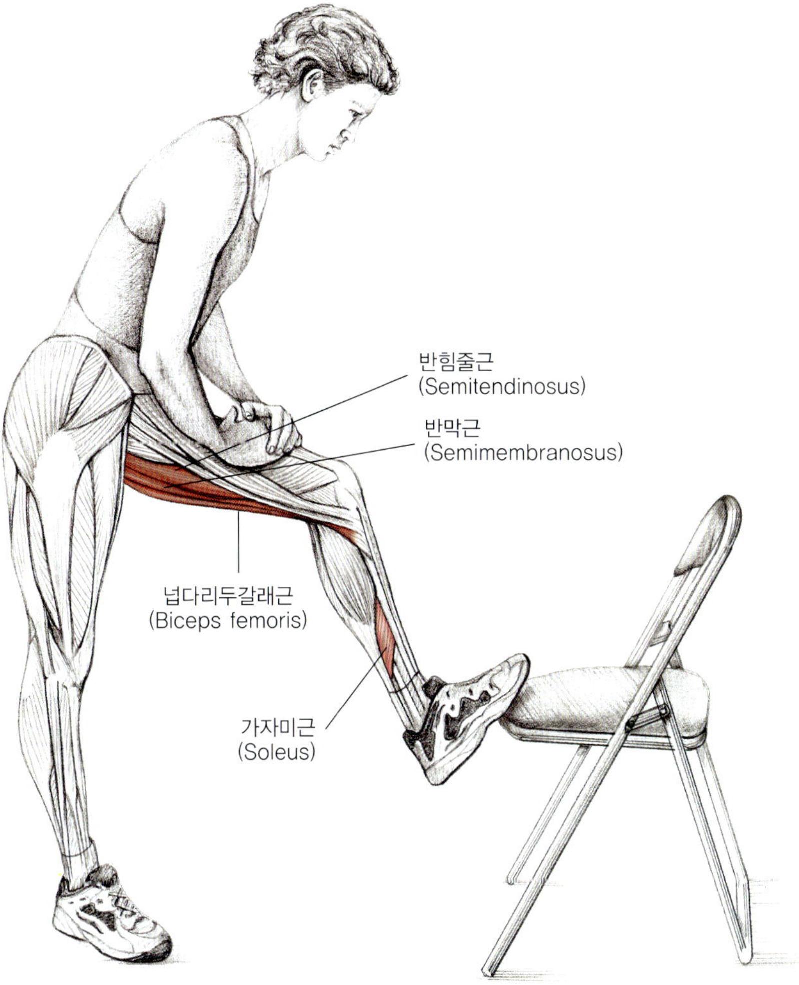

방법

서서 한 다리를 의자에 올려놓는다. 올린 다리의 무릎을 약간 구부리고, 발가락만 의자의 가장자리에 걸쳐지도록 한다. 등을 곧게 유지하고, 가슴이 넙다리(대퇴)를 향하도록 몸을 구부린다.

스트레칭되는 근육

주작용근: 반막근, 반힘줄근, 넙다리두갈래근.
이차 근육: 가자미근.

이 스트레칭으로 유리한 스포츠

농구, 네트볼, 사이클, 하이킹, 배낭여행, 등산, 오리엔티어링, 아이스하키, 필드하키, 아이스스케이팅, 롤러스케이팅, 인라인스케이팅, 태권도, 달리기, 트랙경기, 크로스컨트리, 미식축구, 럭비, 스키, 수상스키, 파도타기, 걷기, 경보, 레슬링.

스트레칭이 유용한 스포츠 손상

넙다리뒤근 스트레인, 발뒤꿈치힘줄(아킬레스건) 스트레인, 발뒤꿈치힘줄염, 안쪽 정강뼈통증 증후군(내측경골통증 증후군, 정강이 덧대).

스트레칭을 정확하게 수행하기위한 부가적 정보

발뒤꿈치가 지면을 향하도록 아래로 누르면, 스트레칭을 강화하는 데 도움이 될 것이다.

보완 스트레칭

G14 참조.

G13:서서 한 다리 올려 무릎 굽혀 넙다리뒤근 스트레칭

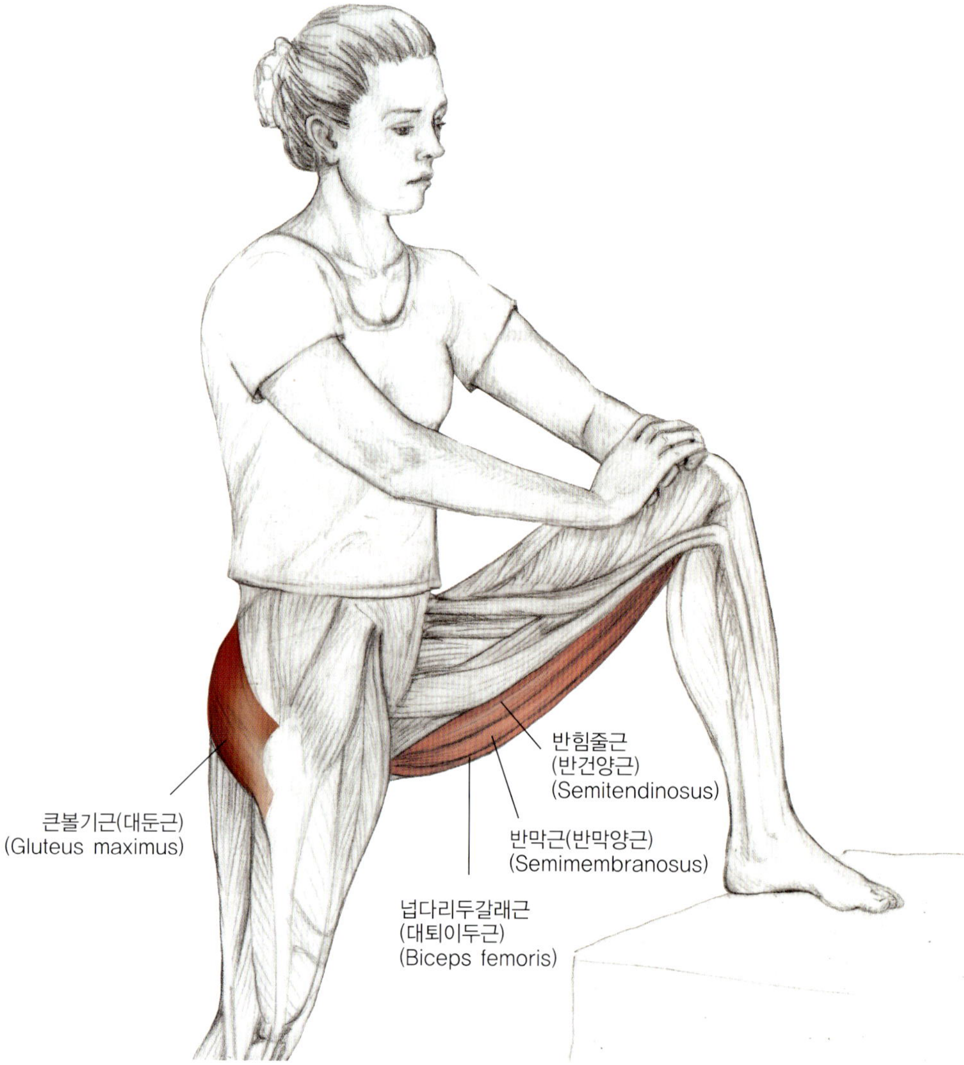

방법

한 쪽 발을 테이블에 올리고 선다. 다리를 구부리고 허리를 구부린 다리쪽으로 기울인다.

스트레칭되는 근육

주작용근: 큰볼기근(대둔근)
이차 근육: 반막근(반막양근), 반힘줄근(반건양근), 넙다리두갈래근(대퇴이두근).

이 스트레칭이 유리한 스포츠

농구, 네트볼, 사이클, 하이킹, 배낭여행, 등산, 오리엔티어링, 아이스하키, 필드하키, 아이스스케이팅, 롤러스케이팅, 인라인스케이팅, 태권도, 달리기, 트랙경기, 크로스컨트리, 미식축구, 럭비, 스키, 수상스키, 파도타기, 걷기, 경보, 레슬링.

스트레칭이 유용한 스포츠 손상

아래등근육 스트레인, 아래등인대 삠(염좌), 뒤넙다리근(슬괵근) 스트레인.

이 스트레칭을 정확하게 수행하기 위한 부가적 정보

등을 곧게 하고 앞으로 기울여서 스트레칭의 강도를 조절한다.

보완 스트레칭

G04, D08 참조.

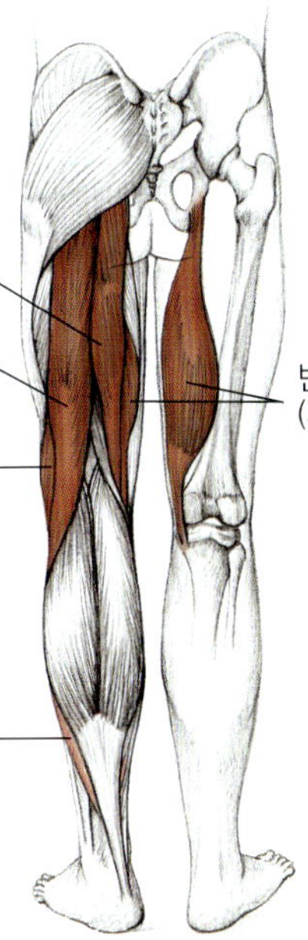

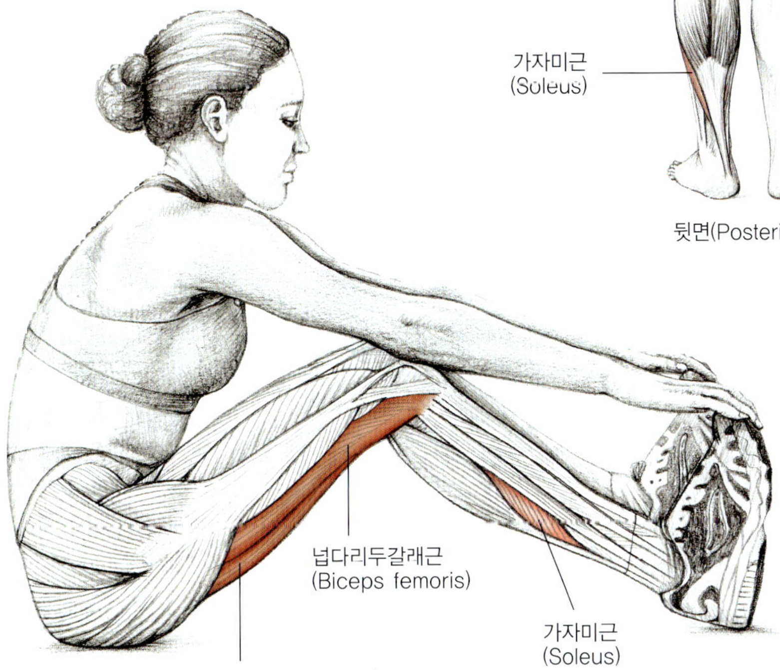

방법

양다리를 약간 구부리고 앉는다. 양손으로 발가락을 잡고, 몸쪽으로 당기면서 등을 곧게 하고, 몸을 앞으로 기울인다.

스트레칭되는 근육

주작용근: 반막근, 반힘줄근, 넙다리두갈래근.
이차 근육: 가자미근.

이 스트레칭으로 유리한 스포츠

농구, 네트볼, 사이클, 하이킹, 배낭여행, 등산, 오리엔티어링, 아이스하키, 필드하키, 아이스스케이팅, 롤러스케이팅, 인라인스케이팅, 태권도, 달리기, 트랙경기, 크로스컨트리, 미식축구, 럭비, 스키, 수상스키, 파도타기, 걷기, 경보, 레슬링.

스트레칭이 유용한 스포츠 손상

넙다리뒤근 스트레인, 발뒤꿈치힘줄(아킬레스건) 스트레인, 발뒤꿈치힘줄염, 안쪽 정강뼈통증 증후군(내측경골통증 증후군, 정강이 덧대).

보편적 문제점 및 스트레칭을 정확하게 수행하기 위한 부가적 정보

발가락을 당길 때 발가락들이 확실하게 천장을 향하도록 한다. 오랜 기간 동안 이러한 방법으로 스트레칭을 수행하면, 근육의 불균형이 초래될 수 있다.

보완 스트레칭

G08 참조.

G15:서서 몸통 앞으로 굽히기 넙다리뒤근 스트레칭

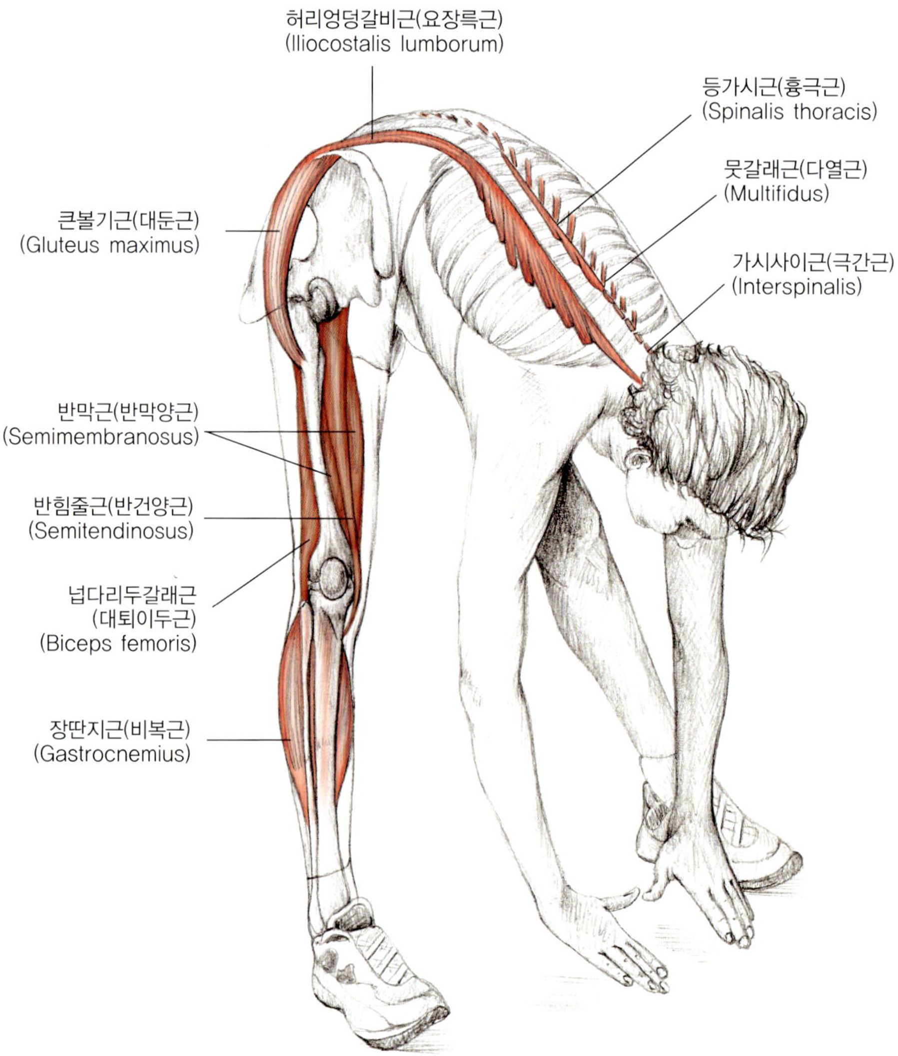

방법

발을 어깨 넓이로 벌리고 선다. 몸을 앞으로 구부려 양손이 지면을 향하여 내려간다.

스트레칭되는 근육

주작용근: 반막근, 반힘줄근, 넙다리두갈래근.
이차 근육: 장딴지근, 가자미근, 큰볼기근(대둔근), 허리엉덩갈비근(요장륵근), 등가시근(흉극근), 가시사이근(극간근), 뭇갈래근(다열근).

이 스트레칭으로 유리한 스포츠

농구, 네트볼, 사이클, 하이킹, 배낭여행, 등산, 오리엔티어링, 아이스하키, 필드하키, 아이스스케이팅, 롤러스케이팅, 인라인스케이팅, 태권도, 달리기, 트랙경기, 크로스컨트리, 미식축구, 럭비, 스키, 수상스키, 파도타기, 걷기, 경보, 레슬링.

스트레칭이 유용한 스포츠 손상

아래등근육 스트레인, 아래등인대 삠(염좌), 넙다리뒤근 스트레인, 장딴지근 스트레인.

보편적 문제점 및 스트레칭을 정확하게 수행하기 위한 부가적 정보

이 자세는 아래등근육과 무릎관절에 많은 스트레스를 준다. 요통이나 무릎 통증을 호소하는 경우에는 이 스트레칭은 피한다.

보완 스트레칭

G01 참조.

10 모음근 스트레칭 Adductors

모음근(내전근, adductor)은 근육들의 큰 그룹이며, 넙다리의 내측에 위치하고 있다. 이들은 엉덩관절뼈 아래에서 시작하여 아래로 확장되며, 넙다리의 안쪽에 부착되어 있다.

두덩근(치골근, pectineus)은 가장 위의 모음근이며, 이것의 주요 활동은 모음 또는 넙다리를 신체의 중앙으로 가져오는 것이다. **두덩정강근(박근, gracilis)**은 치골결합에서부터 무릎 아래의 정강뼈에 부착되어 있다. 이것은 표면의 내부 넙다리 모양을 하고 있지만 비교적 약하다. 이것은 무릎뿐만 아니라 엉덩관절에 작용한다.

벌림근(외전근, abductor)으로 지정된 세 가지 근육은 **큰모음근(대내전근, adductor magnus)**, **짧은모음근(단내전근, adductor brevis)**, 그리고 **긴모음근(장내전근, adductor longus)**이다. 이들은 넓적다리의 안쪽을 타고 아래로 내려가며, 골반의 치골부위 앞에서 출발하여 넓적다리의 안쪽 긴 축에 부착되어 있다. 큰모음근은 세 개의 근육 중에서 가장 크며, 넓적다리 안쪽의 전 부위를 망라하여 퍼져 있다.

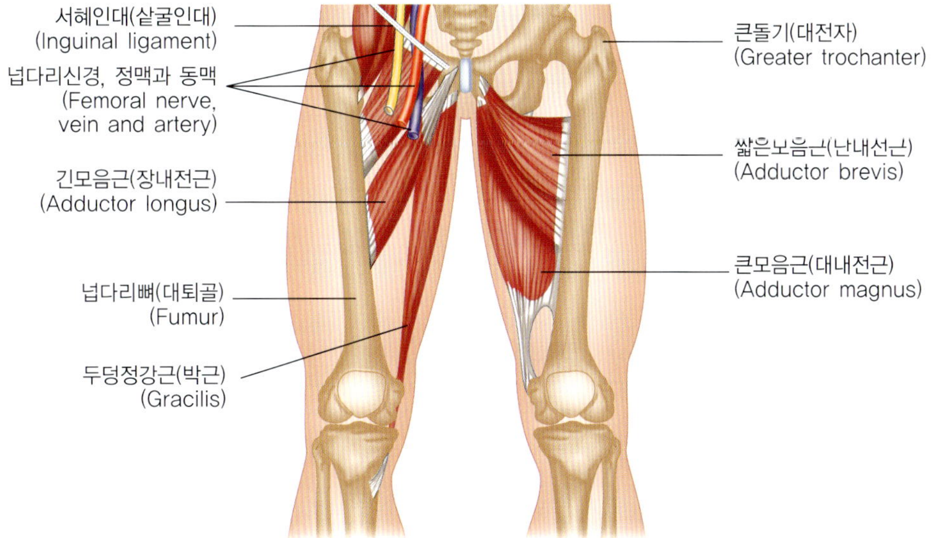

모음근의 주요 활동은 엉덩관절을 모으는 것(중앙선으로 끌어당김)이지만, 대부분 엉덩관절을 돌림(회전)시키기도 한다. 두덩근과 두덩정강근은 안쪽으로 돌림하며, 짧은모음근과 큰모음근은 바깥으로 돌림한다. 모든 모음근은 중량이 그 위에 있을 때, 다리의 안정자로서 역할을 하며, 골반을 안정시킨다.

이 모음근 스트레칭이 유용한 스포츠는 다음과 같다; 농구, 네트볼, 사이클, 하이킹, 배낭여행, 등산, 오리엔티어링, 아이스하키, 필드하키, 빙상, 롤러스케이팅, 인라인스케이팅, 태권도, 달리기, 트랙경기, 크로스컨트리, 축구, 미식축구, 럭비 등의 달리기 스포츠, 설상스키, 수상스키, 파도타기, 걷기, 경보, 레슬링 등이다.

H01: 발바닥 마주 대고 앉은 자세 모음근 스트레칭

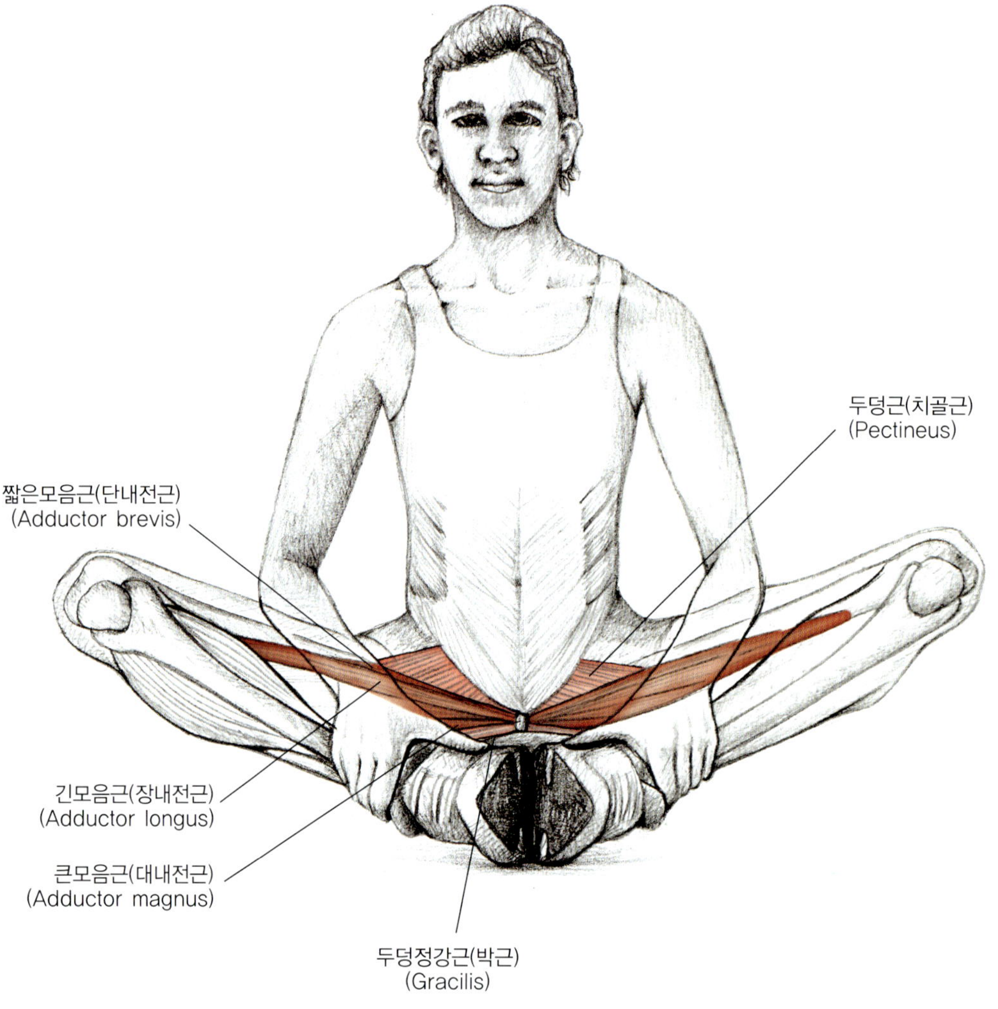

방법

양발바닥이 마주 닿고 발뒤꿈치가 샅고랑부위(서혜부)를 향하도록 무릎을 구부려 앉는다. 발목을 잡고 무릎이 지면을 향하도록 팔꿈치로 민다.

스트레칭되는 근육

주작용근: 긴모음근(장내전근), 짧은모음근(단내전근), 큰모음근(대내전근).
이차 근육: 두덩정강근(박근), 두덩근(치골근).

이 스트레칭이 유리한 스포츠

농구, 네트볼, 사이클, 하이킹, 배낭여행, 등산, 오리엔티어링, 아이스하키, 필드하키, 아이스스케이팅, 롤러스케이팅, 인라인스케이팅, 태권도, 달리기, 트랙경기, 크로스컨트리, 미식축구, 럭비, 스키, 수상스키, 파도타기, 걷기, 경보, 레슬링.

스트레칭이 유용한 스포츠 손상

골반부 찢김골절, 샅고랑부위(서혜부) 스트레인, 두덩뼈염(치골염), 궁둥구멍근(이상근) 증후군, 모음근힘줄염(내전근염), 돌기윤활낭염(전자윤활낭염)

스트레칭을 정확하게 수행하기 위한 부가적 정보

등을 곧게 하고 팔꿈치를 이용하여 스트레칭의 강도를 조절한다.

보완 스트레칭

E08 참조.

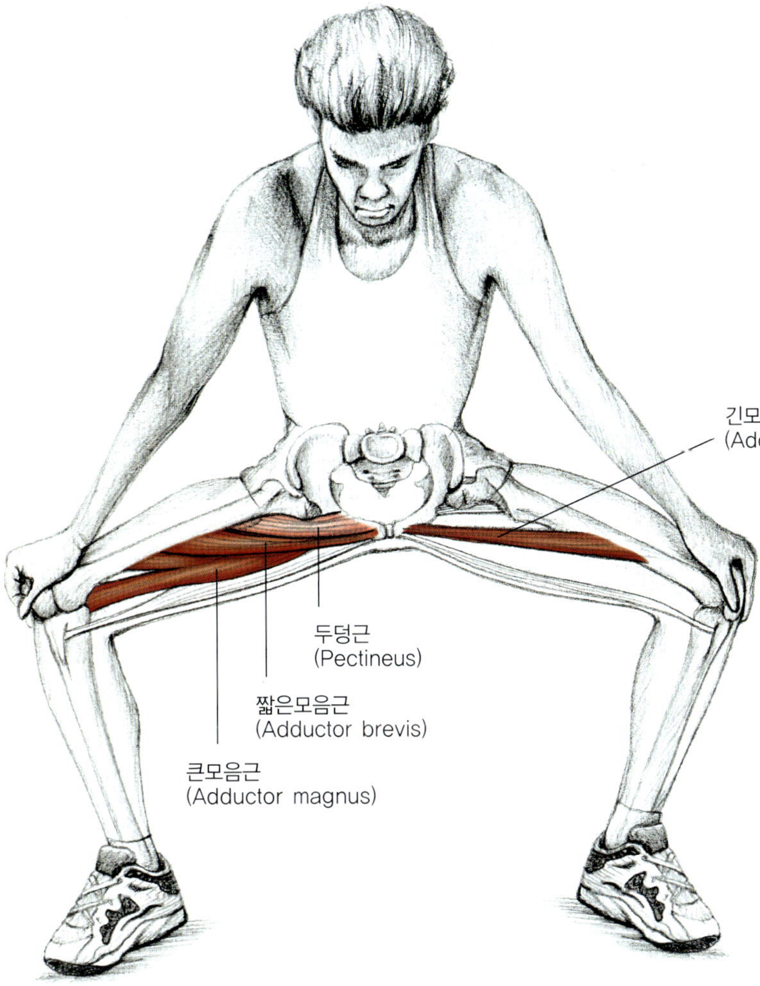

방법

서서 양발을 벌리고 발가락은 대각선상에 놓이도록 하는 말 탄 자세를 취한다. 몸을 앞으로 기울이며 무릎을 구부리고 양손으로 무릎이 양옆으로 벌어지도록 민다.

스트레칭되는 근육

주작용근: 긴모음근, 짧은모음근, 큰모음근.
이차 근육: 두덩근.

이 스트레칭이 유리한 스포츠

농구, 네트볼, 사이클, 하이킹, 배낭여행, 등산, 오리엔티어링, 아이스하키, 필드하키, 아이스스케이팅, 롤러스케이팅, 인라인스케이팅, 태권도, 달리기, 트랙경기, 크로스컨트리, 미식축구, 럭비, 스키, 수상스키, 파도타기, 걷기, 경보, 레슬링.

스트레칭이 유용한 스포츠 손상

골반부 찢김골절, 샅고랑부위 스트레인, 두덩뼈염, 궁둥구멍근 증후군, 모음근힘줄염, 돌기윤활낭염.

보편적 문제점 및 스트레칭을 정확하게 수행하기 위한 부가적 정보

이 자세를 오랫동안 취하기 위해서는 넙다리갈래근의 근력이 필요하다. 이 근육이 피로에 의해 약화되는 것을 느낀다면 스트레칭을 중단한다.

보완 스트레칭

H07 참조.

H03: 서서 한 다리 옆으로 벌린 모음근 스트레칭

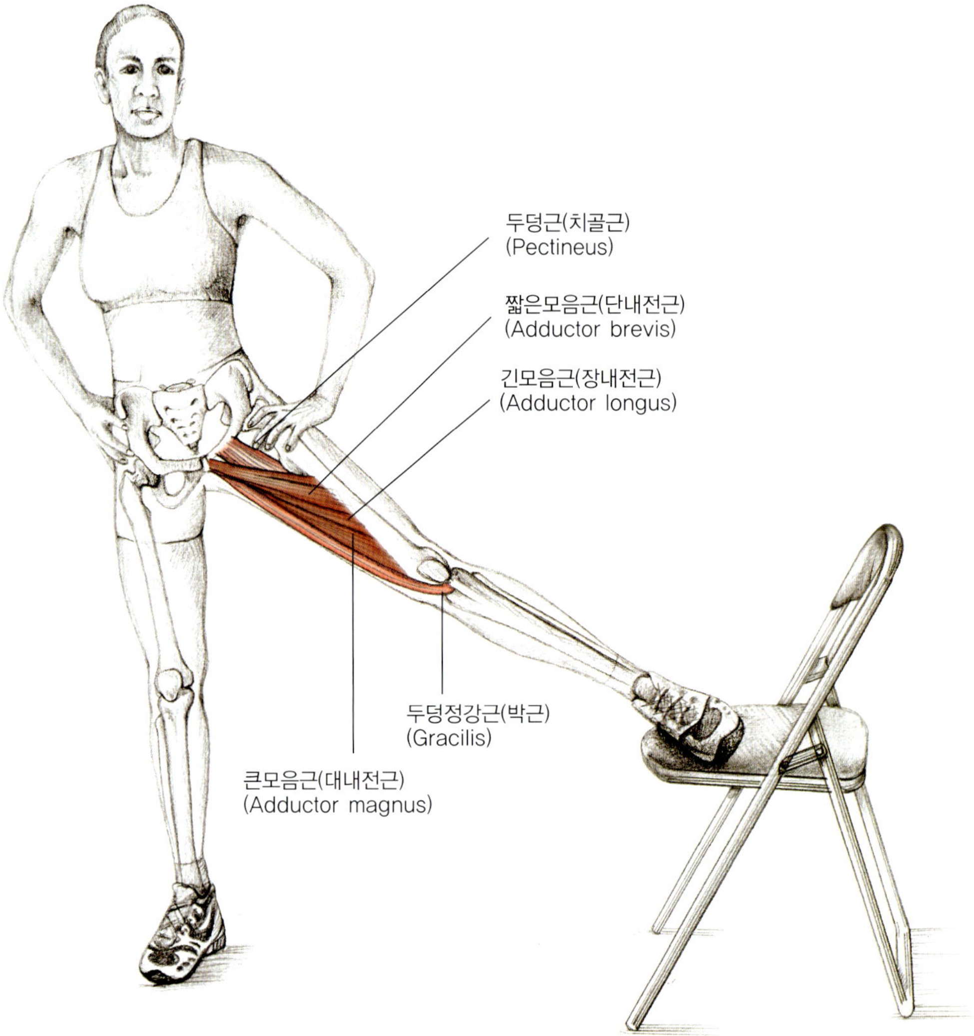

방법

한 다리를 벌려서 의자에 올려놓고 선다. 올려놓은 다리의 발가락이 앞을 향하도록 하고, 다른 다리를 의자에서 천천히 멀어지도록 한다.

스트레칭되는 근육

주작용근: 긴모음근. 짧은모음근. 큰모음근.
이차 근육: 두덩정강근(박근). 두덩근(치골근).

이 스트레칭이 유리한 스포츠

농구. 네트볼. 사이클. 하이킹. 배낭여행. 등산. 오리엔티어링. 아이스하키. 필드하키. 아이스스케이팅. 롤러스케이팅. 인라인스케이팅. 태권도. 달리기. 트랙경기. 크로스컨트리. 미식축구. 럭비. 스키. 수상스키. 파도타기. 걷기. 경보. 레슬링.

스트레칭이 유용한 스포츠 손상

골반부 찢김골절(결출골절). 샅고랑부위 스트레인. 두덩뼈염(치골염). 궁둥구멍근 증후군. 모음근힘줄염. 돌기윤활낭염(전자윤활낭염).

스트레칭을 정확하게 수행하기위한 부가적 정보

이 스트레칭의 강도를 증가시키기 위해서는 좀 더 높은 의자를 이용하며, 필요하면 균형을 위하여 무엇이든 붙잡는다.

보완 스트레칭

H01 참조.

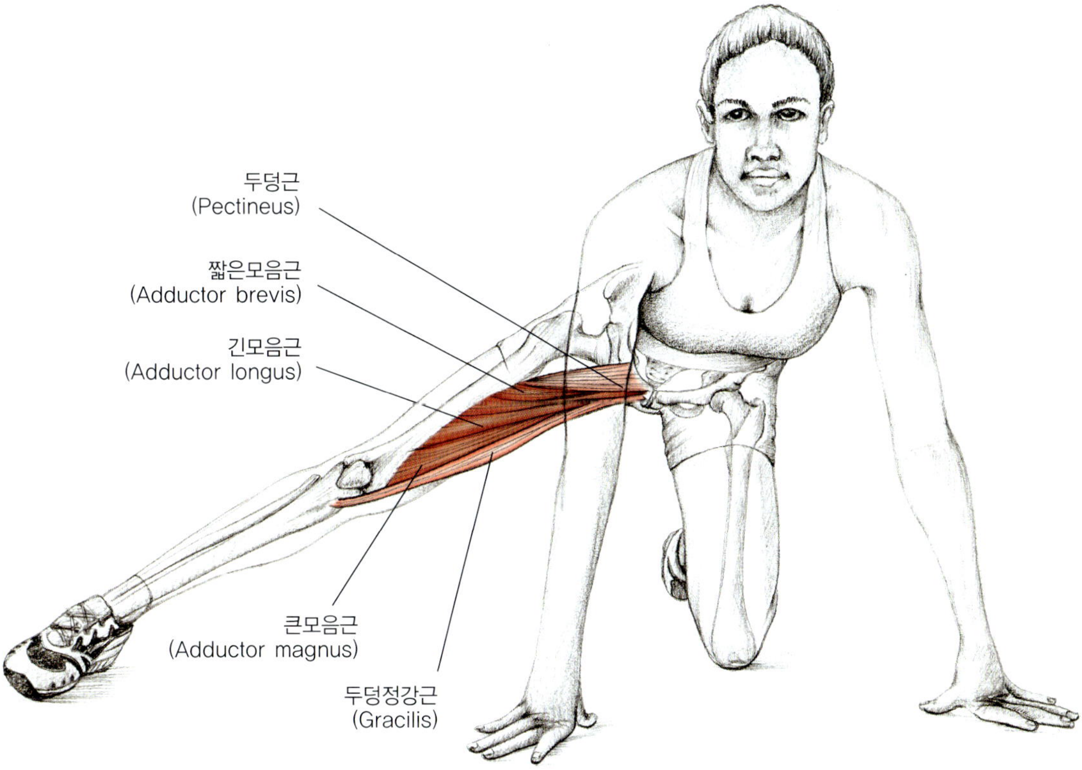

방법

한 무릎으로 서서 다른 다리는 옆으로 벌려서 발가락이 앞을 향하도록 한다. 손으로 바닥을 짚고 벌린 다리를 더욱 멀리 벌린다.

스트레칭되는 근육

주작용근: 긴모음근. 짧은모음근. 큰모음근.
이차 근육: 두덩정강근. 두덩근.

이 스트레칭이 유리한 스포츠

농구. 네트볼. 사이클. 하이킹. 배낭여행. 등산. 오리엔티어링. 아이스하키. 필드하키. 아이스스케이팅. 롤러스케이팅. 인라인스케이팅. 태권도. 달리기. 트랙경기. 크로스컨트리. 미식축구. 럭비. 스키. 수상스키. 파도타기. 걷기. 경보. 레슬링.

스트레칭이 유용한 스포츠 손상

골반부위 찢김골절. 샅고랑부위 스트레인. 두덩뼈염. 궁둥구멍근 증후군. 모음근힘줄염. 돌기윤활낭염.

스트레칭을 정확하게 수행하기위한 부가적 정보

필요하면 편안하게 하기 위하여 무릎 아래에 타월을 대준다.

보완 스트레칭

H05 참조.

H05: 쪼그려 앉아 한 다리 벌린 모음근 스트레칭

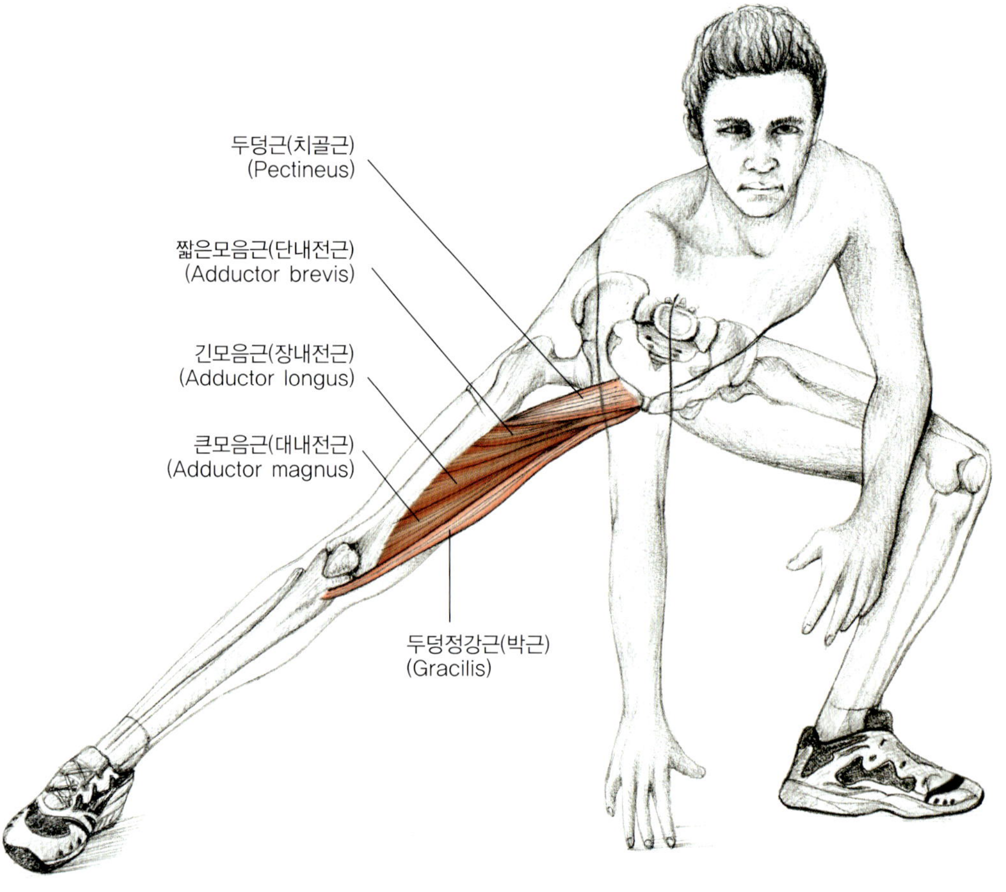

방법

양발을 넓게 벌리고 선다. 한 다리는 무릎을 구부리면서 발가락이 밖으로 돌아가도록 움직이고 반대 다리는 곧게 펴고, 발가락이 앞을 향하도록 하면서 샅고랑부위가 지면을 향하여 낮아지고 손은 바닥을 짚거나 구부러진 무릎에 놓는다.

스트레칭되는 근육

주작용근: 긴모음근, 짧은모음근, 큰모음근.
이차 근육: 두덩정강근(박근), 두덩근(치골근).

이 스트레칭이 유리한 스포츠

농구, 네트볼, 사이클, 하이킹, 배낭여행, 등산, 오리엔티어링, 아이스하키, 필드하키, 아이스스케이팅, 롤러스케이팅, 인라인스케이팅, 태권도, 달리기, 트랙경기, 크로스컨트리, 미식축구, 럭비, 스키, 수상스키, 파도타기, 걷기, 경보, 레슬링.

스트레칭이 유용한 스포츠 손상

골반부위 찢김골절, 샅고랑부위 스트레인, 두덩뼈염, 궁둥구멍근 증후군, 모음근힘줄염, 돌기윤활낭염.

스트레칭을 정확하게 수행하기위한 부가적 정보

이 스트레칭의 강도는 몸을 앞으로 더 기울여 증가시킨다.

보완 스트레칭

H04 참조.

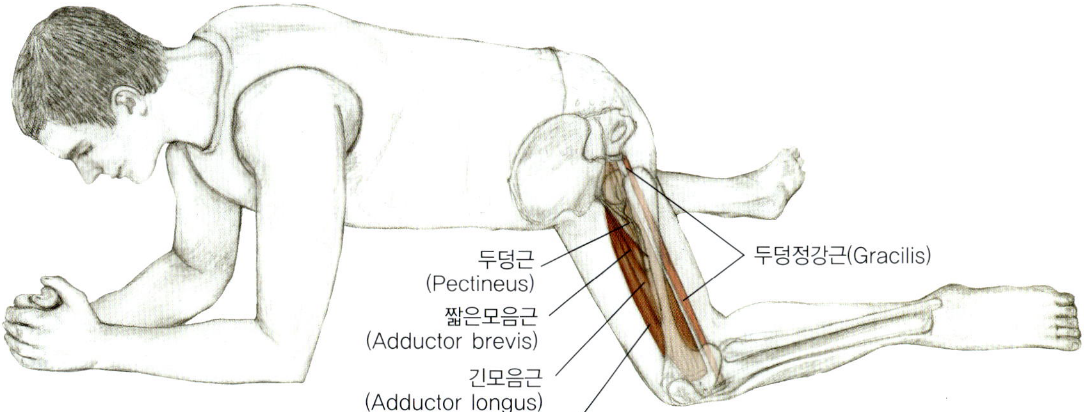

방법

얼굴을 아래로 향하고, 무릎과 발끝을 밖으로 향하게 하여 무릎을 꿇는다.

스트레칭되는 근육

주작용근: 긴모음근. 짧은모음근. 큰모음근.
이차 근육: 두덩정강근. 두덩근.

이 스트레칭이 유리한 스포츠

농구. 네트볼. 사이클. 하이킹. 배낭여행. 등산. 오리엔티어링. 아이스하키. 필드하키. 아이스스케이팅. 롤러스케이팅. 인라인스케이팅. 태권도. 달리기. 트랙경기. 크로스컨트리. 미식축구. 럭비. 스키. 수상스키. 파도타기. 걷기. 경보. 레슬링.

스트레칭이 유용한 스포츠 손상

골반부위 찢김골절. 샅고랑부위 스트레인. 두덩뼈염. 궁둥구멍근 증후군. 모음근힘줄염. 돌기윤활낭염.

스트레칭을 정확하게 수행하기위한 부가적 정보

이 스트레칭의 강도는 몸을 앞으로 더 기울여 증가시킨다.

보완 스트레칭

H01, H03 참조.

H07: 앉아서 다리 넓게 벌리고 모음근 스트레칭

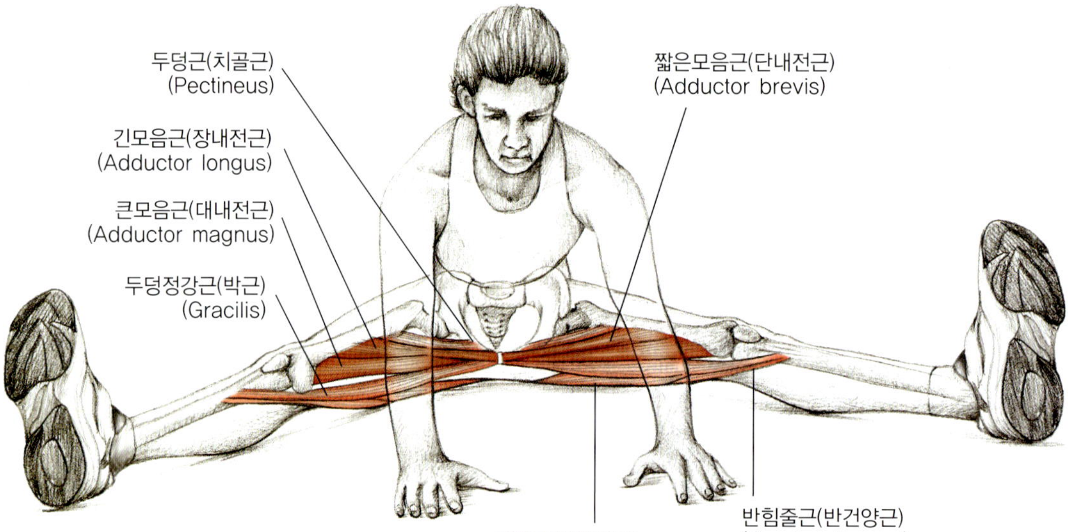

방법

다리를 곧고 넓게 벌리고 앉는다. 등을 곧게 유지하고 몸을 앞으로 기울인다.

스트레칭되는 근육

주작용근: 긴모음근, 짧은모음근, 큰모음근.
이차 근육: 두덩정강근(박근), 두덩근(치골근), 반막근(반막양근), 반힘줄근(반건양근).

이 스트레칭이 유리한 스포츠

농구, 네트볼, 사이클, 하이킹, 배낭여행, 등산, 오리엔티어링, 아이스하키, 필드하키, 아이스스케이팅, 롤러스케이팅, 인라인스케이팅, 태권도, 달리기, 트랙경기, 크로스컨트리, 미식축구, 럭비, 스키, 수상스키, 파도타기, 걷기, 경보, 레슬링.

스트레칭이 유용한 스포츠 손상

골반부위 찢김골절(결출골절), 샅고랑부위(서혜부) 스트레인, 두덩뼈염(치골염), 궁둥구멍근(이상근) 증후군, 모음근힘줄염(내전근염), 돌기윤활낭염(전자윤활낭염).

스트레칭을 정확하게 수행하기위한 부가적 정보

이 스트레칭의 강도는 몸을 앞으로 더 기울여 증가시킨다.

보완 스트레칭

H05 참조.

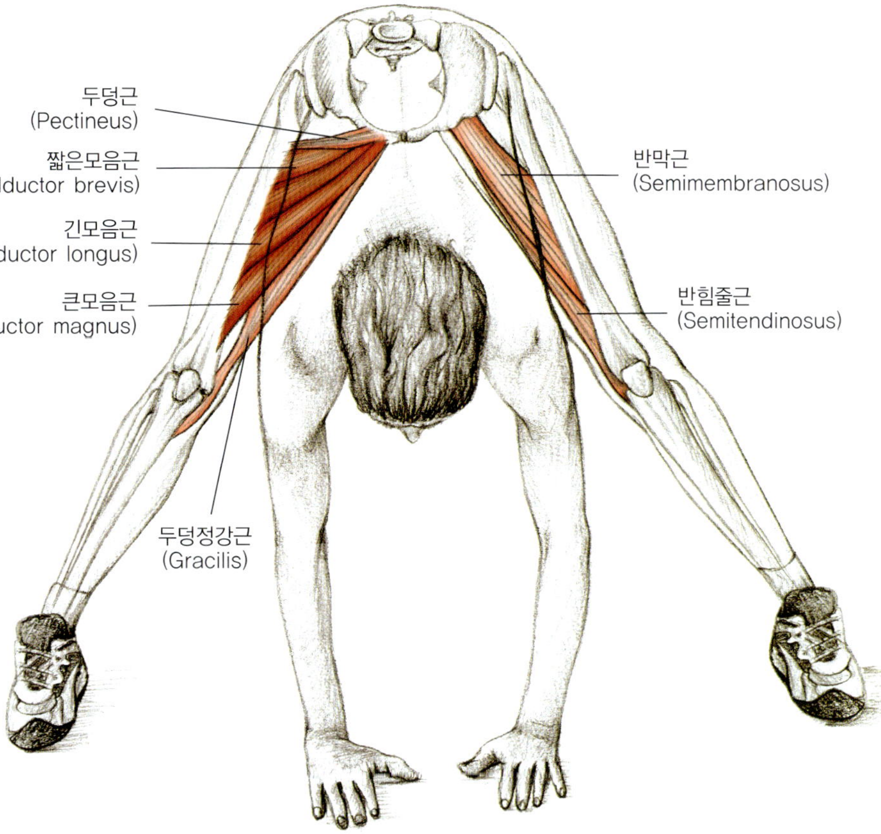

방법

다리를 넓게 벌리고 서서 발가락은 앞을 향하도록 한다. 몸을 앞으로 굽혀 양손이 지면에 닿도록 한다.

스트레칭되는 근육

주작용근: 긴모음근, 짧은모음근, 큰모음근.
이차 근육: 두덩정강근, 두덩근, 반막근, 반힘줄근.

이 스트레칭이 유리한 스포츠

농구, 네트볼, 사이클, 하이킹, 배낭여행, 등산, 오리엔티어링, 아이스하키, 필드하키, 아이스스케이팅, 롤러스케이팅, 인라인스케이팅, 태권도, 달리기, 트랙경기, 크로스컨트리, 미식축구, 럭비, 스키, 수상스키, 파도타기, 걷기, 경보, 레슬링.

스트레칭이 유용한 스포츠 손상

골반부 찢김골절, 샅고랑부위 스트레인, 두덩뼈염, 궁둥구멍근 증후군, 모음근힘줄염, 돌기윤활낭염.

보편적 문제점 및 스트레칭을 정확하게 수행하기 위한 부가적 정보

이 자세는 아래 등과 무릎에 많은 스트레스를 준다. 따라서 요통이나 무릎 통증이 있는 경우에는 이 스트레칭을 피한다.

보완 스트레칭

H03 참조.

11 벌림근 스트레칭 Abductors

벌림근(외전근, abductor)은 넙다리와 엉덩관절의 외측에 위치한다. 이들은 엉덩관절의 상부 외측가장자리에서 출발하여 아래로 뻗어서 정강뼈의 외측에 부착된다.

중간볼기근(중둔근, gluteus medius)은 가장 깊이 있으며, 큰볼기근에 의해서 잘 보이지 않지만, 큰볼기근과 넙다리근막긴장근 사이에서 표면이 나타난다. 걷는 동안, 중간볼기근은 작은볼기근과 함께 골반이 무중력 다리로 향하여 쏠리는 것을 방지한다. 중간볼기근이 긴장될 때, 골반의 불균형이 일어날 수 있으며, 엉덩관절, 아래등, 그리고 무릎의 통증이 유발될 수 있다. **작은볼기근(소둔근, gluteus minimus)**은 중간볼기근 속에 깊이 위치하고 있어서, 근육섬유가 잘 보이지 않으며, 그 이름처럼 이것은 볼기근 중에서 가장 작다. 중간볼기근에서처럼, 작은볼기근이 긴장되면 골반불균형이 발생할 수 있다.

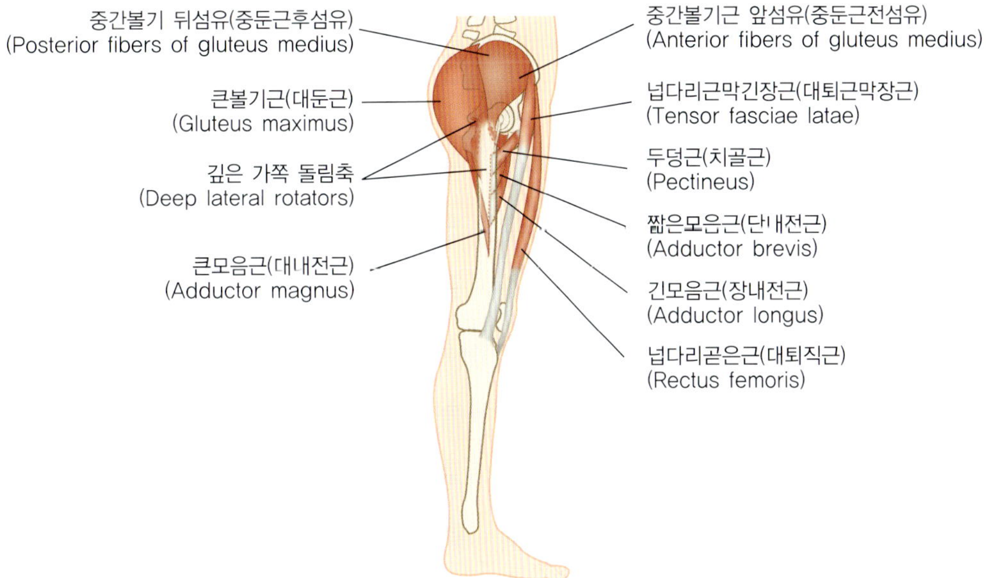

넙다리근막장근(대퇴근막장근, tensor fasciae latae)은 큰볼기근의 뒤에 위치하며, 골반을 수평되게 유지하는 상부 넙다리의 표면 근육이며, 한 발로 서 있을 때, 무릎을 안정시켜 준다. 이것은 또한 엉덩관절의 굽힘(굴곡)을 도와준다.

이 벌림근 스트레칭이 유용한 스포츠는 다음과 같다; 사이클, 하이킹, 배낭여행, 등산, 오리엔티어링, 아이스하키, 필드하키, 빙상, 롤러스케이팅, 인라인스케이팅, 태권도, 조정, 카누, 카약, 달리기, 트랙경기, 크로스컨트리, 축구, 미식축구, 럭비 등의 달리기 스포츠, 설상스키, 수상스키, 파도타기, 걷기, 경보 등이다.

101: 서서 엉덩이 옆으로 밀어 벌림근 스트레칭

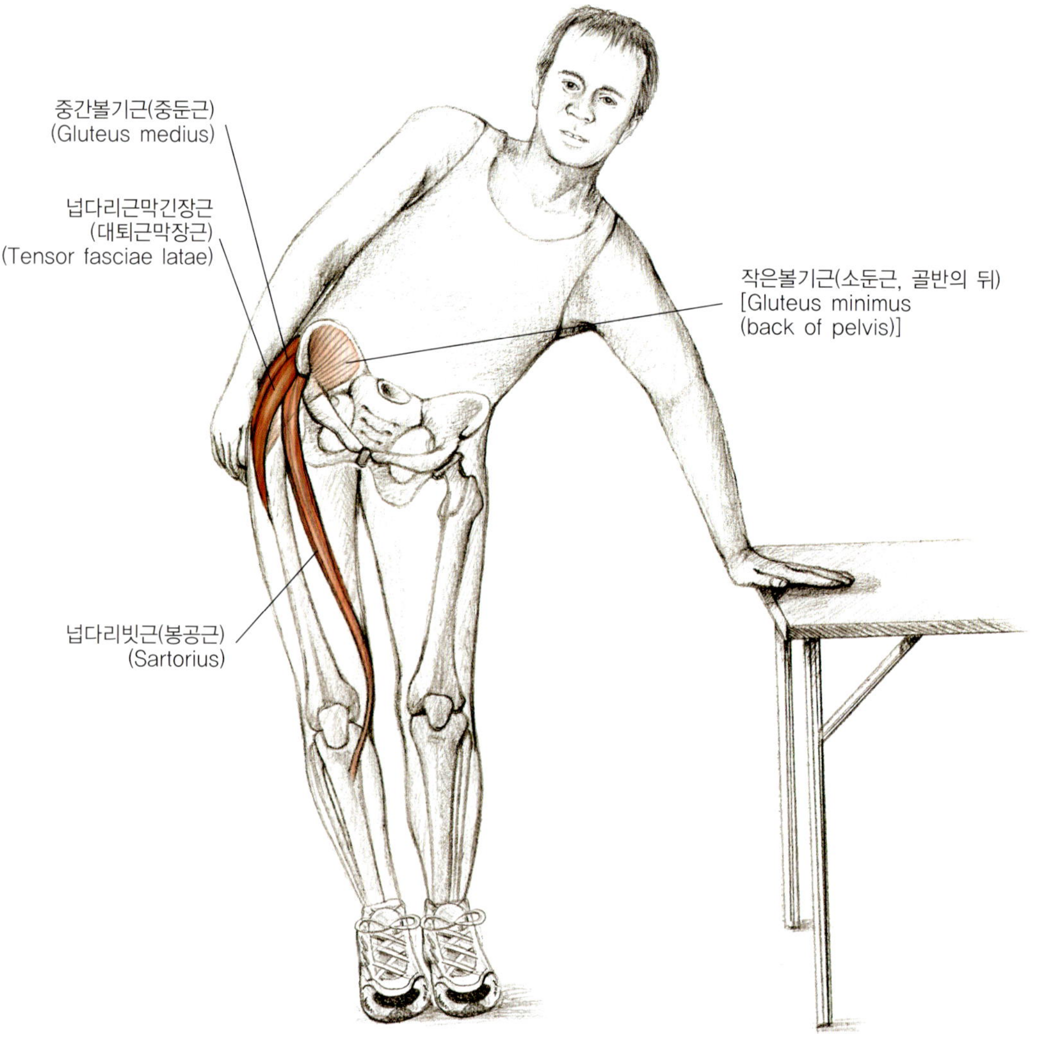

방법

벽이나 테이블 옆에 두 발을 모으고 선다. 어깨가 벽이나 테이블에 가까워지도록 옆으로 기울이고 엉덩이는 벽에서 멀어지도록 밖으로 민다. 바깥에 있는 다리가 곧게 유지되어야 하며 안쪽 다리는 약간 구부러질 수 있다.

스트레칭되는 근육

주작용근: 넙다리근막긴장근(대퇴근막장근), 중간볼기근(중둔근)과 작은볼기근(소둔근).
이차 근육: 넙다리빗근(봉공근).

이 스트레칭이 유리한 스포츠

농구, 네트볼, 사이클, 하이킹, 배낭여행, 등산, 오리엔티어링, 아이스하키, 필드하키, 아이스스케이팅, 롤러스케이팅, 인라인스케이팅, 태권도, 달리기, 트랙경기, 크로스컨트리, 미식축구, 럭비, 스키, 수상스키, 파도타기, 걷기, 경보, 레슬링.

스트레칭이 유용한 스포츠 손상

돌기윤활낭염, 엉덩정강근막띠 증후군.

보편적 문제점 및 스트레칭을 정확하게 수행하기 위한 부가적 정보

스트레칭하는 동안 몸이 앞으로 기울어지지 않도록 하는 것이 중요하다. 몸통을 곧게 하고 엉덩이를 바깥으로 미는 동작에 집중한다.

보완 스트레칭

107 참조.

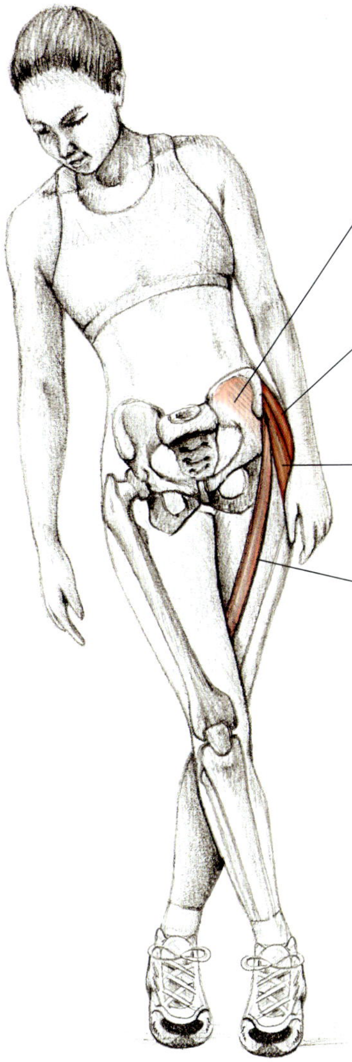

방법

한 다리를 다른 다리의 뒤에 교차시키고 선다. 몸을 교차시킨 다리의 반대 방향으로 기울인다.

스트레칭되는 근육

주작용근: 넙다리근막긴장근. 중간볼기근과 작은볼기근.
이차 근육: 넙다리빗근.

이 스트레칭이 유리한 스포츠

농구. 네트볼. 사이클. 하이킹. 배낭여행. 등산. 오리엔티어링. 아이스하키. 필드하키. 아이스스케이팅. 롤러스케이팅. 인라인스케이팅. 태권도. 달리기. 트랙경기. 크로스컨트리. 미식축구. 럭비. 스키. 수상스키. 파도타기. 걷기. 경보. 레슬링.

스트레칭이 유용한 스포츠 손상

돌기윤활낭염(전자윤활낭염). 엉덩정강근막띠(장경인대) 증후군.

스트레칭을 정확하게 수행하기위한 부가적 정보

필요하면 균형을 유지하기 위하여 어떤 것을 붙잡는다. 균형을 유지할 수 있어야 넘어진다는 두려움 없이 스트레칭에만 집중할 것이다.

보완 스트레칭

D21 참조.

I 03: 몸을 기울여 벌림근 스트레칭

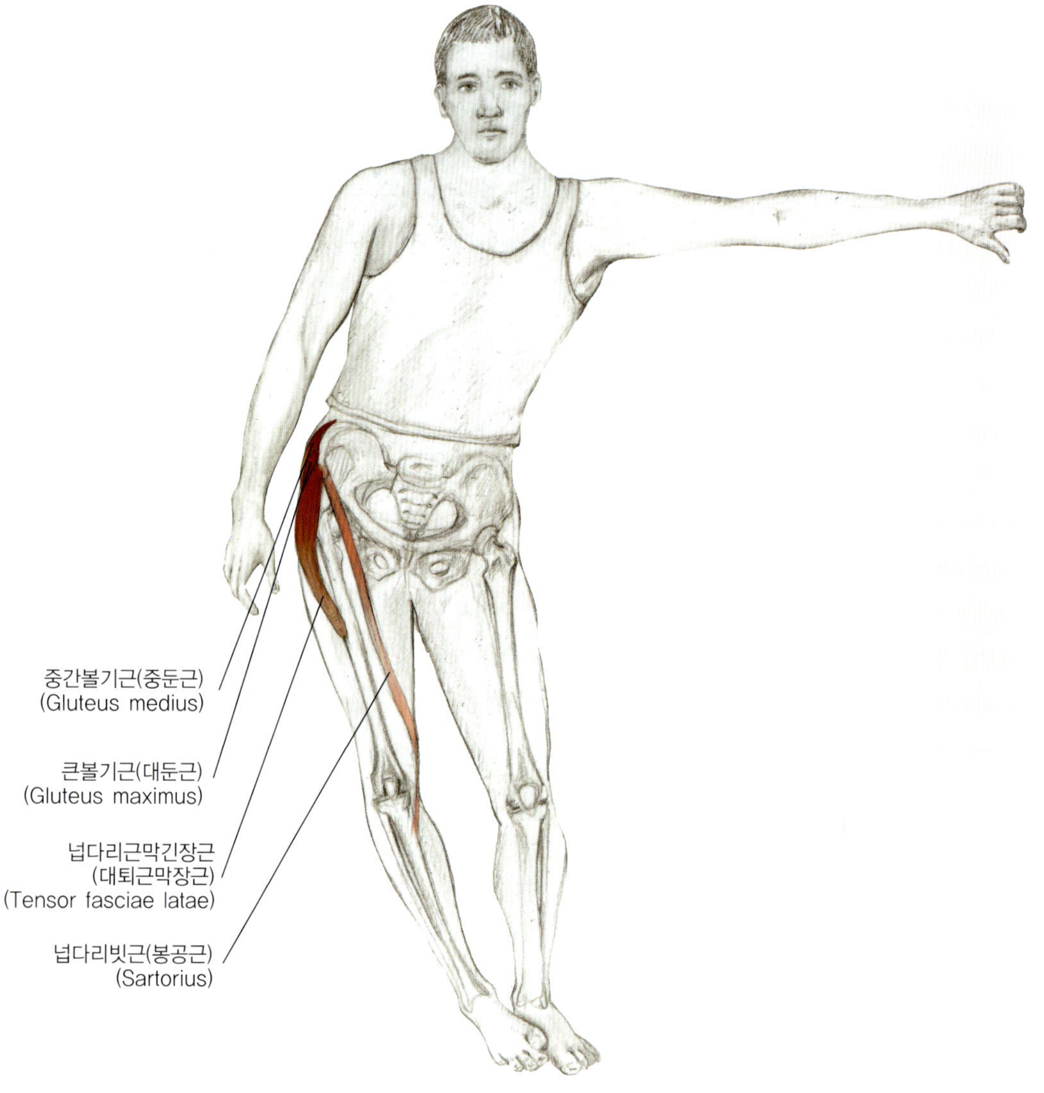

방법

장대 또는 문설주 뒤에 서서 한 손으로 장대를 잡는다. 두 발을 모으고, 엉덩이를 장대에서 멀어지게 한다. 바깥쪽 다리를 곧게 펴고 안쪽 발을 약간 구부린다.

스트레칭되는 근육

주작용근: 넙다리근막긴장근(대퇴근막장근), 중간볼기근(중둔근)과 작은볼기근(소둔근).
이차 근육: 넙다리빗근(봉공근).

이 스트레칭이 유리한 스포츠

농구, 네트볼, 사이클, 하이킹, 배낭여행, 등산, 오리엔티어링, 아이스하키, 필드하키, 아이스스케이팅, 롤러스케이팅, 인라인스케이팅, 태권도, 달리기, 트랙경기, 크로스컨트리, 미식축구, 축구, 럭비, 스키, 수상스키, 파도타기, 걷기, 경보, 레슬링.

스트레칭이 유용한 스포츠 손상

돌기윤활낭염, 엉덩정강근막띠 증후군.

보편적 문제점 및 스트레칭을 정확하게 수행하기 위한 부가적 정보

이 스트레칭을 하는 동안 앞으로 구부리지 않는 것이 중요하다. 몸을 세우고 잡고 있는 대상물에서 멀어지도록 엉덩이를 밀어내는 것이 중요하다.

보완 스트레칭

I 04 참조.

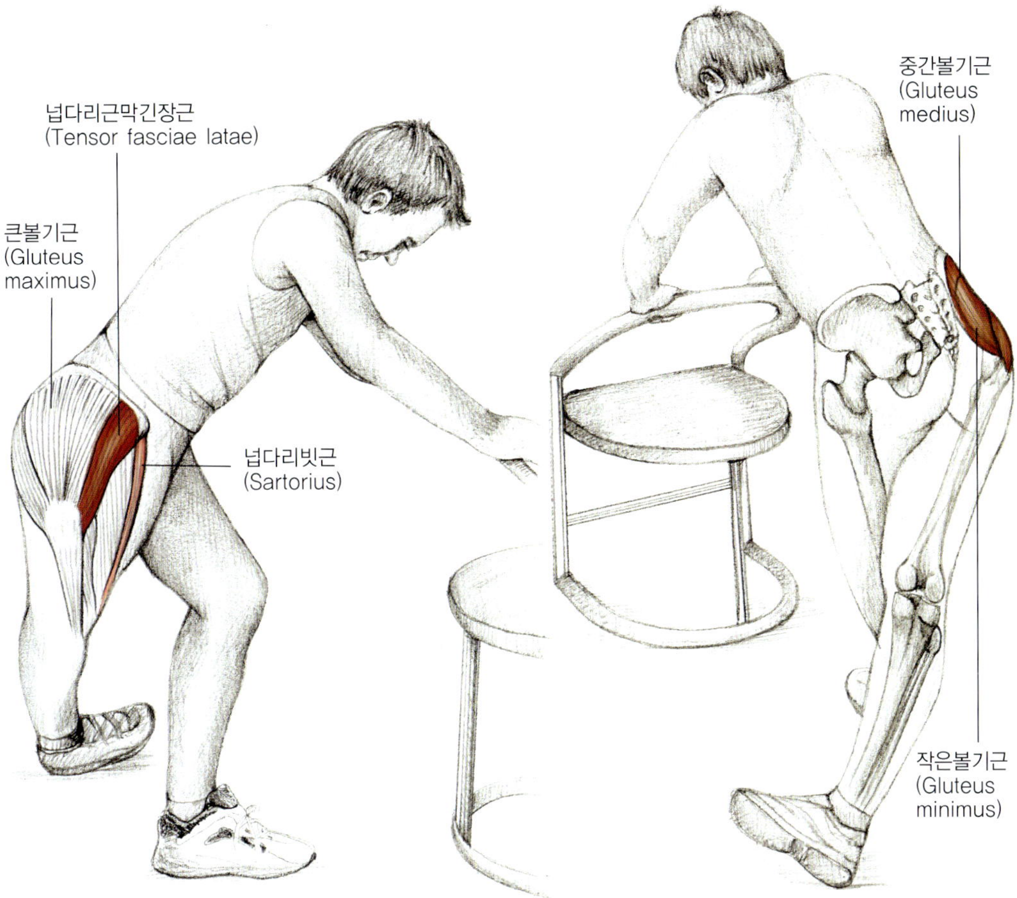

방법

선 자세에서 의자나 벤치를 잡고 몸을 앞으로 기울인다. 한 다리를 다른 다리의 뒤로 교차시키고 발을 몸에서 멀어지는 방향으로 미끄러뜨리며 다리는 곧게 유지한다. 이 자세에서 앞에 있는 다리를 천천히 구부려 몸을 낮춘다.

스트레칭되는 근육

주작용근: 넙다리근막긴장근, 중간볼기근과 작은볼기근.
이차 근육: 넙다리빗근.

이 스트레칭이 유리한 스포츠

농구, 네트볼, 사이클, 하이킹, 배낭여행, 등산, 오리엔티어링, 아이스하키, 필드하키, 아이스스케이팅, 롤러스케이팅, 인라인스케이팅, 태권도, 달리기, 트랙경기, 크로스컨트리, 미식축구, 럭비, 스키, 수상스키, 파도타기, 걷기, 경보, 레슬링.

스트레칭이 유용한 스포츠 손상

돌기윤활낭염, 엉덩정강근막띠 증후군.

스트레칭을 정확하게 수행하기위한 부가적 정보

앞에 있는 다리를 구부리는 정도에 따라 스트레칭의 강도가 조절된다.

보완 스트레칭

I 02 참조.

I 05: 누워서 벌림근 스트레칭

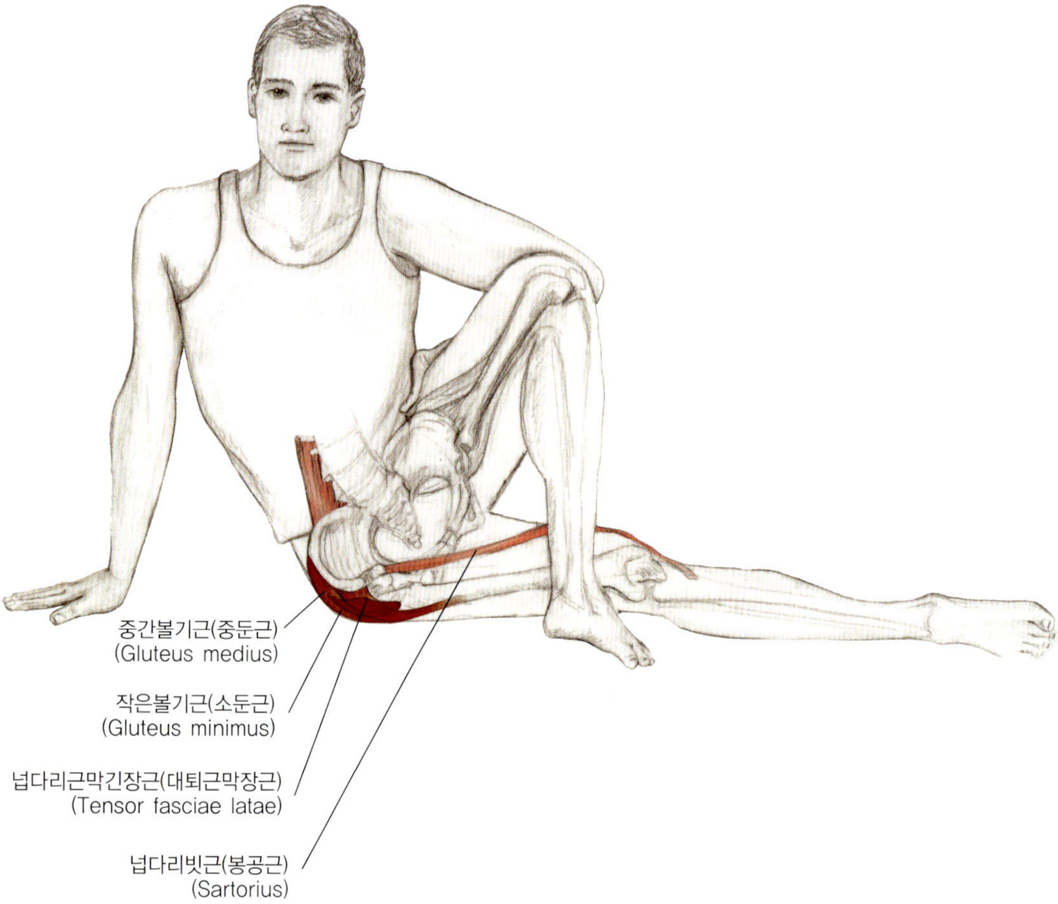

방법

바닥에 옆구리를 대고 몸을 기울이며, 위 다리를 다른 다리의 무릎까지 끌어당긴다. 팔을 이용하여 신체를 위로 밀어 올리며, 엉덩이를 바닥에 유지한다.

스트레칭되는 근육

주작용근: 넙다리근막긴장근(대퇴근막장근), 중간볼기근(중둔근)과 작은볼기근(소둔근).
이차 근육: 넙다리빗근, 허리네모근(요방형근)

이 스트레칭이 유리한 스포츠

농구, 네트볼, 사이클, 하이킹, 배낭여행, 등산, 오리엔티어링, 아이스하키, 필드하키, 아이스스케이팅, 롤러스케이팅, 인라인스케이팅, 태권도, 달리기, 트랙경기, 크로스컨트리, 축구, 미식축구, 럭비, 스키, 수상스키, 파도타기, 걷기, 경보, 레슬링.

스트레칭이 유용한 스포츠 손상

돌기윤활낭염, 엉덩정강근막띠 증후군.

보편적 문제점 및 스트레칭을 정확하게 수행하기 위한 부가적 정보

몸을 바닥으로 내려 이 스트레칭의 강도를 증가시킨다.

보완 스트레칭

I 02, I 04 참조.

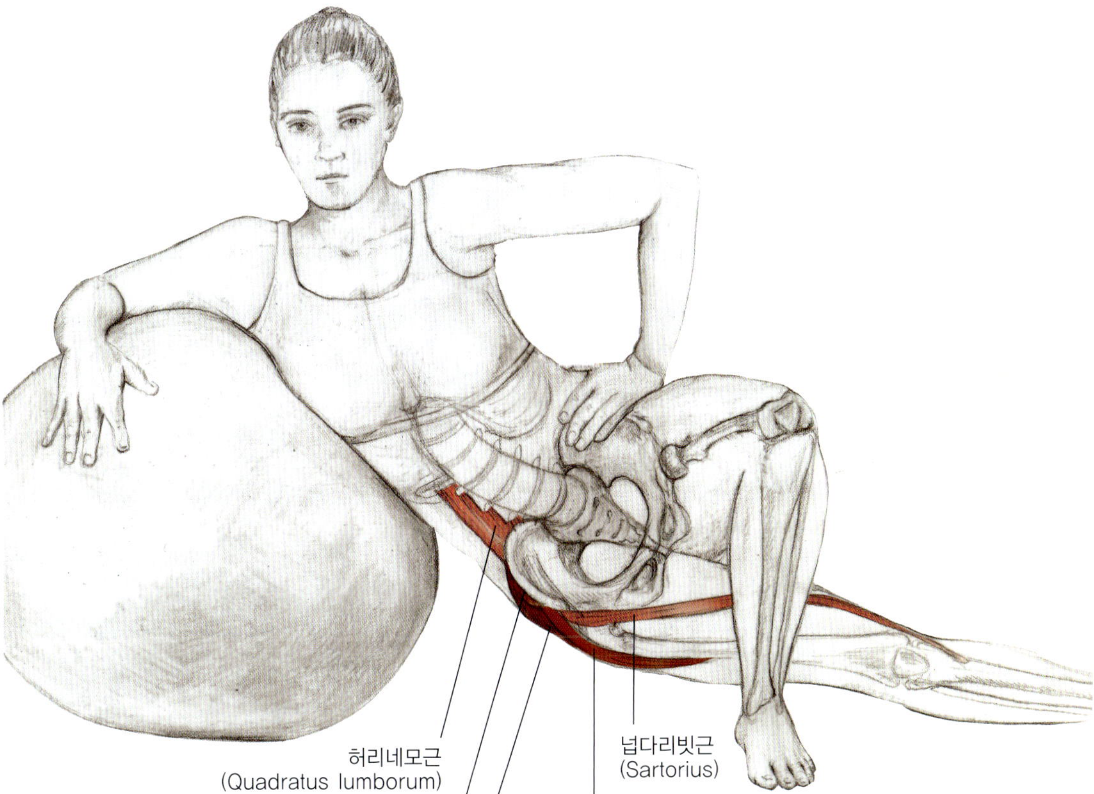

방법

스위스볼 위에 옆구리를 기울이며, 한 쪽 다리를 옆으로 쭉 편다. 위 다리를 다른 무릎 위로 가져가며, 엉덩이를 땅으로 민다.

스트레칭되는 근육

주작용근: 넙다리근막긴장근. 중간볼기근과 작은 볼기근.
이차 근육: 넙다리빗근. 허리네모근.

이 스트레칭이 유리한 스포츠

농구. 네트볼. 사이클. 하이킹. 배낭여행. 등산. 오리엔티어링. 아이스하키. 필드하키. 아이스스케이팅. 롤러스케이팅. 인라인스케이팅. 태권도. 달리기. 트랙경기. 크로스컨트리. 축구. 럭비. 스키. 수상스키. 파도타기. 걷기. 경보. 레슬링.

스트레칭이 유용한 스포츠 손상

돌기윤활낭염. 엉덩정강근막띠 증후군.

보편적 문제점 및 스트레칭을 정확하게 수행하기 위한 부가적 정보

이 스트레칭을 하는 동안 앞으로 몸을 구부리지 않는 것이 중요하다. 몸을 위로 유지하고, 엉덩이를 아래로 밀고, 몸통을 더 위로 세워 스트레칭의 강도를 조절한다.

보완 스트레칭

I 03, I 07 참조.

I 07: 옆으로 누워 한 다리 늘어뜨린 벌림근 스트레칭

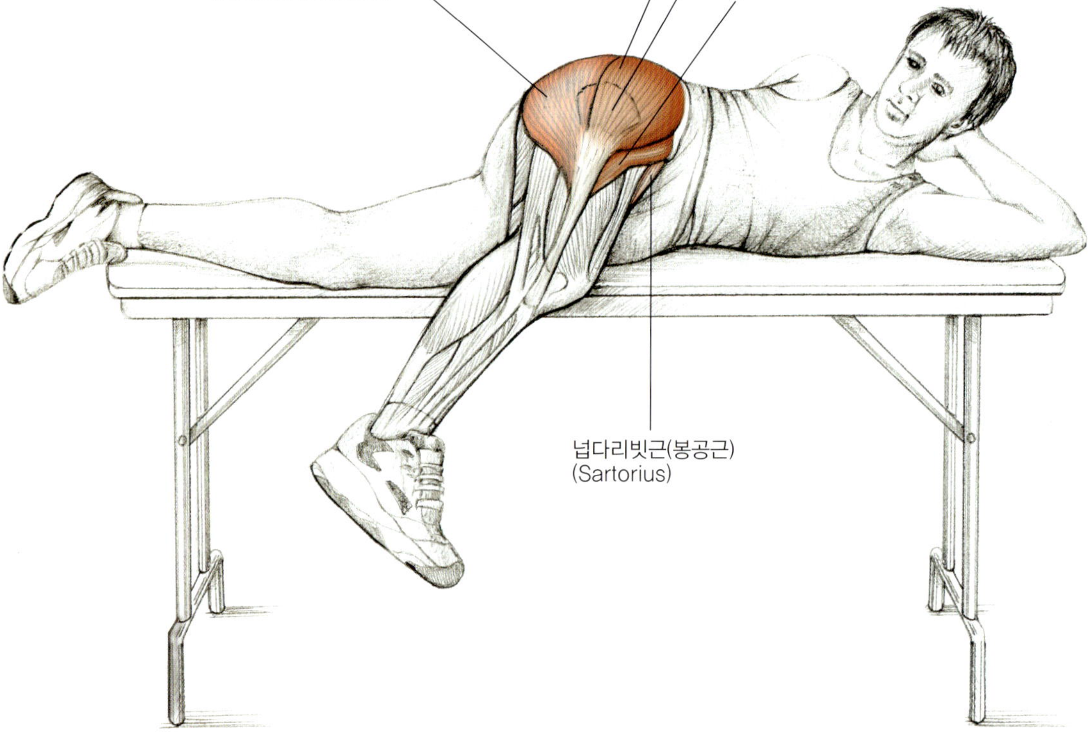

방법

테이블이나 벤치에 옆으로 눕는다. 위에 있는 다리를 앞으로 떨어뜨린다.

스트레칭되는 근육

주작용근: 넙다리근막긴장근(대퇴근막장근). 중간볼기근(중둔근)과 작은볼기근(소둔근).
이차 근육: 넙다리빗근. 큰볼기근

이 스트레칭으로 유리한 스포츠

농구. 네트볼. 사이클. 하이킹. 배낭여행. 등산. 오리엔티어링. 아이스하키. 필드하키. 아이스스케이팅. 롤러스케이팅. 인라인스케이팅. 태권도. 달리기. 트랙경기. 크로스컨트리. 미식축구. 럭비. 스키. 수상스키. 파도타기. 걷기. 경보. 레슬링.

스트레칭이 유용한 스포츠 손상

돌기윤활낭염. 엉덩정강근막띠 증후군.

보편적 문제점 및 스트레칭을 정확하게 수행하기 위한 부가적 정보

다리가 너무 떨어지지 않도록 하며 떨어뜨린 다리의 체중에 의존하여 스트레칭한다.

보완 스트레칭

E09 참조.

12 위장딴지근 스트레칭
Upper Calves

위장딴지근(상부 비복근, upper calves)은 무릎관절 바로 아래 다리(하지)의 후면에 위치한다. 이들은 무릎 바로 위에 있는 넙다리의 아래에서 출발하여 뻗어나가서 아킬레스건에 이른다. 장딴지근의 주요 역할은 발목관절을 발바닥쪽 굽힘(굴곡)하게 하며, 무릎을 굽힘하도록 하는 것이다.

장딴지빗근(족척근, plantaris)은 작은 근육으로, 발목관절의 약한 발바닥쪽 굽힘근이지만, 아킬레스건에서의 긴장을 나누어 조정하는 중요한 신경학적 역할을 한다. 장딴지빗근의 길고 가는 힘줄은 팔의 긴손바닥근 힘줄과 같은 역할을 한다. 장딴지빗근은 발의 큰 발바닥쪽 굽힘근으로 유지되는 것 같다.

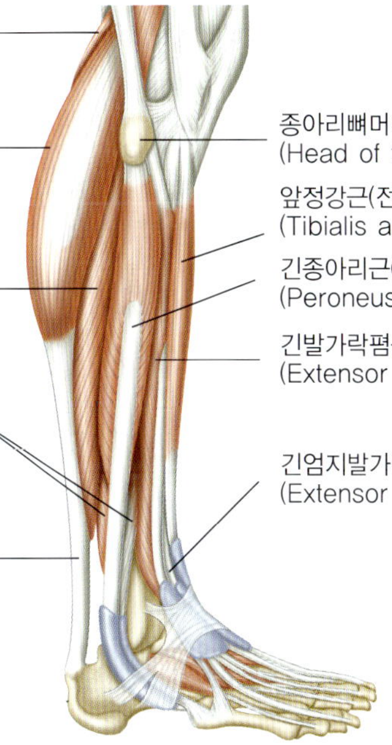

표면의 **장딴지근(비복근, gastrocnemius)**은 두 개의 갈래를 가지고 있으며, 무릎과 발목 등 두 개의 관절을 가로지른다. 이것은 *장딴지세갈래근(비복삼두근, triceps surae)*이라고 알려진 복합근육이며, 장딴지의 볼록한 윤곽을 형성한다. 장딴지세갈래근은 장딴지근, 가자미근, 그리고 장딴지빗근이다. 장딴지근은 두터운 가자미근과 비교해 볼 때 상당히 얇은 근육이다(가자미근의 모습은 제13장 참조). 발목 발바닥쪽 굽힘처럼, 장딴지근은 무릎관절의 굽힘을 보조하며, 이것은 달리기와 걷기에 있어서 주요 추진력이 된다. 예를 들면, 폭발적인 단거리 경주는 장딴지근의 근복부와 만나는 부분에서 아킬레스건이 파열될 수도 있으므로, 스트레칭을 잘할 필요가 있다.

이 장딴지근 스트레칭이 유용한 스포츠는 다음과 같다; 농구, 네트볼, 권투, 사이클, 하이킹, 배낭여행, 등산, 오리엔티어링, 아이스하키, 필드하키, 빙상, 롤러스케이팅, 인라인스케이팅, 태권도, 테니스, 배드민턴, 스쿼시 등의 라켓 스포츠, 달리기, 트랙경기, 크로스컨트리, 축구, 미식축구, 럭비 등의 달리기 스포츠, 설상스키, 수상스키, 파도타기, 수영, 걷기, 경보 등이다.

J01: 서서 발끝 올리는 장딴지근 스트레칭

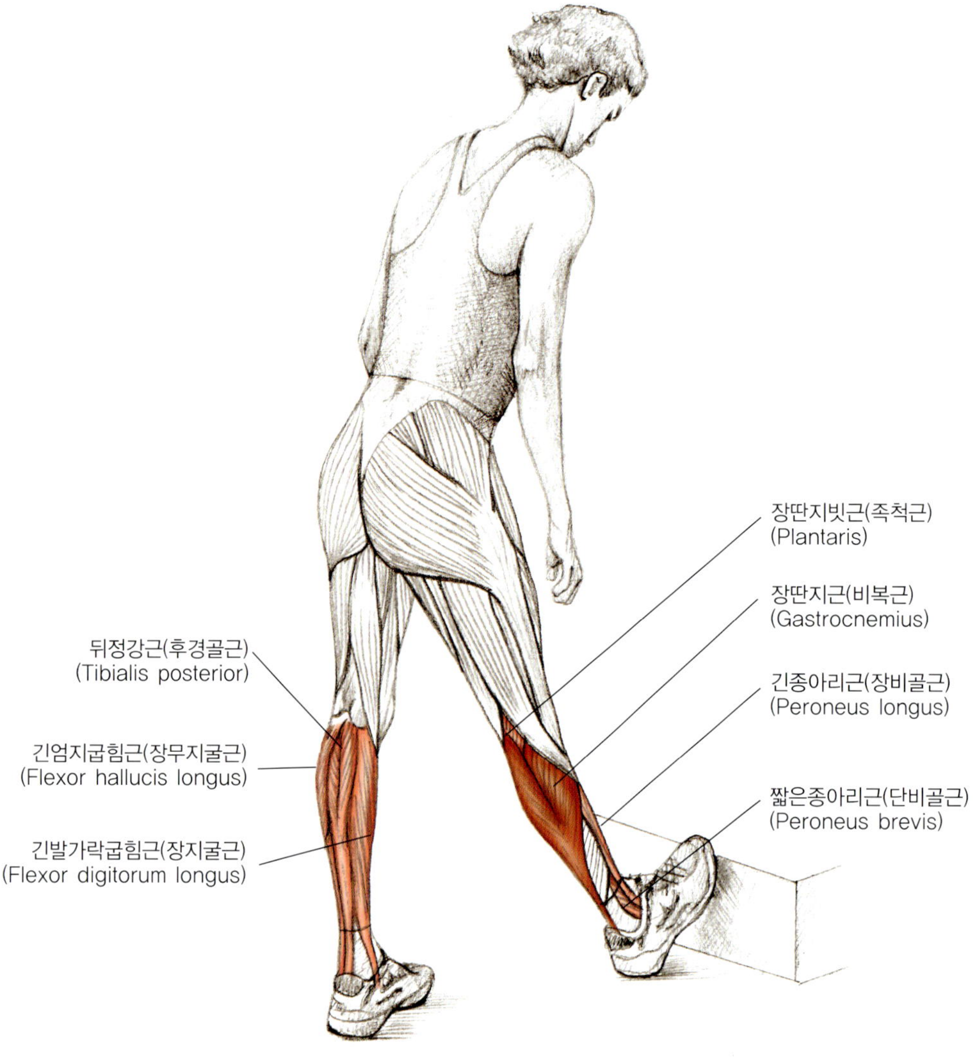

방법

발가락을 계단 앞면이나 고정된 물체 옆면에 대고 선다. 다리는 곧게 유지하고 몸을 앞으로 기울인다.

스트레칭되는 근육

주작용근: 장딴지근(비복근).
이차 근육: 뒤정강근(후경골근), 긴엄지굽힘근(장무지근), 긴발가락굽힘근(장지굴근), 긴종아리근(장비골근)과 짧은종아리근(단비골근), 장딴지빗근(족척근).

이 스트레칭으로 유리한 스포츠

농구, 네트볼, 사이클, 하이킹, 배낭여행, 등산, 오리엔티어링, 아이스하키, 필드하키, 아이스스케이팅, 롤러스케이팅, 인라인스케이팅, 태권도, 달리기, 트랙경기, 크로스컨트리, 미식축구, 럭비, 스키, 수상스키, 파도타기, 걷기, 경보, 레슬링.

스트레칭이 유용한 스포츠 부상

장딴지근 스트레인, 아킬레스건 스트레인, 아킬레스건염, 안쪽 정강통증 증후군(내측경골통증 증후군, 정강덧대).

스트레칭을 정확하게 수행하기 위한 부가적 정보

스트레칭의 강도는 등을 곧게 유지하고 몸을 앞으로 기울이는 정도에 달려 있다.

보완 스트레칭

J03 참조.

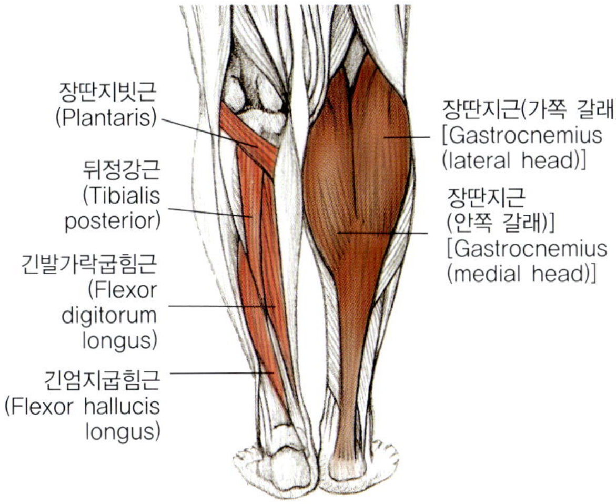

뒷면(Posterior view)

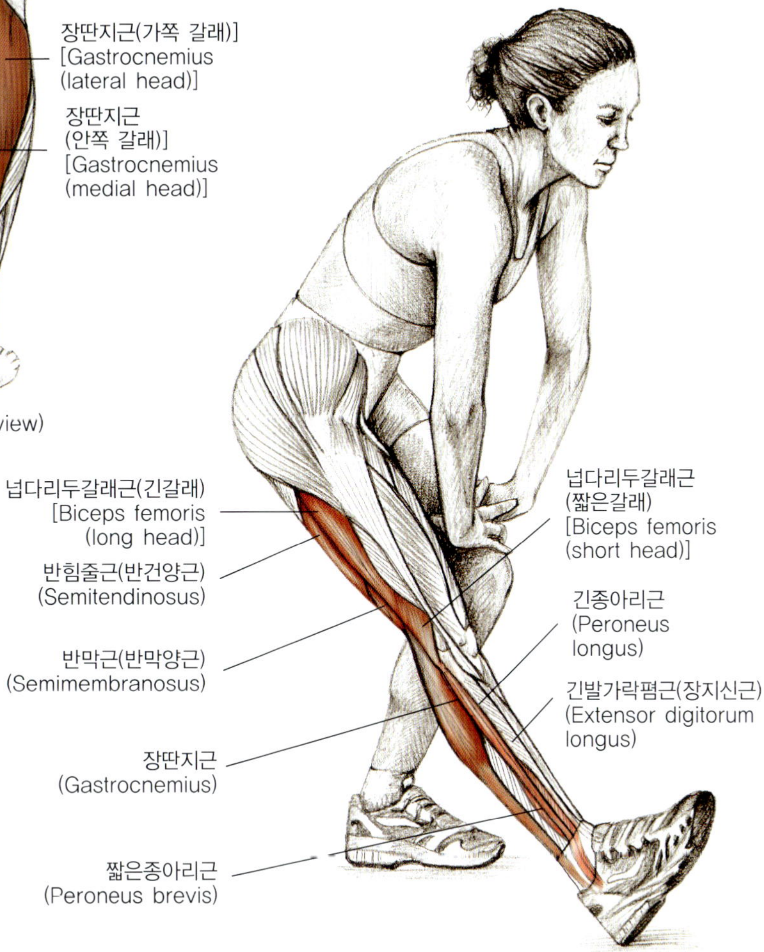

방법

서서 한 다리는 약간 굽히고, 다른 다리는 곧게 펴서 앞으로 내민다. 발가락이 위를 향하도록 하고 몸을 앞으로 기울인다. 등은 곧게 유지하고, 양손을 굽힌 무릎 위에 올려 놓는다.

스트레칭되는 근육

주작용근: 장딴지근. 반막근(반막양근). 반힘줄근(반건양근). 넙다리두갈래근.

이차 근육: 뒤정강근. 긴엄지굽힘근. 긴발가락굽힘근. 긴종아리근과 짧은종아리근. 장딴지빗근.

이 스트레칭으로 유리한 스포츠

농구. 네트볼. 사이클. 하이킹. 배낭여행. 등산. 오리엔티어링. 아이스하키. 필드하키. 아이스스케이팅. 롤러스케이팅. 인라인스케이팅. 태권도. 달리기. 트랙경기. 크로스컨트리. 미식축구. 럭비. 스키. 수상스키. 파도타기. 걷기. 경보. 레슬링.

스트레칭이 유용한 스포츠 손상

넙다리뒤근 스트레인. 장딴지근 스트레인. 아킬레스건 스트레인. 아킬레스건염. 안쪽 정강통증 증후군.

보편적 문제점 및 스트레칭을 정확하게 수행하기 위한 부가적 정보

발가락이 정확하게 위를 향하게 한다. 발가락이 정확하게 위를 향하지 않으면, 장딴지에 비정상적 긴장이 발생할 수 있다. 오랫동안 이러한 긴장이 계속되면, 근육 불균형이 발생할 수 있다.

보완 스트레칭

J04 참조.

J03: 한쪽 발뒤꿈치 내린 장딴지근 스트레칭

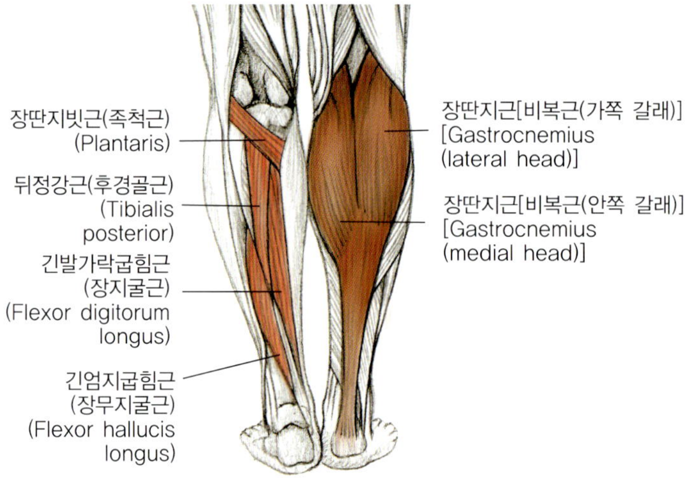

뒷면(Posterior view)

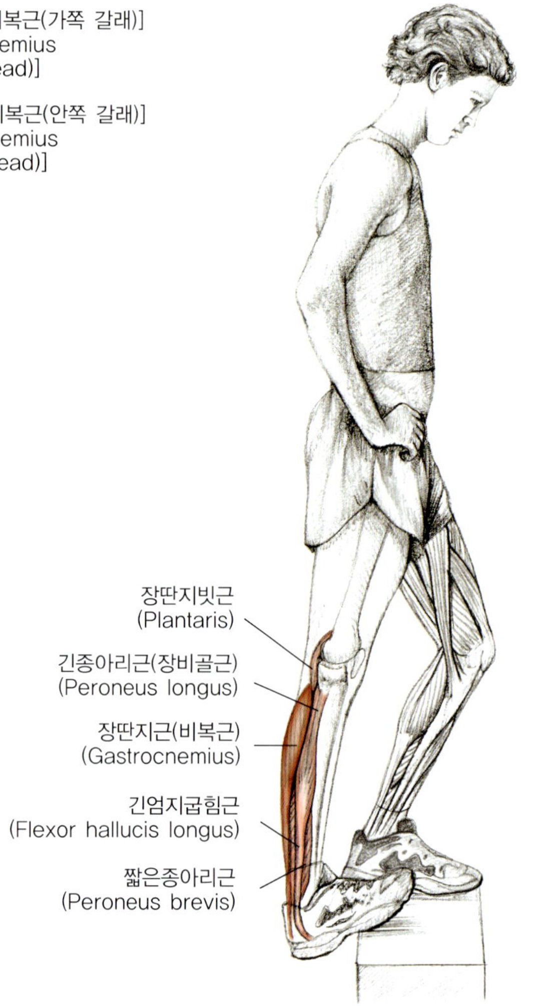

방법

한 쪽 발 앞부리로 계단 가장자리를 디디고 선다. 다리는 곧게 유지하고 발뒤꿈치를 아래로 떨어뜨린다.

스트레칭되는 근육

주작용근: 장딴지근(비복근)

이차 근육: 뒤정강근. 긴엄지굽힘근. 긴발가락굽힘근. 긴종아리근과 짧은종아리근. 장딴지빗근.

이 스트레칭으로 유리한 스포츠

농구. 네트볼. 사이클. 하이킹. 배낭여행. 등산. 오리엔티어링. 아이스하키. 필드하키.아이스스케이팅. 롤러스케이팅. 인라인스케이팅. 태권도. 달리기. 트랙경기. 크로스컨트리. 미식축구. 럭비. 스키. 수상스키. 파도타기. 걷기. 경보. 레슬링.

스트레칭이 유용한 스포츠 부상

장딴지근 스트레인. 아킬레스건 스트레인. 아킬레스건염. 안쪽 정강통증 증후군(내측경골통증 증후군. 정강덧대).

보편적 문제점 및 스트레칭을 정확하게 수행하기 위한 부가적 정보

이 스트레칭은 아킬레스건에 많은 압박을 가할 수 있다. 발뒤꿈치를 천천히 내려 안전하게 한다.

보완 스트레칭

J02 참조.

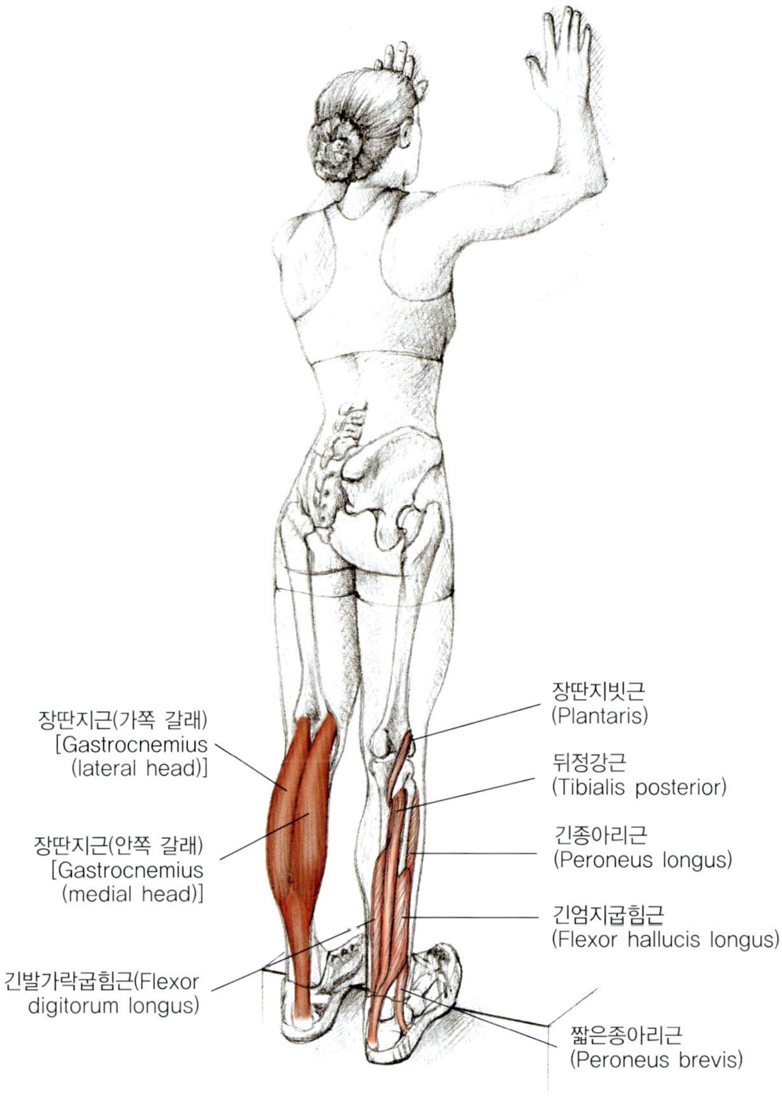

방법

발 앞부리로 계단 가장자리를 디디고 선다. 다리는 곧게 유지하고 발뒤꿈치를 아래로 떨어뜨리면서 몸을 앞으로 기울인다.

스트레칭되는 근육

주작용근: 장딴지근(비복근)

이차 근육: 뒤정강근, 긴엄지굽힘근, 긴발가락굽힘근, 긴종아리근과 짧은종아리근, 장딴지빗근.

이 스트레칭으로 유리한 스포츠

농구, 네트볼, 사이클, 하이킹, 배낭여행, 등산, 오리엔티어링, 아이스하키, 필드하키, 아이스스케이팅, 롤러스케이팅, 인라인스케이팅, 태권도, 달리기, 트랙경기, 크로스컨트리, 미식축구, 럭비, 스키, 수상스키, 파도타기, 걷기, 경보, 레슬링.

스트레칭이 유용한 스포츠 부상

장딴지근 스트레인, 아킬레스건 스트레인, 아킬레스건염, 안쪽 정강통증 증후군,

스트레칭을 정확하게 수행하기 위한 부가적 정보

스트레칭의 강도는 체중으로 조절한다.

보완 스트레칭

J06 참조.

J05: 서서 한 다리 뒤로 뻗는 장딴지근 스트레칭

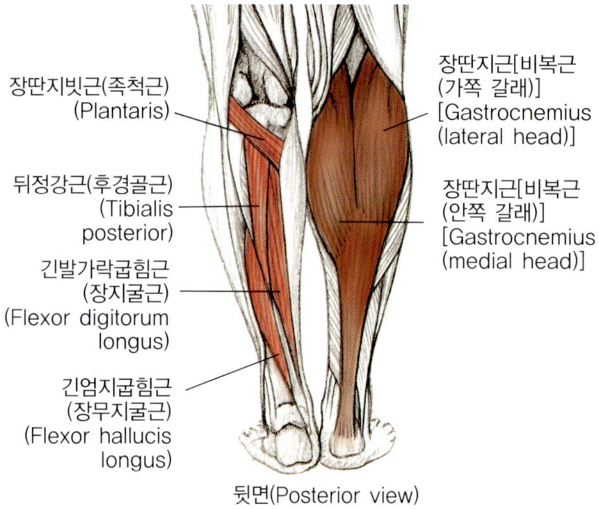

뒷면(Posterior view)

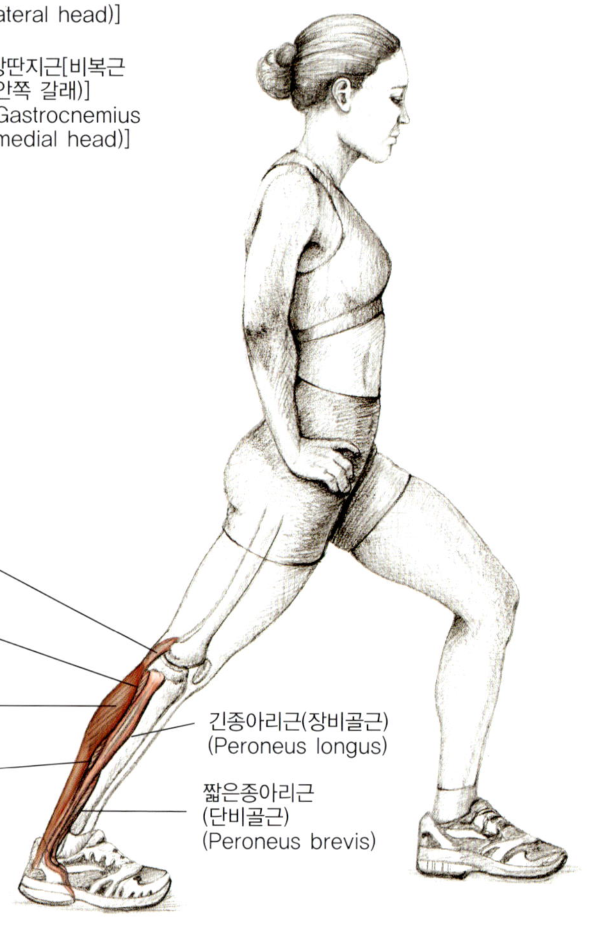

방법

서서 한 다리를 뒤로 멀리 내뻗는다. 뒤에 있는 다리를 곧게 유지하고, 그 다리의 발뒤꿈치가 지면에서 떨어지지 않도록 하고 몸을 낮춘다.

스트레칭되는 근육

주작용근: 장딴지근(비복근).
이차 근육: 뒤정강근. 긴엄지굽힘근. 긴발가락굽힘근. 긴종아리근과 짧은종아리근. 장딴지빗근.

이 스트레칭으로 유리한 스포츠

농구. 네트볼. 사이클. 하이킹. 배낭여행. 등산. 오리엔티어링. 아이스하키. 필드하키. 아이스스케이팅. 롤러스케이팅. 인라인스케이팅. 태권도. 달리기. 트랙경기. 크로스컨트리. 미식축구. 럭비. 스키. 수상스키. 파도타기. 걷기. 경보. 레슬링.

스트레칭이 유용한 스포츠 부상

장딴지근 스트레인. 아킬레스건 스트레인. 아킬레스건염. 안쪽 정강통증 증후군.

보편적 문제점 및 스트레칭을 정확하게 수행하기 위한 부가적 정보

뒤에 있는 다리의 발가락이 앞을 향하도록 하여야 한다. 발가락이 정확하게 앞을 향하지 않고 옆으로 돌아가면, 장딴지근에 비정상적인 긴장이 발생할 수 있다. 오랫동안 이러한 긴장이 계속되면 근육 불균형이 발생할 수 있다.

보완 스트레칭

J01 참조.

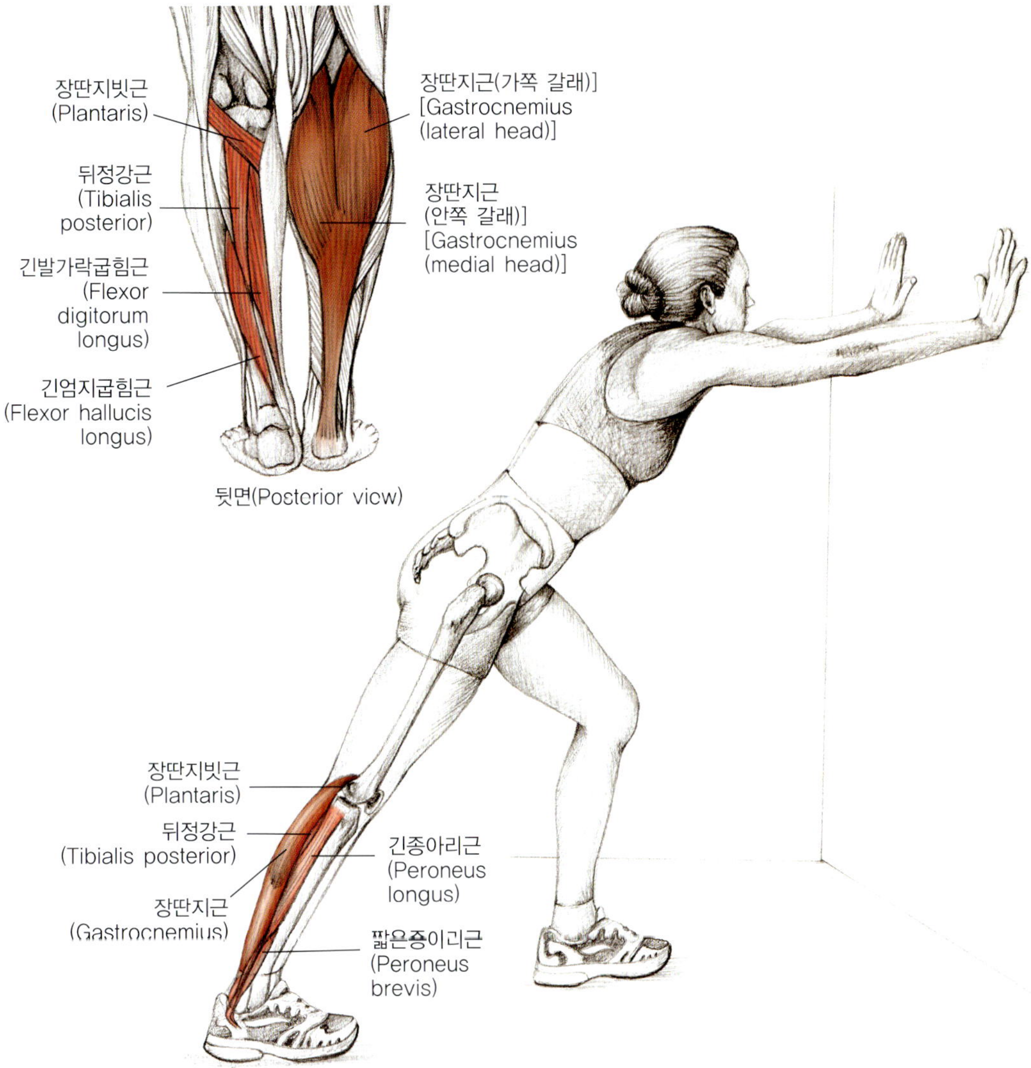

방법

벽을 미는 자세로 선다. 한 다리를 편안한 범위 내에서 뒤로 멀리 뻗고, 양발가락은 앞을 향하도록 하며 뒤로 뻗은 다리의 발뒤꿈치가 지면에서 떨어지지 않도록 한다. 뒤에 있는 다리를 곧게 유지하고 몸은 벽쪽으로 기울인다.

스트레칭되는 근육

주작용근: 장딴지근(비복근)
이차 근육: 뒤정강근. 긴엄지굽힘근. 긴발가락굽힘근. 긴종아리근과 짧은종아리근. 장딴지빗근.

이 스트레칭으로 유리한 스포츠

농구. 네트볼. 사이클. 하이킹. 배낭여행. 등산. 오리엔티어링. 아이스하키. 필드하키. 아이스스케이팅. 롤러스케이팅. 인라인스케이팅. 태권도. 달리기. 트랙경기. 크로스컨트리. 미식축구. 럭비. 스키. 수상스키. 파도타기. 걷기. 경보. 레슬링.

스트레칭이 유용한 스포츠 부상

장딴지근 스트레인. 아킬레스건 스트레인. 아킬레스건염. 안쪽 정강통증 증후군.

보편적 문제점 및 스트레칭을 정확하게 수행하기 위한 부가적 정보

뒤에 있는 다리의 발가락이 앞을 향하도록 한다. 발가락이 정확하게 앞을 향하지 않으면, 장딴지근에 비정상적 긴장이 발생할 수 있다. 오랫동안 이러한 긴장이 계속되면 근육 불균형이 생긴다.

보완 스트레칭

J02 참조.

J07: 달리기 출발 자세 장딴지근 스트레칭

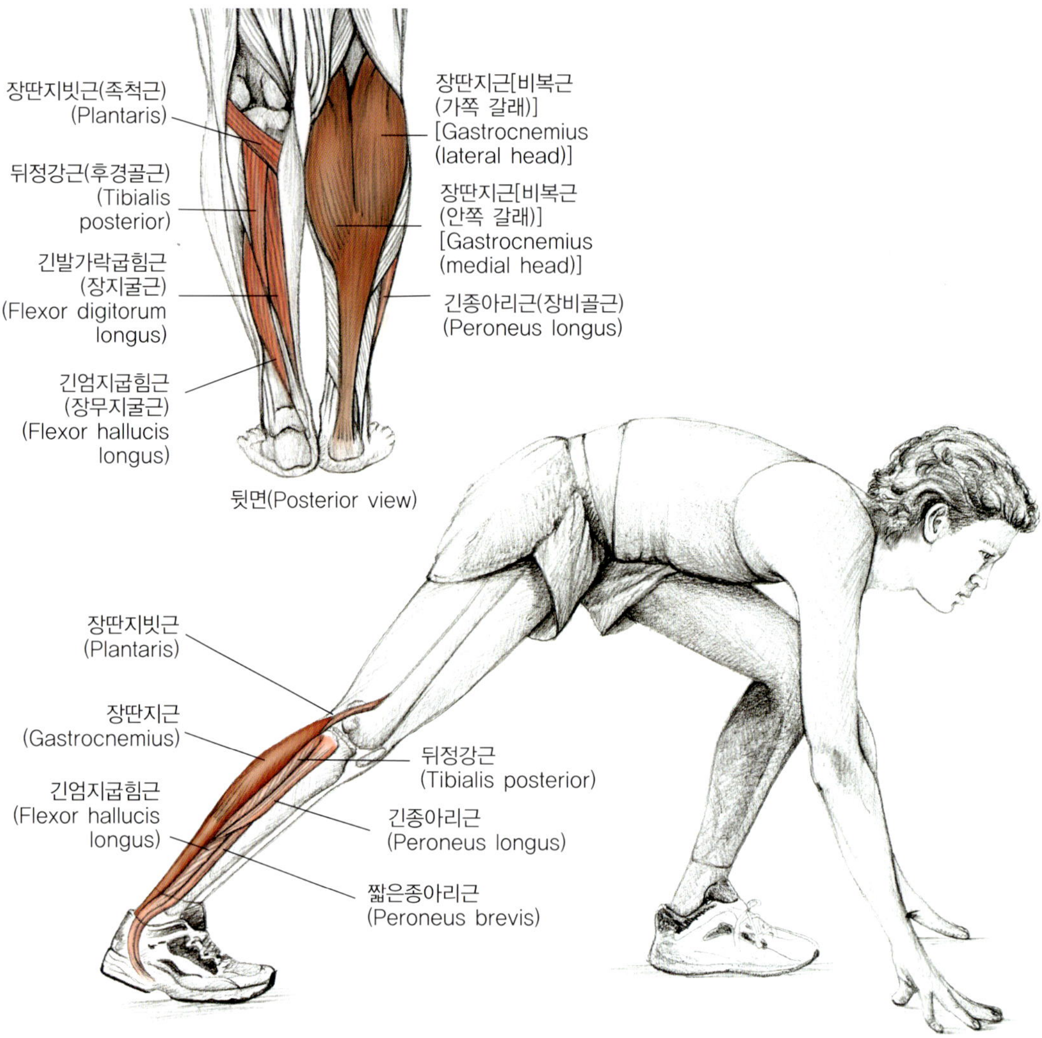

방법

서서 한 다리를 앞으로 내딛는다. 앞에 있는 다리를 굽히고 뒤에 있는 다리는 곧게 유지한다. 몸을 앞으로 굽히면서 뒤에 있는 발뒤꿈치로 지면을 누른다. 양손은 바닥을 짚는다.

스트레칭되는 근육

주작용근: 장딴지근(비복근)
이차 근육: 뒤정강근, 긴엄지굽힘근, 긴발가락굽힘근, 긴종아리근과 짧은종아리근, 장딴지빗근.

이 스트레칭으로 유리한 스포츠

농구, 네트볼, 사이클, 하이킹, 배낭여행, 등산, 오리엔티어링, 아이스하키, 필드하키, 아이스스케이팅, 롤러스케이팅, 인라인스케이팅, 태권도, 달리기, 트랙경기, 크로스컨트리, 미식축구, 럭비, 스키, 수상스키, 파도타기, 걷기, 경보, 레슬링.

스트레칭이 유용한 스포츠 부상

장딴지근 스트레인, 아킬레스건 스트레인, 아킬레스건염, 안쪽 정강통증 증후군.

보편적 문제점 및 스트레칭을 정확하게 수행하기 위한 부가적 정보

뒤에 있는 발의 발가락이 정확하게 앞을 향하게 한다. 발가락이 정확하게 앞을 향하지 않고 옆으로 돌아가면, 장딴지에 비정상적인 긴장이 발생할 수 있다. 오랫동안 이러한 긴장이 계속되면, 근육 불균형이 발생할 수 있다.

보완 스트레칭

J04 참조.

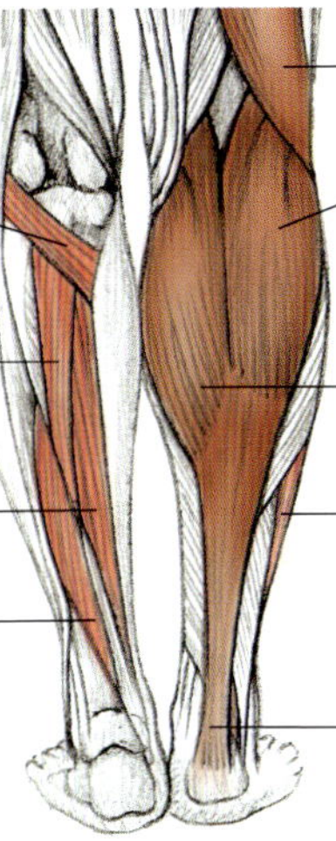

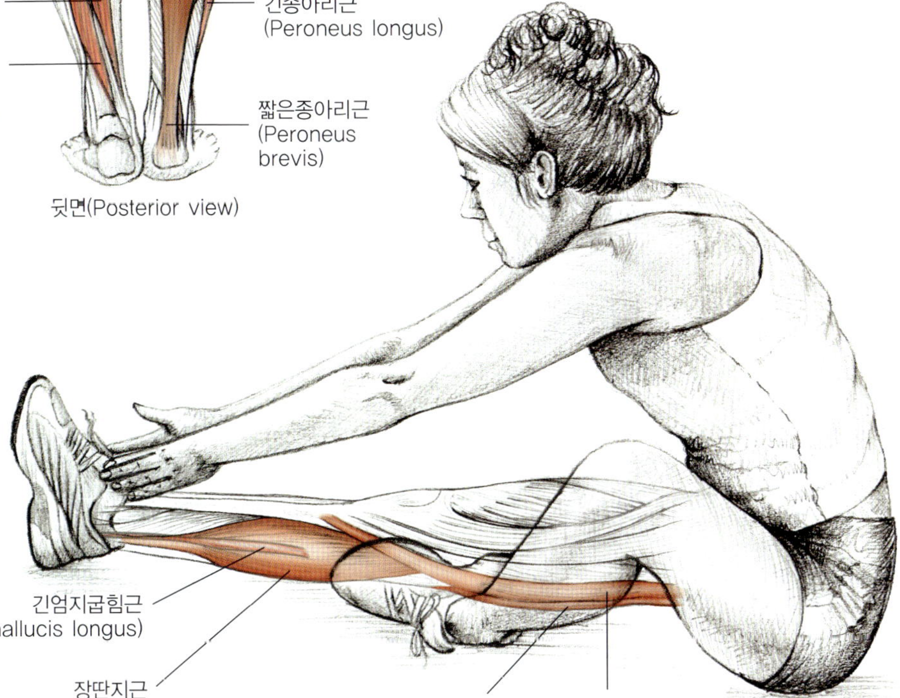

방법

앉아서 한 다리를 곧게 뻗고 발가락이 위를 향하도록 한다. 몸을 앞으로 기울이면서 발가락을 당긴다.

스트레칭되는 근육

주작용근: 장딴지근, 반막근(반막양근), 반힘줄근(반건양근), 넙다리두갈래근(대퇴이두근).
이차 근육: 뒤정강근, 긴엄지굽힘근, 긴발가락굽힘근, 긴종아리근과 짧은종아리근, 장딴지빗근.

스트레칭으로 유리한 스포츠

농구, 네트볼, 사이클, 하이킹, 배낭여행, 등산, 오리엔티어링, 아이스하키, 필드하키, 아이스스케이팅, 롤러스케이팅, 인라인스케이팅, 태권도, 달리기, 트랙경기, 크로스컨트리, 미식축구, 럭비, 스키, 수상스키, 파도타기, 걷기, 경보, 레슬링.

스트레칭이 유용한 스포츠 손상

장딴지근 스트레인, 아킬레스건 스트레인, 아킬레스건염, 안쪽 정강통증 증후군.

보편적 문제점 및 스트레칭을 정확하게 수행하기 위한 부가적 정보

이 자세에서 손으로 발가락을 잡는 데 문제가 있다면, 이 스트레칭은 하지 않는다.

보완 스트레칭

J07 참조.

13 아래장딴지근 및 아킬레스건 스트레칭

Lower Calves and Achilles Tendon

아래장딴지근은 무릎관절 아래의 다리 뒷면에 위치하고 있다. 이들은 무릎관절 바로 아래의 정강뼈(경골, tibia) 꼭대기에서 시작하여, 아래로 뻗어서 아킬레스건에 이른다. 아래장딴지근의 주요 역할은 발목관절을 발바닥쪽 굽힘(굴곡, flexion)하도록 하는 것이다.

긴종아리근[장비골근, peroneus(fibularis)longus]과 **짧은종아리근(단비골근, peroneus(fibularis) brevis]**은 아래장딴지근의 측방 부위를 형성한다. 이 두 개의 근육은 발목관절에서 모두 발바닥굽힘근과 벌림근(외전근, abductor)의 역할을 하지만, 전도 방지자로서, 발목염좌를 방지하기 위한 보호자의 역할을 한다. 긴종아리근의 힘줄의 삽입 경로는 발의 가로수평활 모양을 유지하는 데 도움이 된다.

긴발가락굽힘근(장지굴근, flexor digitorum longus), **긴엄지굽힘근(장무지굴근, flexor hallucis longus)**, **뒤정강근(후경골근, tibialis posterior)**은 다리(하지)의 깊은 후면부를 형성한다. 뒤정강근은 가장 깊은 근육이며 발의 활모양(궁형)을 유지하는 데 도움을 준다. 엄지굽힘근은 발의 안쪽 세로활모양(내측종적궁형, medial longitudinal arch)을 유지하는 데 도움을 준다.

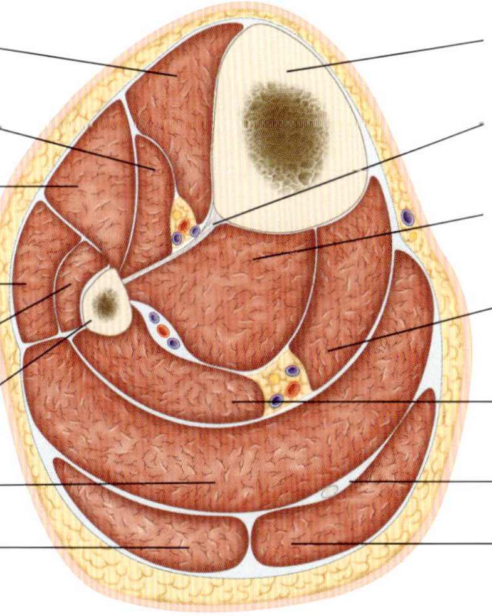

장딴지근세갈래의 일부인 **가자미근(soleus)**은 그렇게 부르는 이유는 모양이 물고기를 닮았기 때문이다. 그것은 장딴지근에 깊이 들어가 있지만, 그것의 내측 및 측방 섬유는 다리 옆에서 볼록하게 돌출하여 장딴지근보다 더 멀리 뻗어나가 있으며, 이것이 자세의 통합에 영향을 미칠 수 있게 한다.

이 아래장딴지근 스트레칭이 유용한 스포츠는 다음과 같다; 야구, 네트볼, 권투, 사이클, 하이킹, 배낭여행, 등산, 오리엔티어링, 아이스하키, 필드하키, 빙상, 롤러스케이팅, 인라인스케이팅, 태권도, 태권도, 테니스, 배드민턴, 스쿼시 등의 라켓 스포츠, 달리기, 트랙경기, 크로스컨트리, 축구, 미식축구, 럭비 등의 달리기 스포츠, 설상스키, 수상스키, 파도타기, 수영, 걷기, 경보 등이다.

K01: 선 자세로 발끝 올려서 아킬레스건 스트레칭

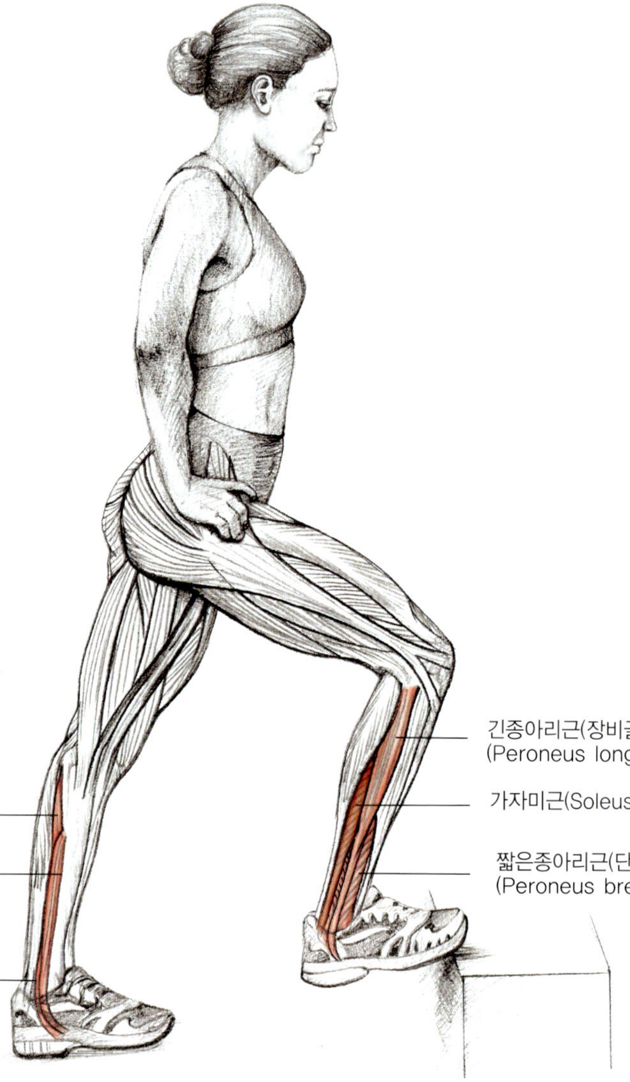

방법

서서 한 발 앞부리를 계단 가장자리에 올려 놓는다. 다리를 구부리고 몸을 앞으로 기울인다.

스트레칭되는 근육

주작용근: 가자미근.

이차 근육: 뒤정강근(후경골근), 긴엄지굽힘근(장무지굴근), 긴발가락굽힘근(장지굴근), 긴종아리근(장비골근)과 짧은종아리근(단비골근).

스트레칭으로 유리한 스포츠

농구, 네트볼, 사이클, 하이킹, 배낭여행, 등산, 오리엔티어링, 아이스하키, 필드하키, 아이스스케이팅, 롤러스케이팅, 인라인스케이팅, 태권도, 달리기, 트랙경기, 크로스컨트리, 미식축구, 럭비, 스키, 수상스키, 파도타기, 걷기, 경보, 레슬링.

스트레칭이 유용한 스포츠 손상

장딴지근 스트레인, 아킬레스건 스트레인, 아킬레스건염, 안쪽 정강통증 증후군(정강덧대, 내측경골동통 증후군), 뒤정강힘줄염(후경골근건염).

스트레칭을 정확하게 수행하기 위한 부가적 정보

장딴지근(비복근)의 이완 정도로 스트레칭의 강도를 조절하며 발뒤꿈치로 바닥을 누른다.

보완 스트레칭

K03 참조.

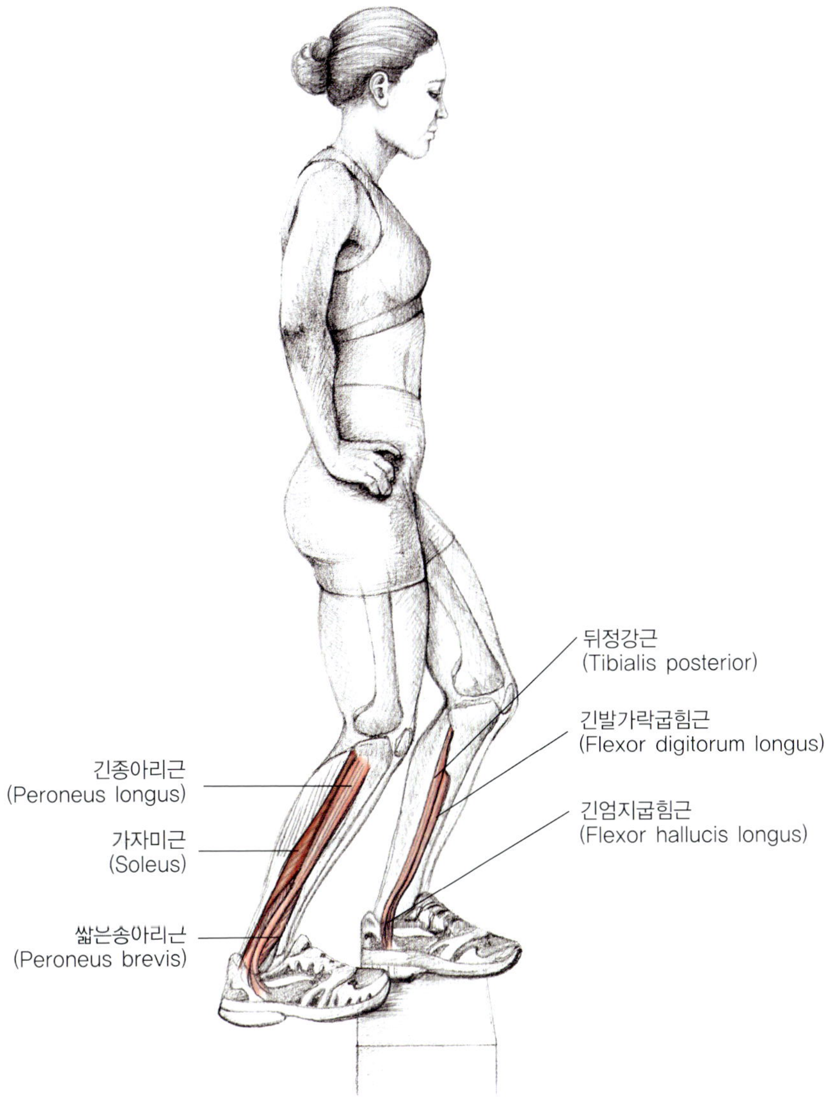

방법

계단에 서서 한 쪽 발 앞부리를 계단의 가장자리에 걸쳐 놓는다. 다리를 구부려 발뒤꿈치가 아래로 떨어지도록 한다.

스트레칭되는 근육

주작용근: 가자미근.
이차 근육: 뒤정강근, 긴엄지굽힘근, 긴발가락굽힘근, 긴종아리근과 짧은종아리근.

스트레칭으로 유리한 스포츠

농구, 네트볼, 사이클, 하이킹, 배낭여행, 등산, 오리엔티어링, 아이스하키, 필드하키, 아이스스케이팅, 롤러스케이팅, 인라인스케이팅, 태권도, 달리기, 트랙경기, 크로스컨트리, 미식축구, 럭비, 스키, 수상스키, 파도타기, 걷기, 경보, 레슬링.

스트레칭이 유용한 스포츠 손상

장딴지근 스트레인, 아킬레스건 스트레인, 아킬레스건염, 안쪽 정강통증 증후군, 뒤정강힘줄염.

보편적 문제점 및 스트레칭을 정확하게 수행하기 위한 부가적 정보

이 스트레칭은 아킬레스건에 많은 압박을 가할 수 있다. 안전을 위해 발뒤꿈치를 천천히 낮춘다.

보완 스트레칭

K04 참조.

K03: 서서 한 다리 뒤로 내민 아킬레스건 스트레칭

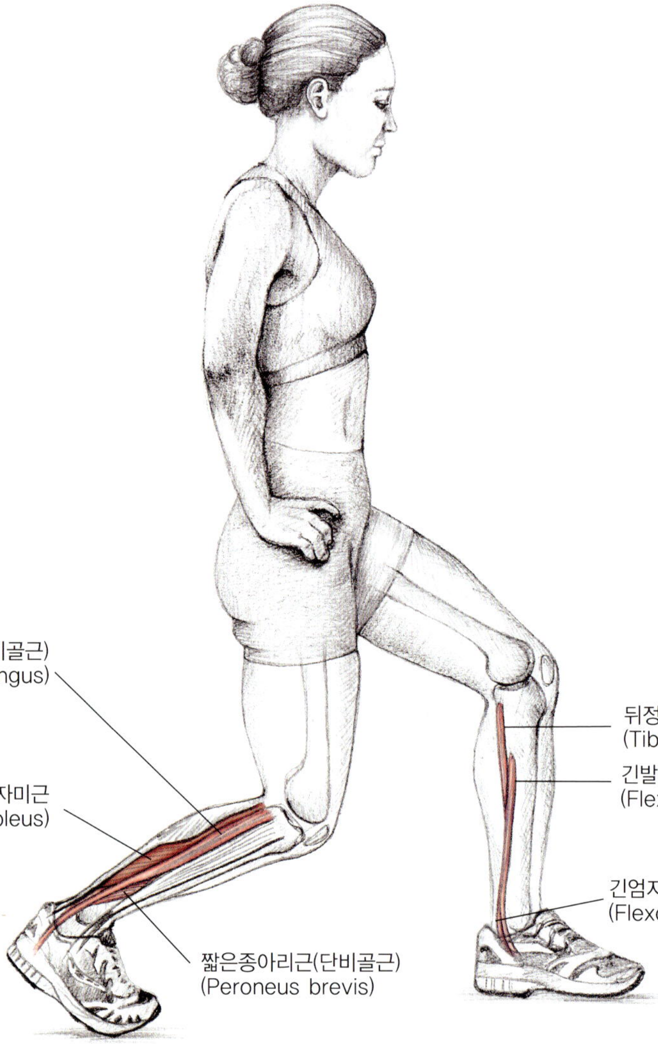

방법

서서 한 다리를 크게 뒤로 내딛는다. 뒤 다리를 구부리며 발뒤꿈치를 바닥으로 민다.

스트레칭되는 근육

주작용근: 가자미근.

이차 근육: 뒤정강근. 긴엄지굽힘근. 긴발가락굽힘근. 긴종아리근과 짧은종아리근.

스트레칭으로 유리한 스포츠

농구. 네트볼. 사이클. 하이킹. 배낭여행. 등산. 오리엔티어링. 아이스하키. 필드하키. 아이스스케이팅. 롤러스케이팅. 인라인스케이팅. 태권도. 달리기. 트랙경기. 크로스컨트리. 미식축구. 럭비. 스키. 수상스키. 파도타기. 걷기. 경보. 레슬링.

스트레칭이 유용한 스포츠 손상

장딴지근 스트레인. 아킬레스건 스트레인. 아킬레스건염. 안쪽 정강통증 증후군. 뒤정강힘줄염.

보편적 문제점 및 스트레칭을 정확하게 수행하기 위한 부가적 정보

뒤에 있는 다리의 발가락이 정확하게 앞을 향하지 않고 옆으로 돌아가면, 장딴지에 비정상적인 긴장이 발생할 수 있다. 오랫동안 이러한 긴장이 계속되면 근육 불균형이 발생할 수 있다. 스트레칭의 강도는 몸을 낮추는 정도로 조절한다.

보완 스트레칭

K05.

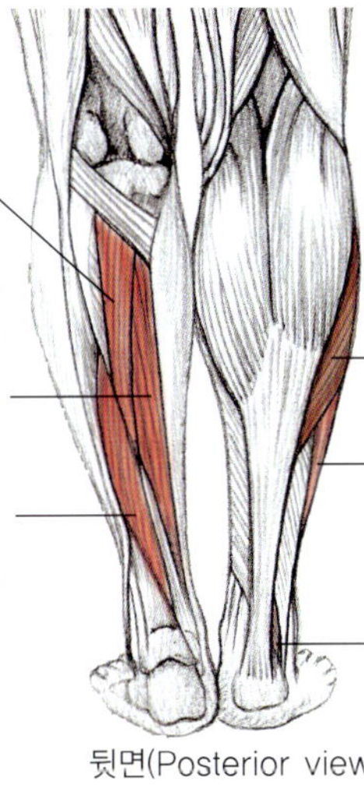

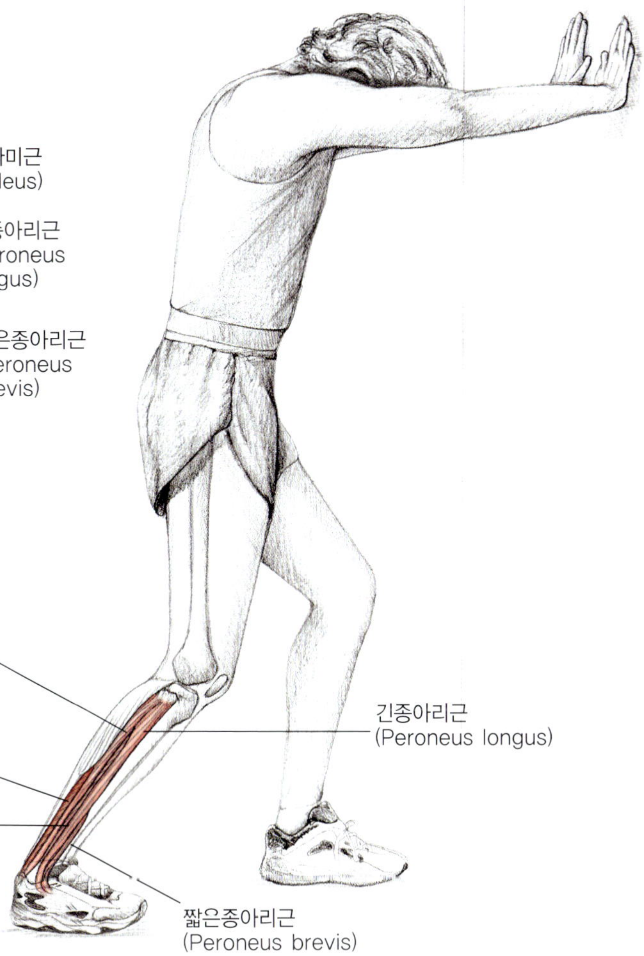

방법

벽을 미는 자세로 서서 한 다리를 뒤로 내민다. 양발의 발가락은 정확하게 앞을 향하도록 하고 발뒤꿈치는 바닥에 밀착되어야 한다. 뒤에 있는 다리를 구부리고, 벽을 향하여 몸을 기울인다.

스트레칭되는 근육

주작용근: 가자미근.
이차 근육: 뒤정강근, 긴엄지굽힘근, 긴발가락굽힘근, 긴종아리근과 짧은종아리근.

스트레칭으로 유리한 스포츠

농구, 네트볼, 사이클, 하이킹, 배낭여행, 등산, 오리엔티어링, 아이스하키, 필드하키, 아이스스케이팅, 롤러스케이팅, 인라인스케이팅, 태권도, 달리기, 트랙경기, 크로스컨트리, 미식축구, 럭비, 스키, 수상스키, 파도타기, 걷기, 경보, 레슬링.

스트레칭이 유용한 스포츠 손상

장딴지근 스트레인, 아킬레스건 스트레인, 아킬레스건염, 안쪽 정강통증 증후군, 뒤정강힘줄염.

보편적 문제점 및 스트레칭을 정확하게 수행하기 위한 부가적 정보

뒤에 있는 다리의 발가락이 정확하게 앞을 향하지 않고 옆으로 돌아가면, 장딴지에 비정상적인 긴장이 발생할 수 있다. 오랫동안 이러한 긴장이 계속되면 근육 불균형이 발생할 수 있다. 스트레칭의 강도는 몸을 낮추는 정도로 조절한다.

보완 스트레칭

K02 참조.

K05: 앉아서 무릎 구부리고 발가락 당기는 아킬레스건 스트레칭

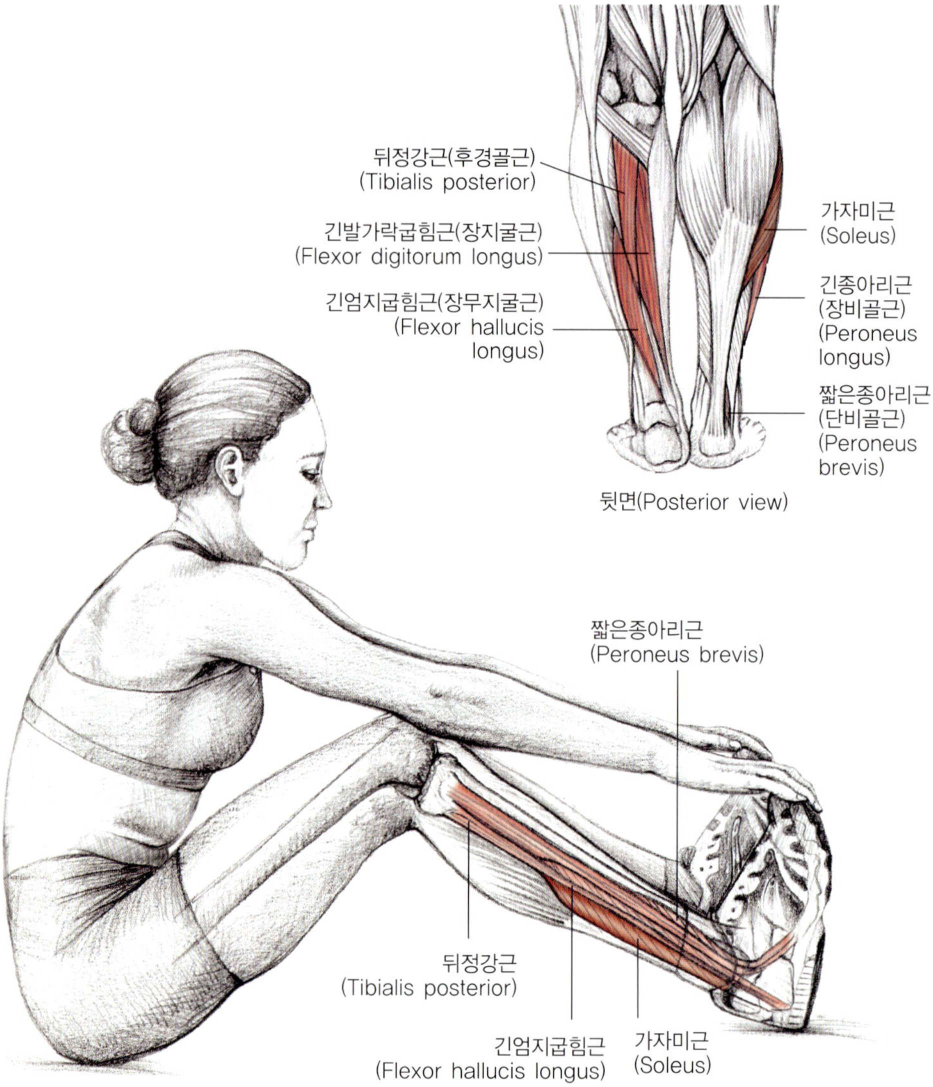

방법

양무릎을 구부리고 앉는다. 이 자세에서 양발가락을 잡고 무릎을 향하여 당긴다.

스트레칭되는 근육

주작용근: 가자미근.
이차 근육: 뒤정강근, 긴엄지굽힘근, 긴발가락굽힘근, 긴종아리근과 짧은종아리근.

스트레칭으로 유리한 스포츠

농구, 네트볼, 사이클, 하이킹, 배낭여행, 등산, 오리엔티어링, 아이스하키, 필드하키, 아이스스케이팅, 롤러스케이팅, 인라인스케이팅, 태권도, 달리기, 트랙경기, 크로스컨트리, 미식축구, 럭비, 스키, 수상스키, 파도타기, 걷기, 경보, 레슬링.

스트레칭을 정확하게 수행하기 위한 부가적 정보

스트레칭의 강도는 발뒤꿈치를 미는 동작과 발가락을 당기는 동작으로 조절한다.

보완 스트레칭

K01 참조.

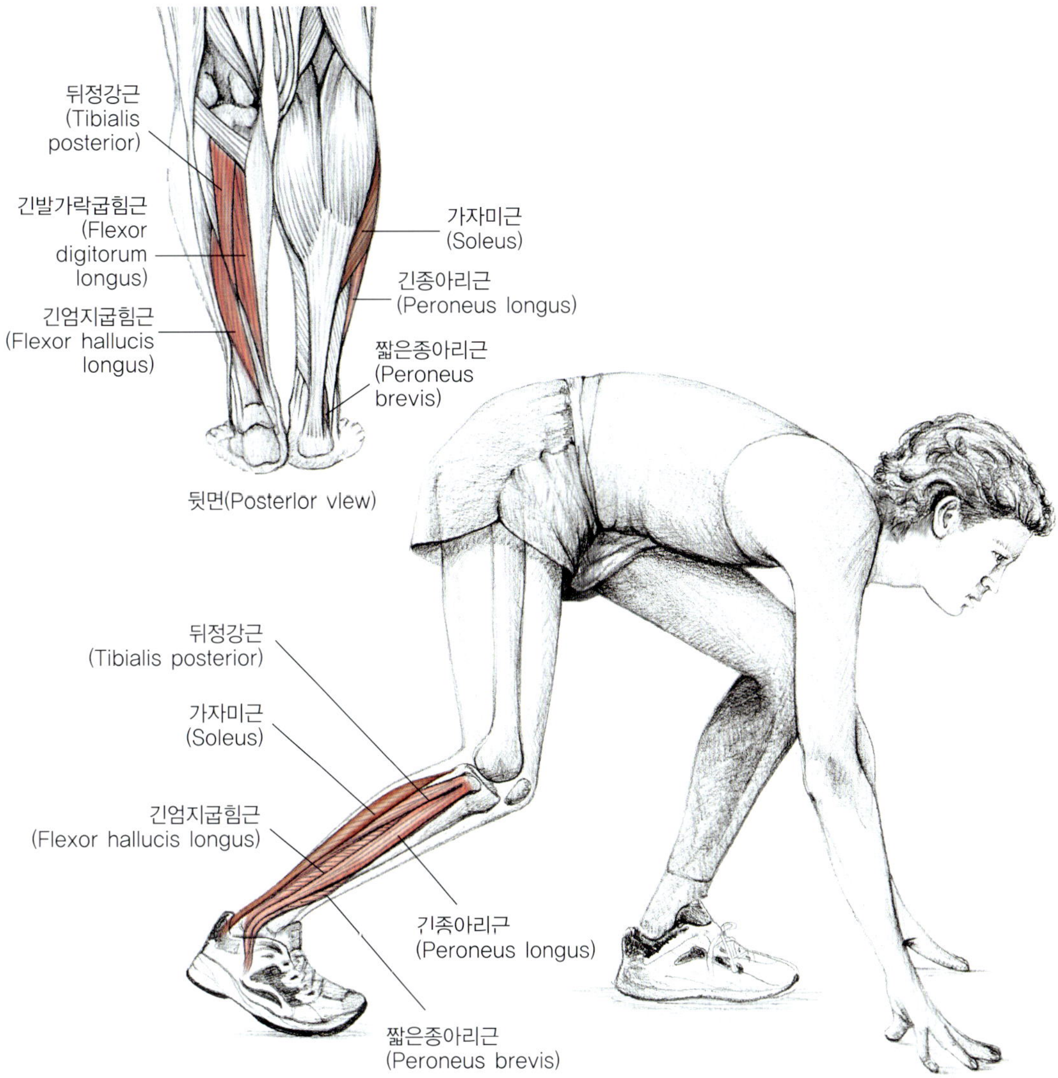

방법

달리기 출발 자세를 취한다. 양무릎을 구부리고 뒷다리의 발뒤꿈치로 바닥을 누르며 몸을 앞으로 기울인다. 손은 몸의 앞쪽 바닥을 짚는다.

스트레칭되는 근육

주작용근: 가자미근.
이차 근육: 뒤정강근. 긴엄지굽힘근. 긴발가락굽힘근. 긴종아리근과 짧은종아리근.

스트레칭으로 유리한 스포츠

농구. 네트볼. 사이클. 하이킹. 배낭여행. 등산. 오리엔티어링. 아이스하키. 필드하키. 아이스스케이팅. 롤러스케이팅. 인라인스케이팅. 태권도. 달리기. 트랙경기. 크로스컨트리. 미식축구. 럭비. 스키. 수상스키. 파도타기. 걷기. 경보. 레슬링.

스트레칭이 유용한 스포츠 손상

장딴지근 스트레인. 아킬레스건 스트레인. 아킬레스건염. 안쪽 정강통증 증후군. 뒤정강힘줄염.

보편적 문제점 및 스트레칭을 정확하게 수행하기 위한 부가적 정보

뒤에 있는 다리의 발가락이 정확하게 앞을 향하지 않고 옆으로 돌아가면, 장딴지근에 비정상적인 긴장이 발생할 수 있다. 오랫동안 이러한 긴장이 계속되면 근육 불균형이 발생할 수 있다.

보완 스트레칭

K04 참조.

K07: 한 무릎 세워 아래로 누르는 아킬레스건 스트레칭

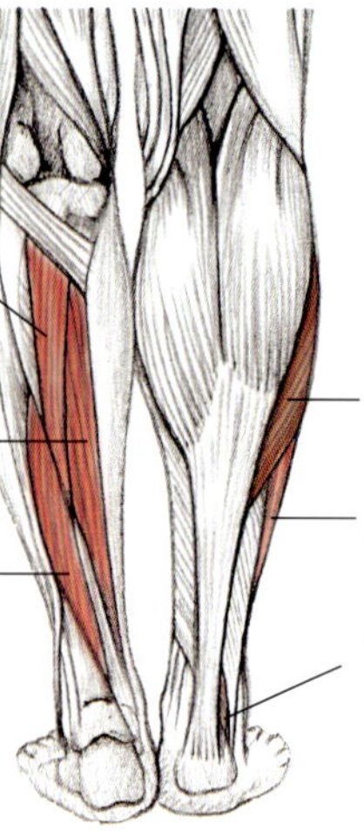

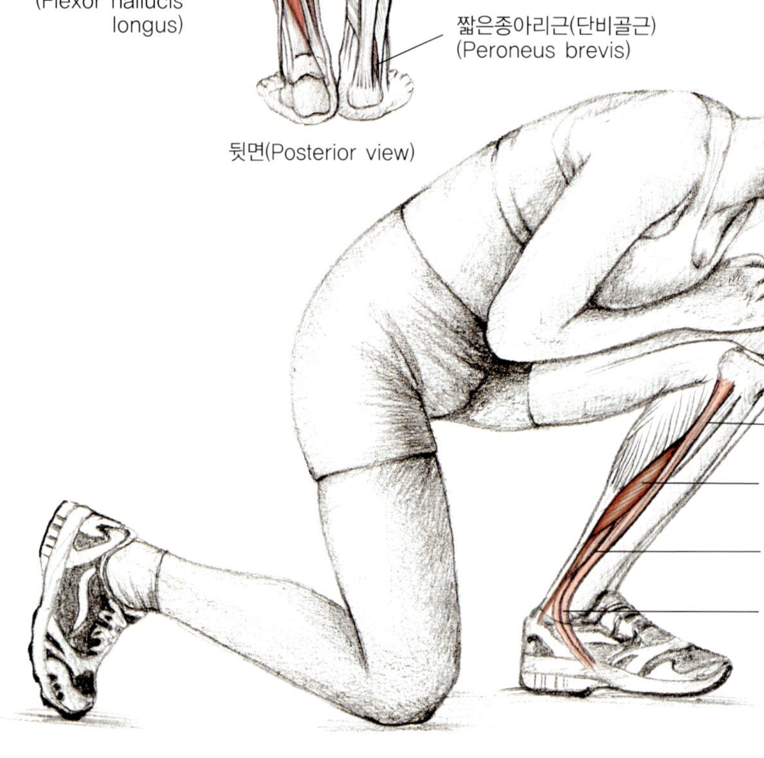

방법

한 쪽 무릎을 세운 자세에서 앞에 있는 다리에 체중을 가하여 앞으로 기울이면서 발뒤꿈치는 바닥에서 떨어지지 않게 한다.

스트레칭되는 근육

주작용근: 가자미근.
이차 근육: 뒤정강근. 긴엄지굽힘근. 긴발가락굽힘근. 긴종아리근과 짧은종아리근.

스트레칭으로 유리한 스포츠

농구. 네트볼. 사이클. 하이킹. 배낭여행. 등산. 오리엔티어링. 아이스하키. 필드하키. 아이스스케이팅. 롤러스케이팅. 인라인스케이팅. 태권도. 달리기. 트랙경기. 크로스컨트리. 미식축구. 럭비. 스키. 수상스키. 파도타기. 걷기. 경보. 레슬링.

스트레칭이 유용한 스포츠 손상

장딴지근 스트레인. 아킬레스건 스트레인. 아킬레스건염. 안쪽 정강통증 증후군. 뒤정강힘줄염.

보편적 문제점 및 스트레칭을 정확하게 수행하기 위한 부가적 정보

이 스트레칭은 아킬레스건에 많은 압박을 가할 수 있다. 안전을 위하여 몸을 천천히 앞으로 기울인다.

보완 스트레칭

K01 참조.

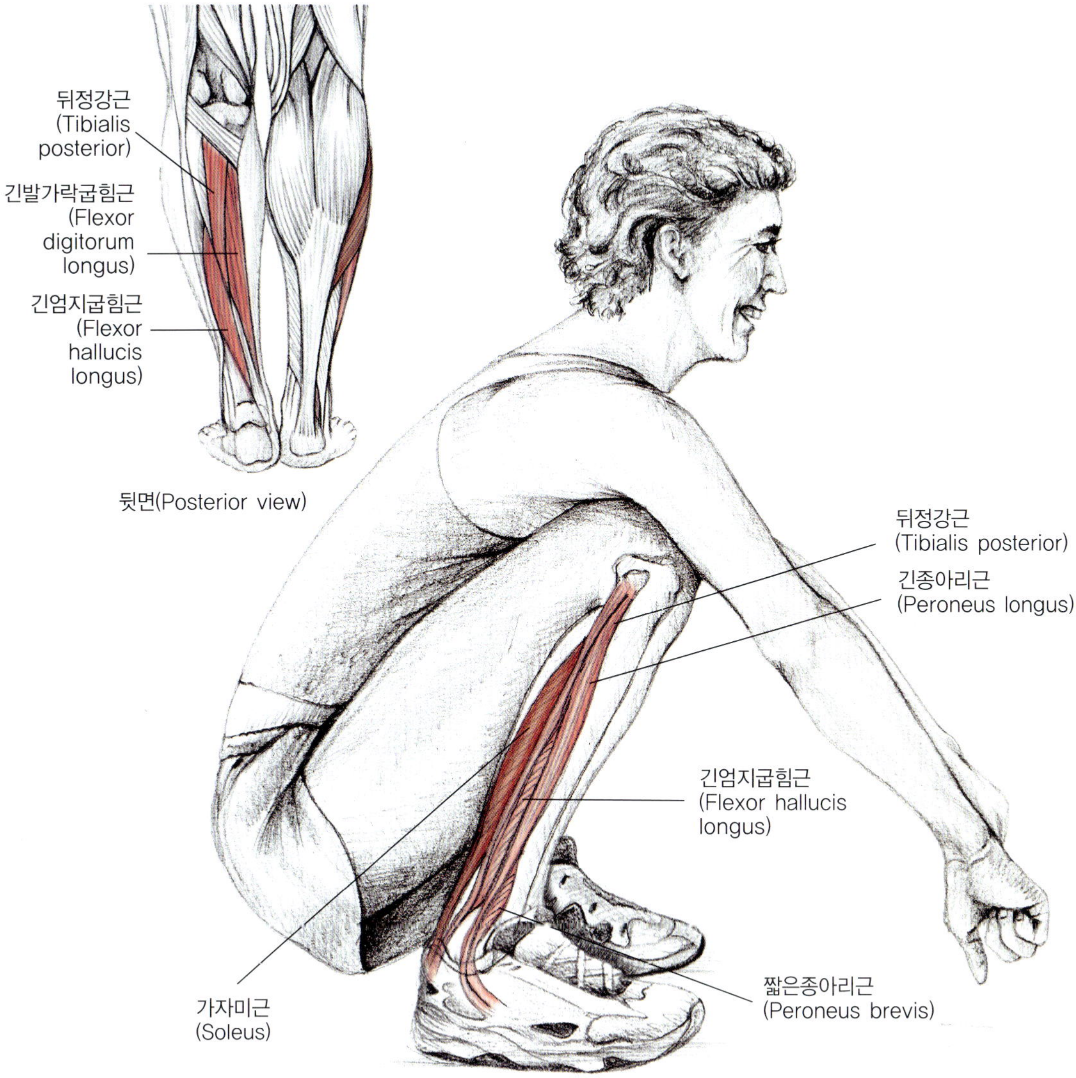

방법

발을 어깨 넓이로 벌리고 선다. 쪼그려 앉는다. 균형을 위해 양손은 자연스럽게 몸의 앞에 둔다.

스트레칭되는 근육

주작용근: 가자미근.
이차 근육: 뒤정강근. 긴엄지굽힘근. 긴발가락굽힘근. 긴종아리근과 짧은종아리근.

스트레칭으로 유리한 스포츠

농구. 네트볼. 사이클. 하이킹. 배낭여행. 등산. 오리엔티어링. 아이스하키. 필드하키. 아이스스케이팅. 롤러스케이팅. 인라인스케이팅. 태권도. 달리기. 트랙경기. 크로스컨트리. 미식축구. 럭비. 스키. 수상스키. 파도타기. 걷기. 경보. 레슬링.

스트레칭이 유용한 스포츠 손상

장딴지근 스트레인. 아킬레스건 스트레인. 아킬레스건염. 안쪽 정강통증 증후군. 뒤정강힘줄염.

스트레칭을 정확하게 수행하기 위한 부가적 정보

필요하다면 균형을 위하여 어떤 것을 잡을 수 있으며 발가락이 앞을 향하도록 하여야 한다.

보완 스트레칭

K07 참조.

14 정강이, 발목, 발, 발가락 스트레칭

Shins, Ankles, Feet, and Toes

정강근은 무릎관절 바로 아래에 있는 정강뼈 꼭대기에서 출발하여 아래로 뻗어서 정강뼈 전면을 거쳐 발목관절에 이른다. 주요 활동은 등쪽 굽힘(배측굴곡), 발목관절의 폄 또는 안쪽 번짐(내번, invert)이다.

긴엄지폄근(장무지신근, extensor hallucis longus)과 **긴발가락폄근(장지신근, extensor digitorum longus)**은 발끝의 주요 폄근(신전근)이다. 이러한 근육들의 힘줄은 발목의 앞면을 지나며, 발을 지나, 발 끝에 부착된다. 이러한 근육들은 발등을 등쪽 굽힘하게 하며, 굽힘근에 반대로 작용한다. 장딴지근이 긴장되거나 근육들이 추돌수준을 넘어서 작용하면 힘줄에 염증이 생길 수 있다.

앞정강근(전경골근, tibialis anterior)은 정강뼈의 측방 관절구로부터 시작하여 내측으로 그리고 내측의 쐐기뼈(설상골, cuneiform)의 발바닥 표면에 닿는다. 앞정강근은 발의 등쪽 굽힘과 안쪽 번짐을 담당하며, 각 발걸음 마다 *발끝을 들고* 달릴 때 자주 사용된다. 정강뼈 앞부분에서의 통증은 근육과 힘줄이, 과도한 사용이나 부적절한 형태로 사용되어서 염증이 생기거나 과민해졌을 때 일어난다.

유의할 만한 하나의 조직은 **발바닥근막(족저근막, plantar fascia)**이라는 질긴 섬유조직이며, 이는 또한 *발바닥널힘줄(족저건막, plantar aponeurosis)*이라고도 부르며, 이는 발뒤꿈치를 발끝과 연결한다. 반복적인 발목의 동작은 특히, 긴장된 장딴지근에 제한될 때, 발뒤꿈치의 닿는곳 위치에서 이 조직을 과민하게 할 수 있다. 이 장의 뒤편의 특정 스트레칭이 이 문제를 완화시키는 데 도움이 된다.

발과 발목은 발을 조절하는 다수의 작은 근육들로 구성되어 있다. 발과 발목 주위의 근육들은 관절조직과 함께 발과 발목의 광범위한 동작을 할 수 있도록 해주며, 이들은 발바닥 굽힘, 등쪽 굽힘, 안쪽 번짐(내번, inversion), 가쪽 번짐(외번, eversion), 그리고 돌림(회전, rotation) 등이 포함된다.

발바닥에는 네 개의 근육 층이 있다. 첫 번째 층은 최저층(이것은 표피에 가장 가까우며, 서 있을 때, 지상에 가장 가까운 것이다)으로, **엄지벌림근(무지외전근, abductor hallucis)**, **짧은발가락굽힘근(단지굴근, flexor digitorum brevis)**, **새끼발가락벌림근(소지외전근, abductor digiti minimi)** 등이 있다. 새끼발가락벌림근은 발바닥의 측방 가장자리를 형성한다. 두 번째 층은 **벌레근(충양근, lumbricales)**과 **발바닥네모근(족저사두근, quadratus plantae)**에 더하여 긴엄지굽힘근과 긴발가락굽힘근의 힘줄 등이 포함된다. 세 번째 층은 **짧은엄지굽힘근(단무지굴근, flexor hallucis brevis)**, **엄지모음근(무지내전근, adductor hallucis)**, 그리고 **짧은발가락굽힘근(단소지굴근, flexor digiti minimi brevis)** 등을 포함한다. 네 번째 층은 발바닥의 최심층(가장 높은 층) 근육이다. 이것은 4개의 등쪽 뼈사이근(배측골간근, dorsal interossei), 3개의 바닥쪽 뼈사이근(족저골간근, plantar interossei), 그리고 뒤정강근 힘줄과 긴종아리근(장비골근, peroneus longus) 등으로 구성되어 있다.

이 정강이, 발목, 발 스트레칭이 유용한 스포츠는 다음과 같다; 농구, 네트볼, 권투, 사이클, 하이킹, 배낭여행, 등산, 오리엔티어링, 아이스하키, 필드하키, 빙상, 롤러스케이팅, 인라인스케이팅, 태권도, 태권도, 테니스, 배드민턴, 스쿼시 등의 라켓 스포츠, 달리기, 트랙경기, 크로스컨트리, 축구, 미식축구, 럭비 등의 달리기 스포츠, 설상스키, 수상스키, 파도타기, 수영, 걷기, 경보 등이다.

L01: 한 발 뒤로 내민 정강이 스트레칭

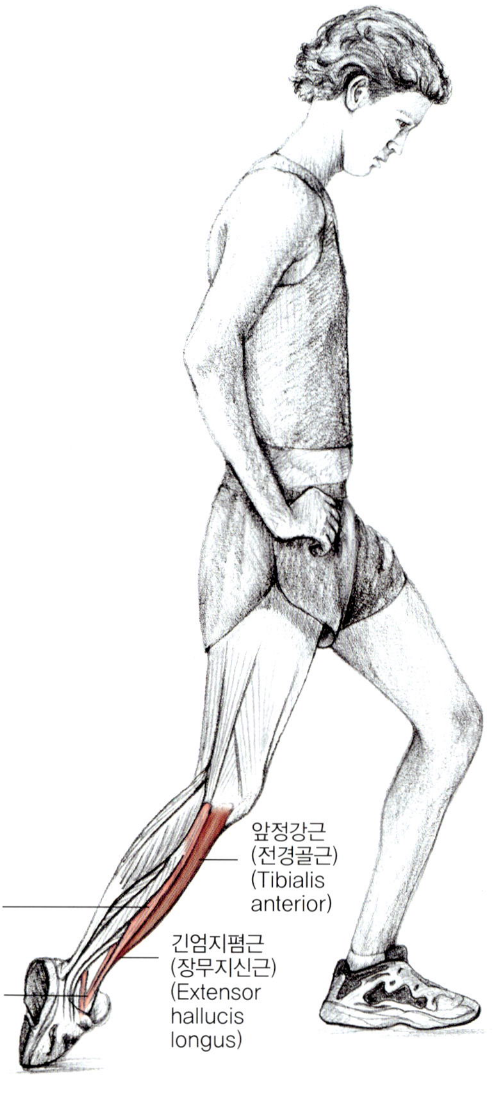

방법

서서 한 다리를 뒤로 내밀고 뒤에 있는 다리의 발등이 지면과 접촉하도록 하고, 발목으로 바닥을 누른다.

스트레칭되는 근육

주작용근: 앞정강근(전경골부).
이차 근육: 긴엄지폄근(장무지신근). 긴발가락폄근(장지신근). 셋째종아리근(제삼비골근).

스트레칭으로 유리한 스포츠

농구. 네트볼. 권투. 사이클. 하이킹. 배낭여행. 등산. 오리엔티어링. 아이스하키. 필드하키. 아이스스케이팅. 롤러스케이팅. 인라인스케이팅. 축구. 태권도. 테니스. 배드민턴. 스쿼시. 달리기. 트랙경기. 크로스컨트리. 미식축구. 럭비. 걷기. 경보.

스트레칭이 유용한 스포츠 손상

앞정강구획 증후군. 안쪽 정강통증 증후군. 발목 삠. 종아리힘줄 부분탈구. 종아리힘줄염.

스트레칭을 정확하게 수행하기 위한 부가적 정보

이 스트레칭의 강도는 몸을 낮추는 동작과 발목으로 바닥을 누르는 동작으로 조절한다. 필요하면 균형을 위하여 어떤 것을 잡을 수 있다.

보완 스트레칭

L02 참조.

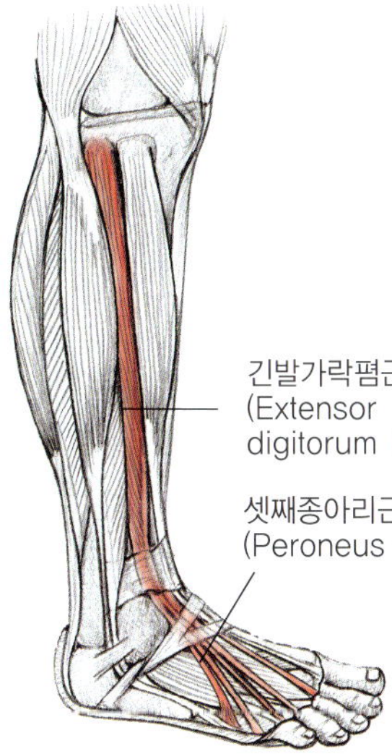

오른쪽 다리, 가쪽 면
(Right leg, lateral view)

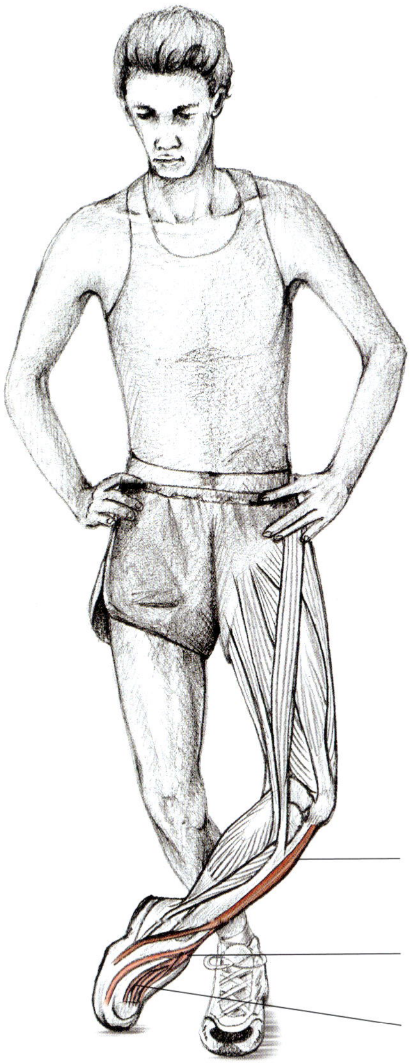

방법

서서 한 다리를 교차시키고 앞에 있는 다리의 발등이 바닥에 닿도록 하고 천천히 무릎을 굽히면서 발등으로 바닥을 누른다.

스트레칭되는 근육

주작용근: 앞정강근.
이차 근육: 긴엄지폄근. 긴발가락폄근. 셋째종아리근.

스트레칭으로 유리한 스포츠

농구. 네트볼. 권투. 사이클. 하이킹. 배낭여행. 등산. 오리엔티어링. 아이스하키. 필드하키. 아이스스케이팅. 롤러스케이팅. 인라인스케이팅. 축구. 태권도. 테니스. 배드민턴. 스쿼시. 달리기. 트랙경기. 크로스컨트리. 미식축구. 럭비. 걷기. 경보.

스트레칭이 유용한 스포츠 손상

앞정강구획 증후군. 안쪽 정강통증 증후군. 발목 삠. 종아리힘줄 부분탈구. 종아리힘줄염.

스트레칭을 정확하게 수행하기 위한 부가적 정보

스트레칭의 강도는 발목을 누르는 동작으로 조절한다.

보완 스트레칭

L04 참조.

L03: 한 발 뒤로 올려놓은 정강이 스트레칭

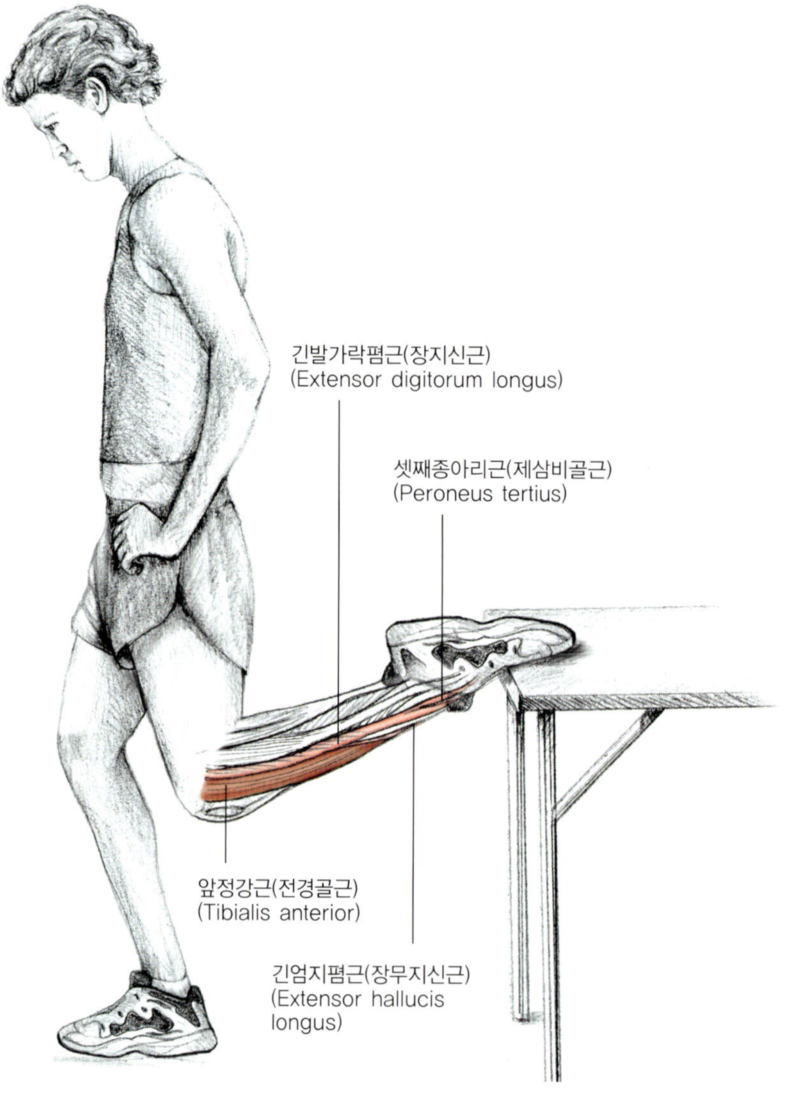

방법

서서 한 다리를 뒤로 내밀어 뒤에 있는 다리의 발등을 테이블 위에 올려 놓는다. 발목으로 테이블 바닥을 누른다.

스트레칭되는 근육

주작용근: 앞정강근(전경골부).
이차 근육: 긴엄지폄근. 긴발가락폄근. 셋째종아리근

스트레칭으로 유리한 스포츠

농구. 네트볼. 권투. 사이클. 하이킹. 배낭여행. 등산. 오리엔티어링. 아이스하키. 필드하키. 아이스스케이팅. 롤러스케이팅. 인라인스케이팅. 축구. 태권도. 테니스. 배드민턴. 스쿼시. 달리기. 트랙 경기. 크로스컨트리. 미식축구. 럭비. 걷기. 경보.

스트레칭이 유용한 스포츠 손상

앞정강구획 증후군. 안쪽 정강통증 증후군(정강덧대. 내측경골동통 증후군). 발목삠(염좌). 종아리힘줄(비골근건) 부분탈구. 종아리힘줄염.

스트레칭을 정확하게 수행하기 위한 부가적 정보

필요하면 균형을 위해 어떤 것을 잡을 수 있다.

보완 스트레칭

L01 참조.

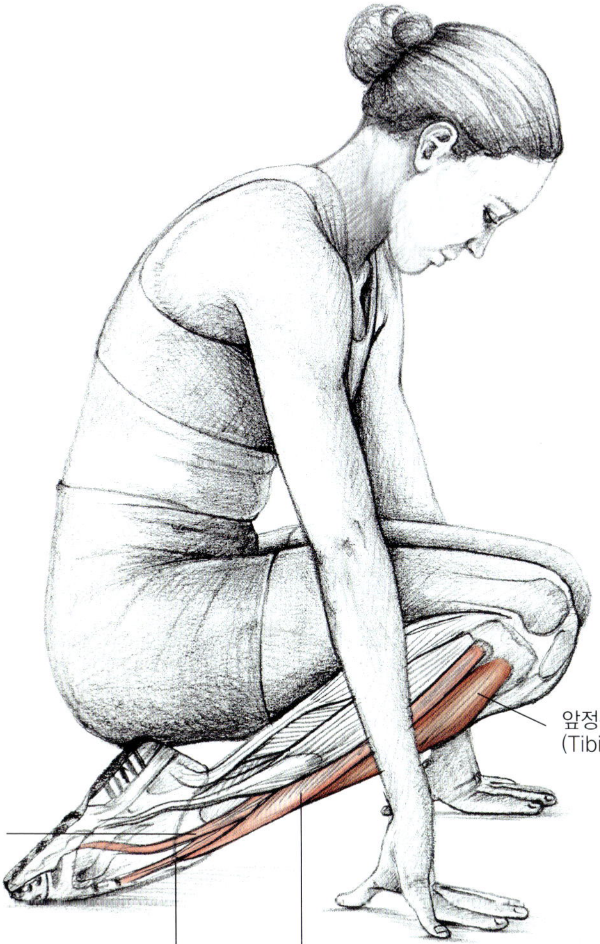

방법

무릎을 꿇고 앉는다. 발목을 발바닥쪽으로 굽히고 양발목과 무릎을 모은다. 양손은 무릎 옆 바닥을 짚고, 천천히 몸을 뒤로 기울이면서 무릎을 바닥에서 들어 올린다.

스트레칭되는 근육

주작용근: 앞정강근.

이차 근육: 긴엄지폄근. 긴발가락폄근. 셋째종아리근

스트레칭으로 유리한 스포츠

농구. 네트볼. 권투. 사이클. 하이킹. 배낭여행. 등산. 오리엔티어링. 아이스하키. 필드하키. 아이스스케이팅. 롤러스케이팅. 인라인스케이팅. 축구. 태권도. 테니스. 배드민턴. 스쿼시. 달리기. 트랙경기. 크로스컨트리. 미식축구. 럭비. 걷기. 경보.

스트레칭이 유용한 스포츠 손상

앞정강구획 증후군. 안쪽 정강통증 증후군. 발목 삠. 종아리힘줄 부분탈구. 종아리힘줄염.

보편적 문제점 및 스트레칭을 정확하게 수행하기 위한 부가적 정보

이 스트레칭은 무릎과 발목에 많은 압박을 가할 수 있다. 무릎이나 발목의 통증이 있다면, 스트레칭하지 않는다.

보완 스트레칭

L03 참조.

L05: 쪼그려 앉아 발가락 스트레칭

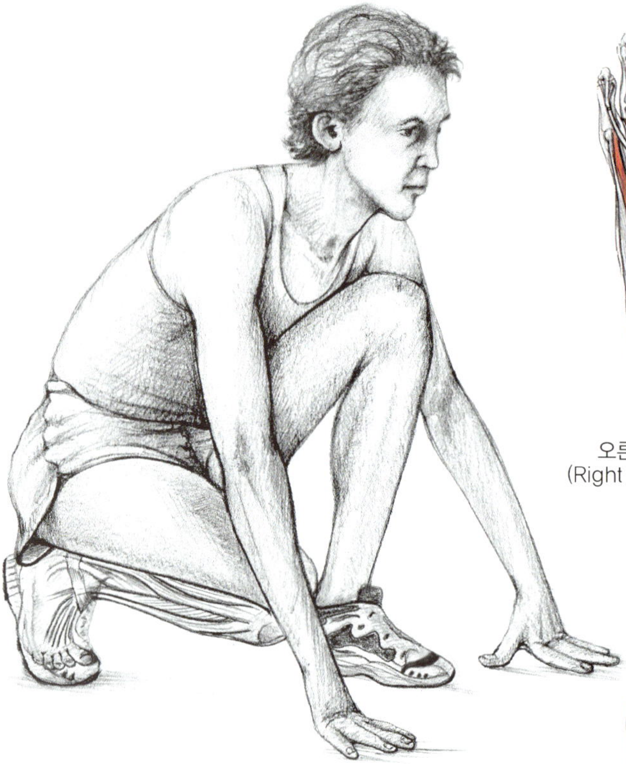

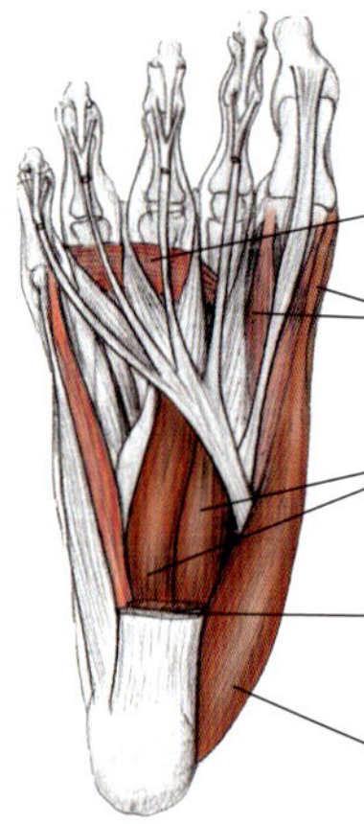

오른쪽 발, 발바닥 면
(Right foot, plantar view)

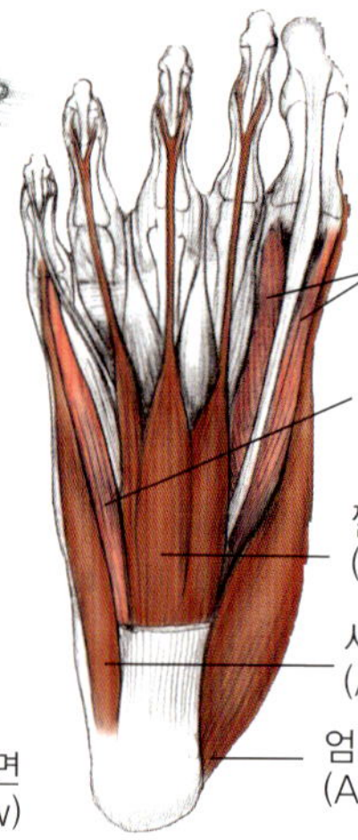

오른쪽 발, 발바닥 면
(Right foot, plantar view)

방법

양손으로 바닥을 짚고, 한 무릎을 세워 쪼그려 앉는다. 뒤에 있는 다리에 체중을 실으며 몸을 천천히 앞으로 기울여 발바닥의 세로활을 증가시킨다.

스트레칭되는 근육

주작용근: 짧은발가락굽힘근(단지굴근). 엄지벌림근(무지외전근). 새끼벌림근(소지외전근). 발바닥네모근(족저방형근).
이차근육: 짧은엄지굽힘근(단무지굴근). 엄지모음근(무지내전근). 짧은새끼굽힘근(단소지굴근).

스트레칭으로 유리한 스포츠

농구. 네트볼. 권투. 사이클. 하이킹. 배낭여행. 등산. 오리엔티어링. 아이스하키. 필드하키. 아이스스케이팅. 롤러스케이팅. 인라인스케이팅. 축구. 태권도. 테니스. 배드민턴. 스쿼시. 달리기. 트랙경기. 크로스컨트리. 미식축구. 럭비. 걷기. 경보.

스트레칭이 유용한 스포츠 손상

뒤정강힘줄염(후경골근건염). 종아리힘줄(비골근)부분탈구. 종아리힘줄염. 굽힘근힘줄염. 종자뼈염. 발바닥근막염(족저근막염).

보편적 문제점 및 스트레칭을 정확하게 수행하기 위한 부가적 정보

발밑에 있는 근육과 힘줄은 매우 딱딱할 수 있어서 너무 빠르고 강하게 스트레칭해서는 안 된다.

보완 스트레칭

K07 참조.

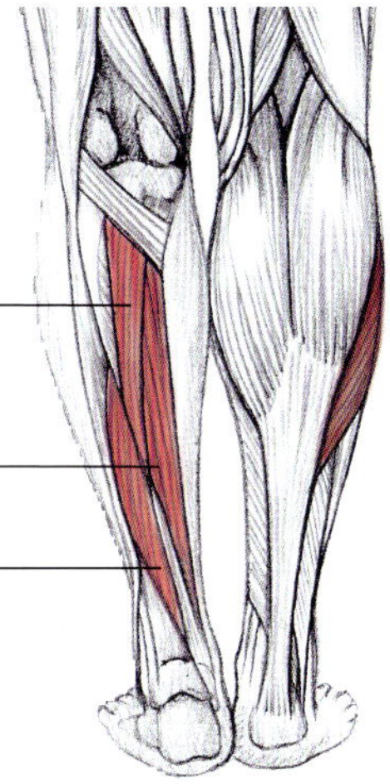

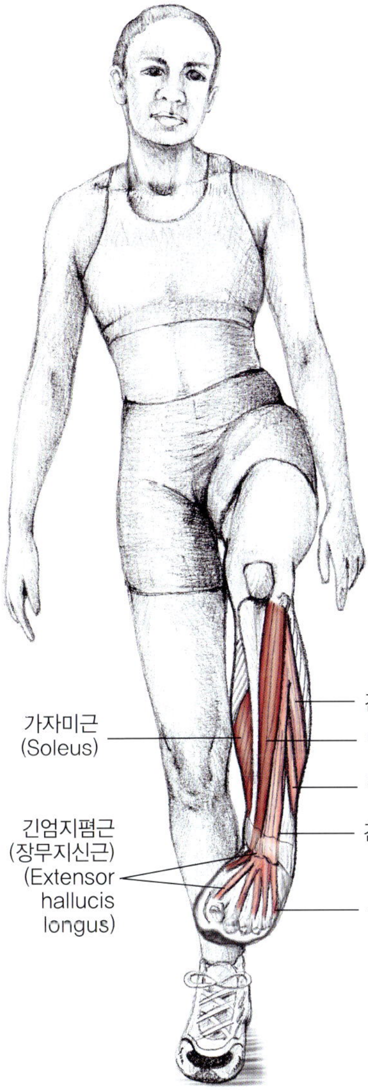

방법

한 발을 들고 서서 발목을 모든 방향으로 돌린다.

스트레칭되는 근육

주작용근: 앞정강근

이차 근육: 긴엄지폄근, 긴발가락폄근, 긴종아리근, 짧은종아리근, 셋째종아리근, 뒤정강근, 긴엄지굽힘근, 긴발가락굽힘근.

스트레칭으로 유리한 스포츠

농구, 네트볼, 권투, 사이클, 하이킹, 배낭여행, 등산, 오리엔티어링, 아이스하키, 필드하키, 아이스스케이팅, 롤러스케이팅, 인라인스케이팅, 태권도, 테니스, 배드민턴, 스쿼시, 달리기, 트랙경기, 크로스컨트리, 미식축구, 럭비, 걷기, 경보.

스트레칭이 유용한 스포츠 손상

앞정강구획 증후군, 안쪽 정강통증 증후군, 발목 삠, 종아리힘줄 부분탈구, 종아리힘줄염.

스트레칭을 정확하게 수행하기 위한 부가적 정보

필요하면 균형을 위해 어떤 것을 잡을 수 있다.

보완 스트레칭

L02, K02 참조.

참고 자료

Anderson, R. A.: 2010. *Stretching.* Shelter Publications. CA, USA.

Armiger, P.: 2010. *Stretching for Functional Flexibility.* Lippincott, Williams & Wilkins. MD, USA.

Bahr, R. & Maehlum, S.: 2004. *Clinical Guide to Sports Injuries.* Human Kinetics. IL, USA.

Beachle, T. & Earle, R.: 2008. *Essentials of Strength Training and Conditioning.* Human Kinetics. IL, USA.

Biel, A.: 2010. *Trail Guide to the Body.* Books of Discovery. CO, USA.

Chek, P.: 2009. *An Integrated Approach to Stretching.* C.H.E.K. Institute. CA, USA.

Delavier, F.: 2010. *Strength Training Anatomy.* Human Kinetics. IL, USA.

Goldspink, G.: 1968. Sarcomere length during post-natal growth and mammalian muscle fibers. *Journal of Cell Science,* 3(4): 539–548.

Gummerson, T.: 1990. *Mobility Training for the Martial Arts.* A & C Black. London, UK.

Jarmey, C.: 2008. *The Concise Book of Muscles.* Lotus Publishing. Chichester, UK.

Jarmey, C.: 2006. *The Concise Book of the Moving Body.* Lotus Publishing. Chichester, UK.

Kurz, T.: 2003. *Stretching Scientifically.* Stadion Publishing Company. VT, USA.

Martini, F., Timmons, M. & Tallitsch, R.: 2009. *Human Anatomy.* Pearson Benjamin Cummings. CA, USA.

Mattes, A.: 2000. *Active Isolated Stretching: The Mattes Method.* Self Published. FL, USA.

McAtee, R. & Charland, J.: 2007. *Facilitated Stretching.* Human Kinetics. IL, USA.

Norris, C.M.: 1998. *Sports Injuries: Diagnosis and Management.* Butterworth-Heinemann. Oxford, UK

Tortora, G.J. & Derrickson, B.: 2009. *Principles of Anatomy and Physiology.* John Wiley & Sons, Inc. NJ USA.

Walker, B.: 2007. *The Stretching Handbook.* The Stretching Institute. NY, USA.

Walker, B.: 2007. *The Anatomy of Sports Injuries.* Lotus Publishing. Chichester, UK.

Weldon, S.M.: 2003. The efficacy of stretching for prevention of exercise-related injury: a systematic review of the literature. *Manual Therapy,* 8(3): 141.

Wharton, J & P.: 1996. *The Whartons' Stretch Book.* Three Rivers Press. NY, USA.

Williams, P.E. & Goldspink, G.: 1971. Longitudinal growth of striated muscle fibers. *Journal of Cell Science,* 9(3): 751–767.

Wilmore, J.H. & Costill, D.L.: 1994. *Physiology of Sport and Exercise.* Human Kinetics. IL, USA.

Ylinen, J.: 2008. *Stretching Therapy.* Elsevier. PA, USA.

스포츠 손상을 위한 다섯 가지 우선적인 스트레칭

아래의 스트레칭들은 보편적 스포츠 손상에 도움을 주기 위해 권하는 간단한 목록이다. 다음의 스트레칭들은 아래 기록된 목록에 대한 예방과 장기 재활치료를 위해 유익한 것이다. 그러나 이들은 손상 재활치료의 초기단계에서는 사용되지 않는다. 재활치료의 초기단계에서 사용하는 스트레칭의 과정은 손상된 근육섬유에 손상을 가중시킨다. 가벼운 섬유손상 후 72시간 이내에는 모든 스트레칭을 피하며, 제 2장에 있는 '*안전한 스트레칭 준칙*'을 명심하라.

배근육 스트레인

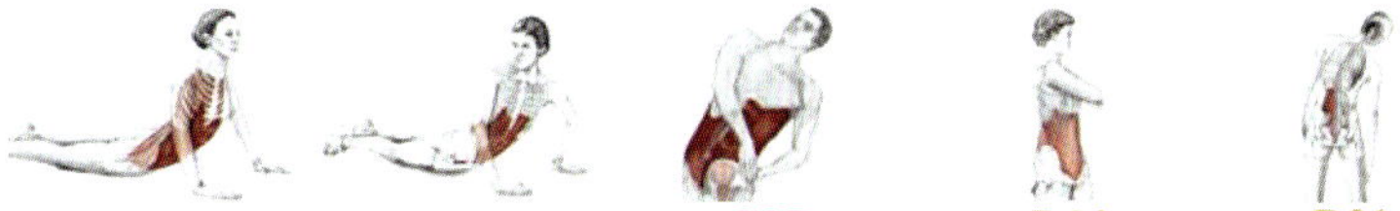

C02 C03 C05 D14 D21

아킬레스건 스트레인 과 아킬레스건염

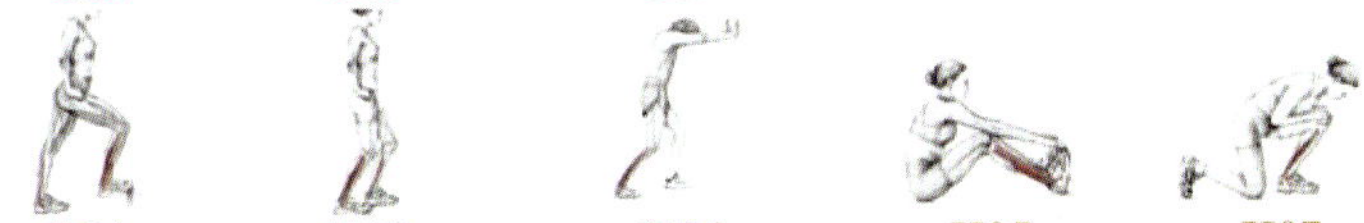

K01 K02 K04 K05 K07

발목관절 삠(족관절 염좌)

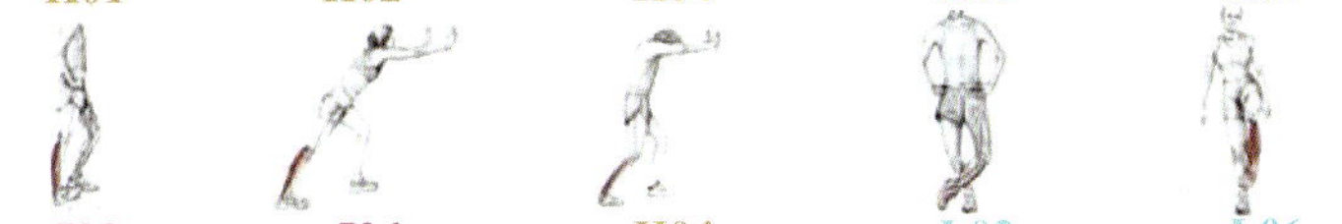

J03 J06 K04 L02 L06

앞정강(전경골) 증후군

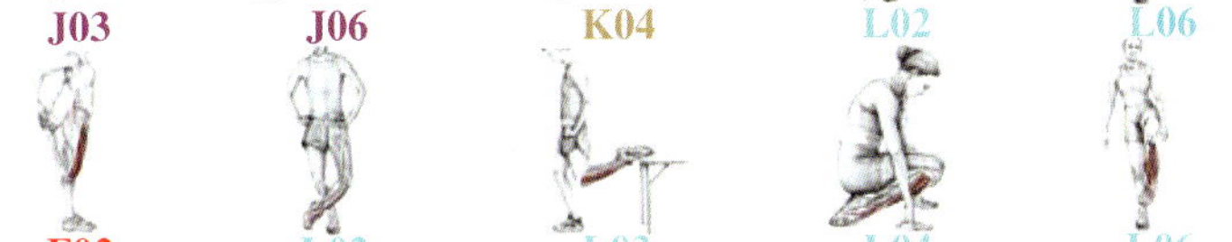

F02 L02 L03 L04 L06

앞정강 십자인대 염좌

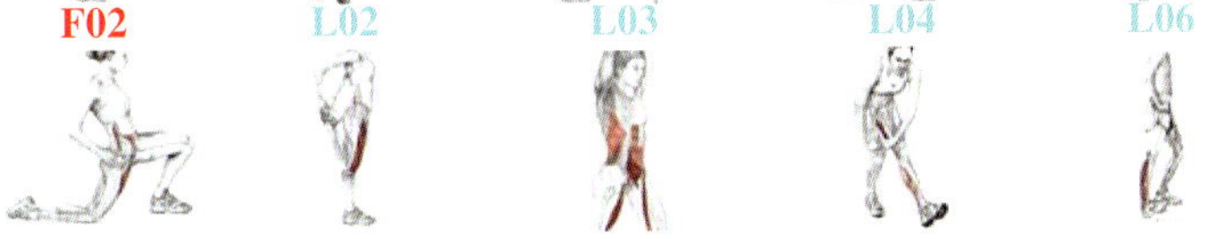

F01 F02 F03 G03 J03

등인대 삠(염좌)

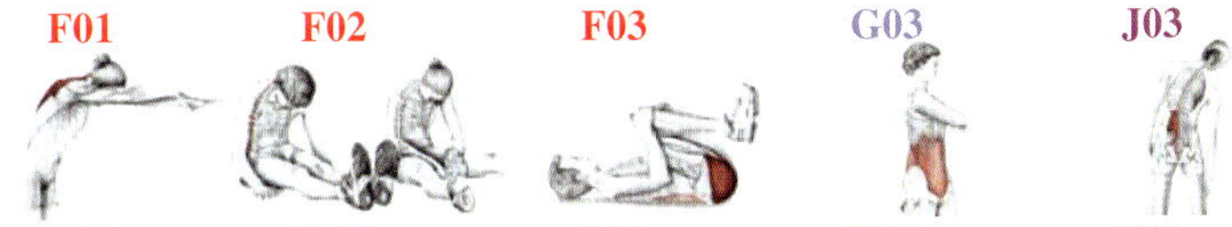

D01 D05 D09 D14 D21

등근육 타박상과 스트레인

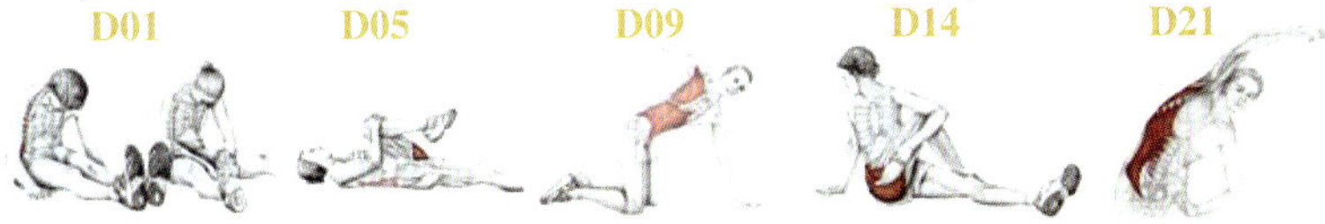

D05 D08 D13 D18 D22

위팔두갈래근 타박상, 스트레인, 파열, 건염

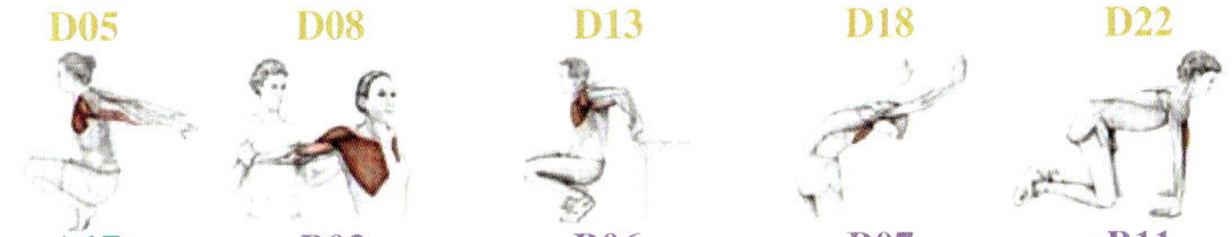

A17 B02 B06 B07 B11

장딴지 스트레인

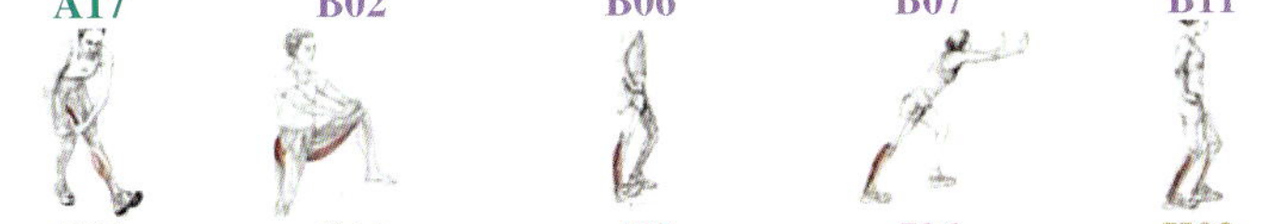

G03 G13 J03 J06 K02

손목굴 증후군(수근관 증후군)과 척골(자뼈)굴 증후군

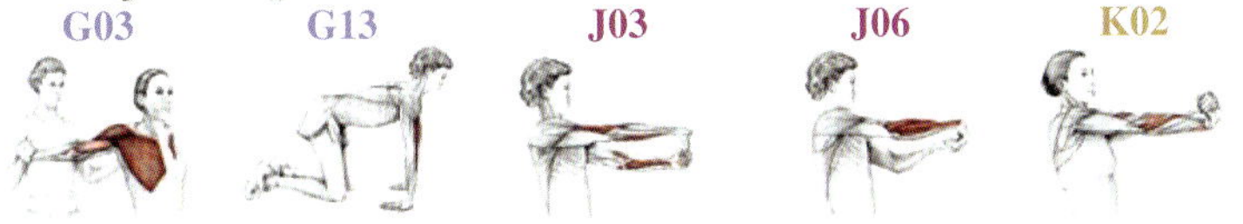

B02 B11 B13 B16 B17

가슴 스트레인

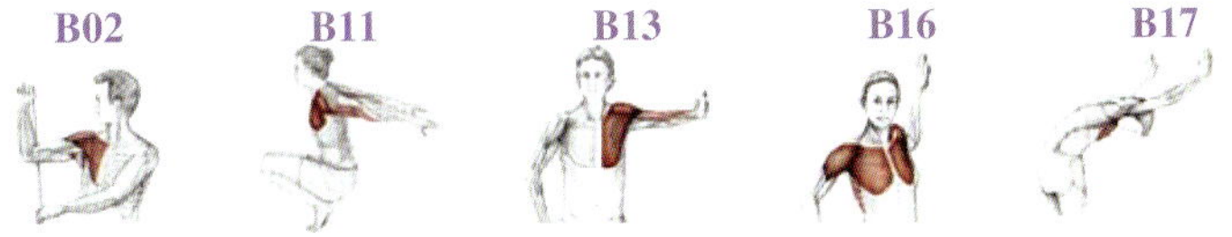

A14 A17 B04 B05 B07

팔꿈치 염좌	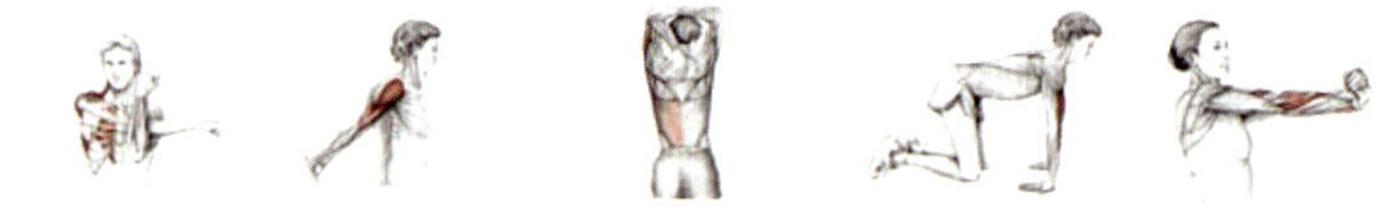	A08	A16	B10	B11	B17
손가락 염좌와 힘줄염	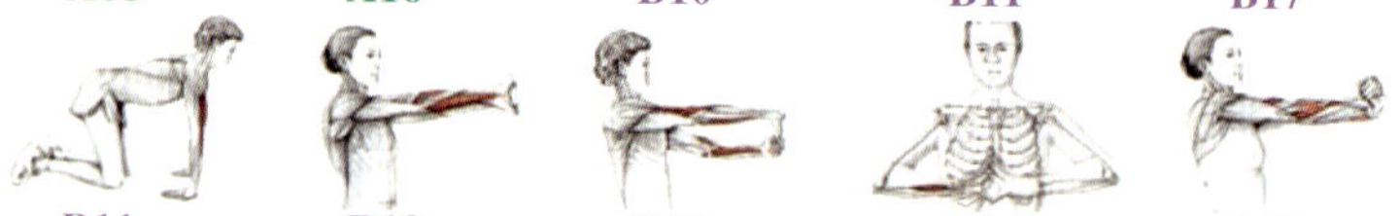	B11	B12	B13	B14	B17
굳은어깨(동결견) 증후군	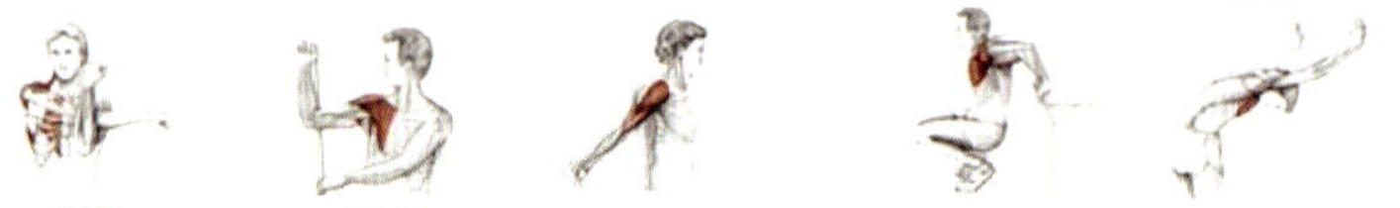	A08	A14	A16	B06	B07
서혜부 스트레인 및 힘줄염	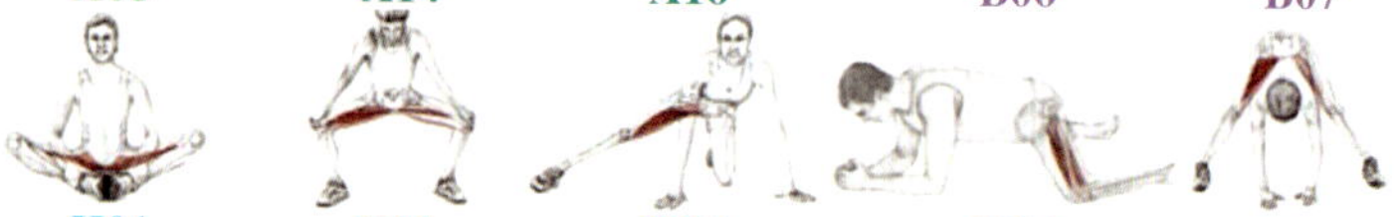	H01	H02	H04	H06	H08
오금힘줄 스트레인	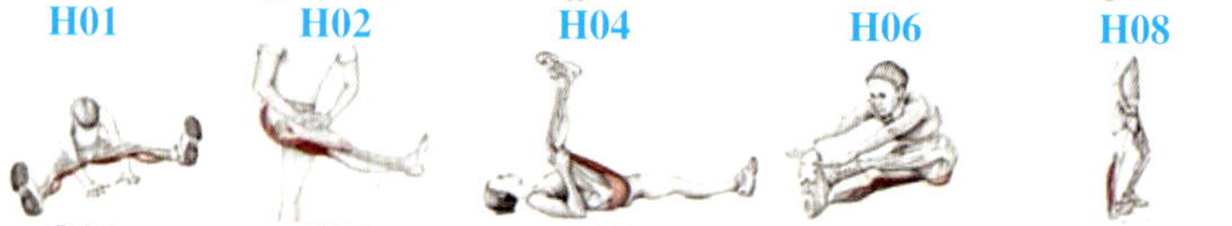	G01	G05	G08	G11	J03
볼기굽힘근(둔부신근) 스트레인 및 엉덩허리근(장요근) 힘줄염	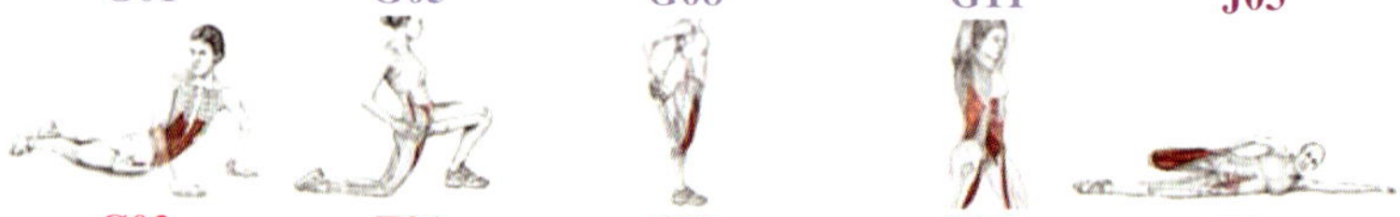	C03	F01	F02	F03	F05
엉덩정강띠 증후군	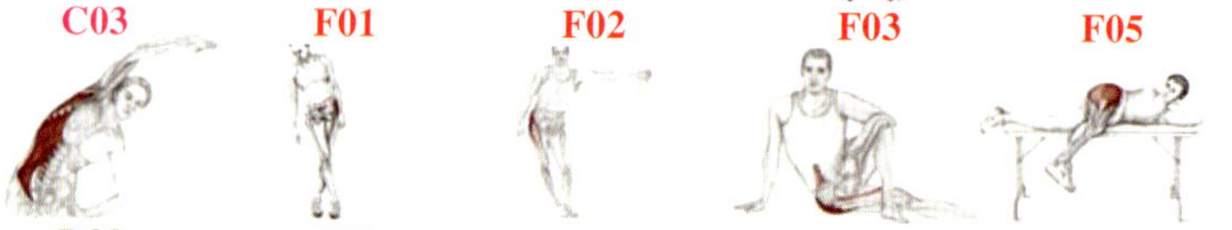	D22	I02	I03	I05	I07
충돌 증후군	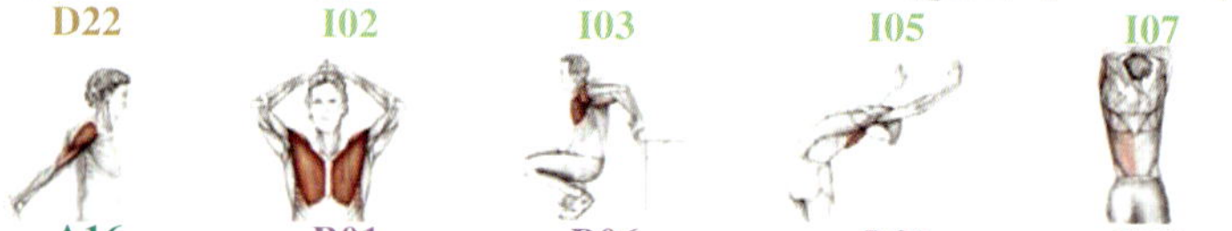	A16	B01	B06	B07	B10
안쪽 곁인대 염좌	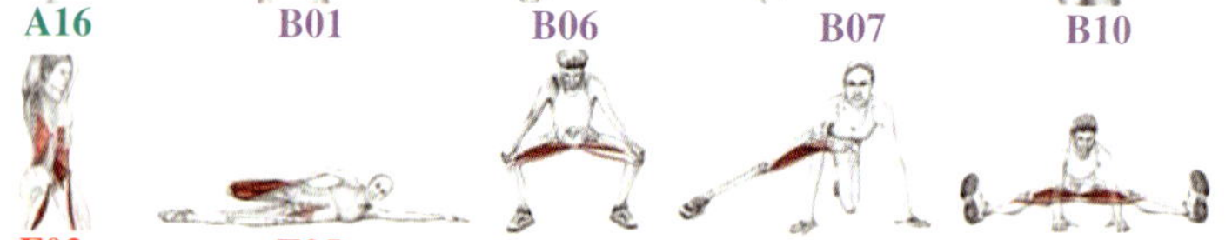	F03	F05	H02	H04	H07
안쪽 정강통증 증후군	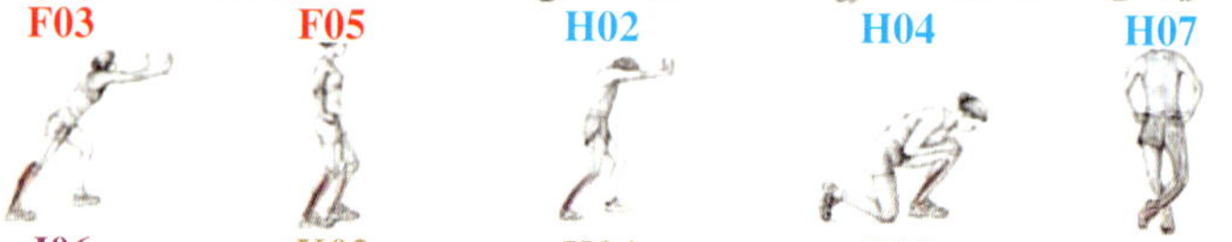	J06	K02	K04	K07	L02
Osgood-schlatter 증후군	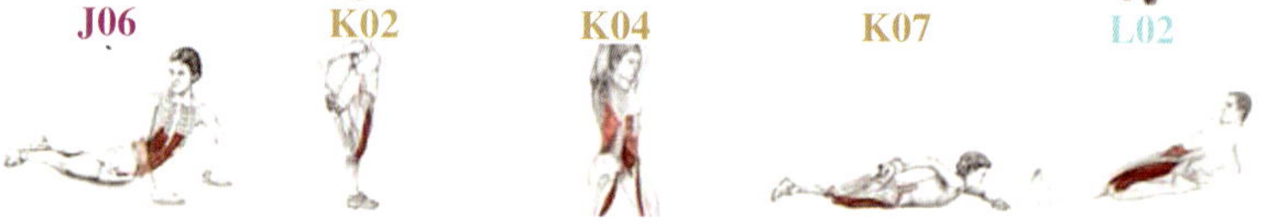	C03	F02	F03	F04	F06
두덩뼈염(치골염)	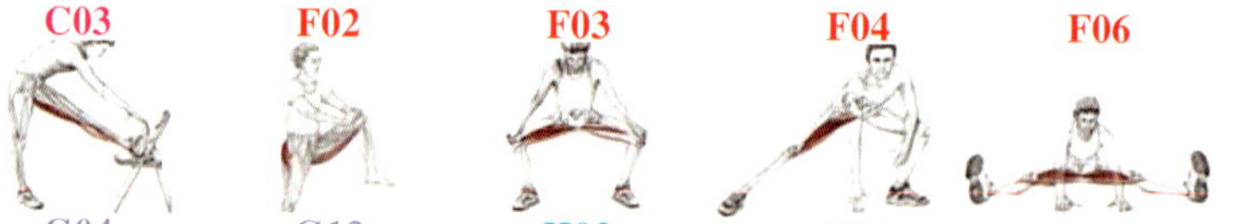	G04	G13	H02	H05	H07
무릎뼈(슬개골) 힘줄염	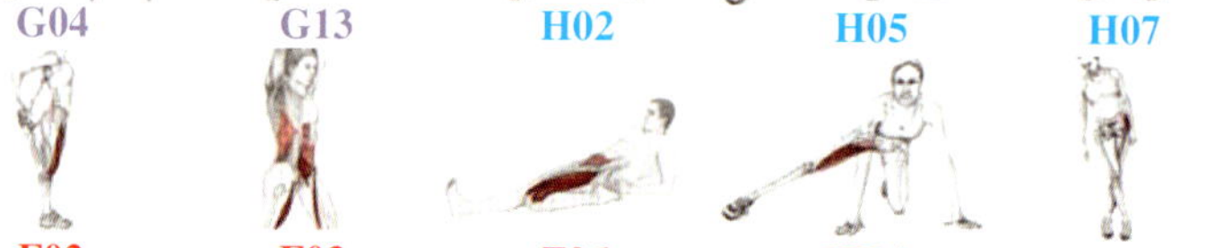	F02	F03	F06	H04	I02

손상						
무릎뼈넙다리통증 증후군(슬개대퇴통증 증후군)	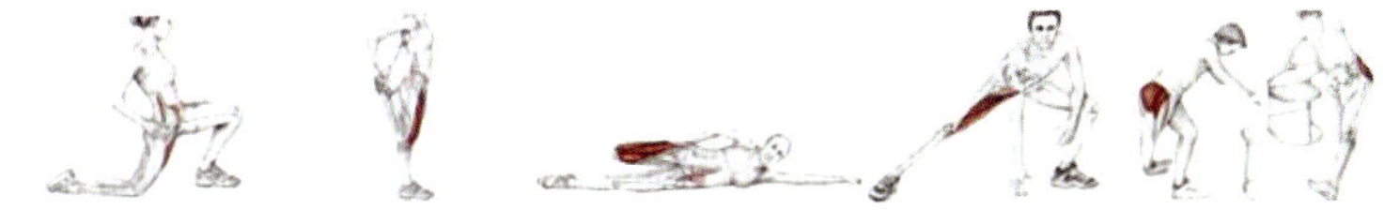	F01	F02	F05	H05	I04
흉근삽입염증	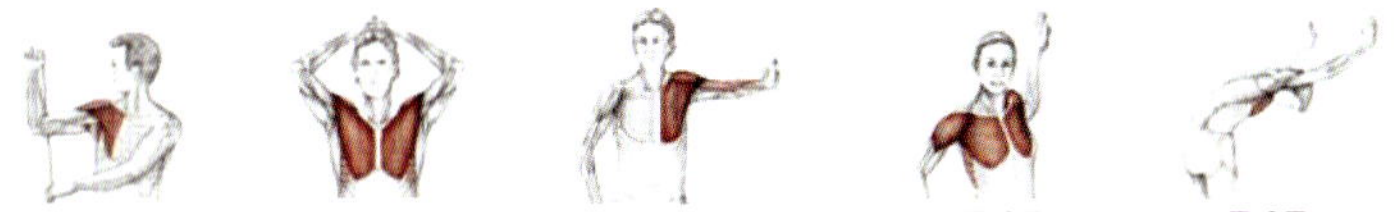	A14	B01	B04	B05	B07
종아리근(비골근) 힘줄염	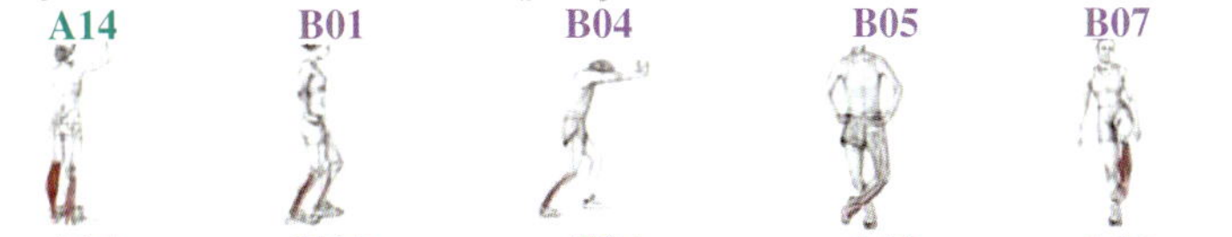	J04	K02	K04	L02	L06
궁둥구멍근(이상근) 증후군	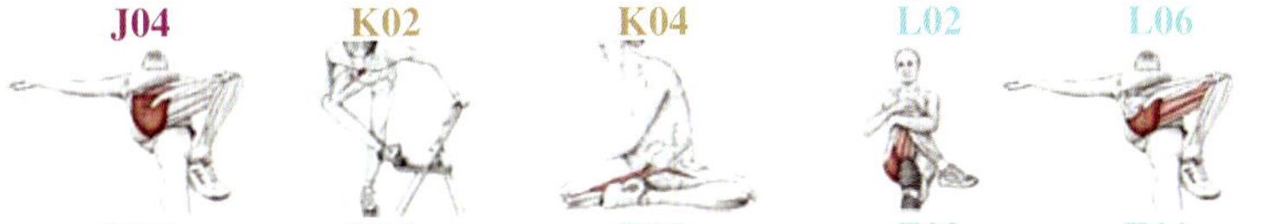	E01	E03	E05	E09	E11
발바닥(족저) 근막염	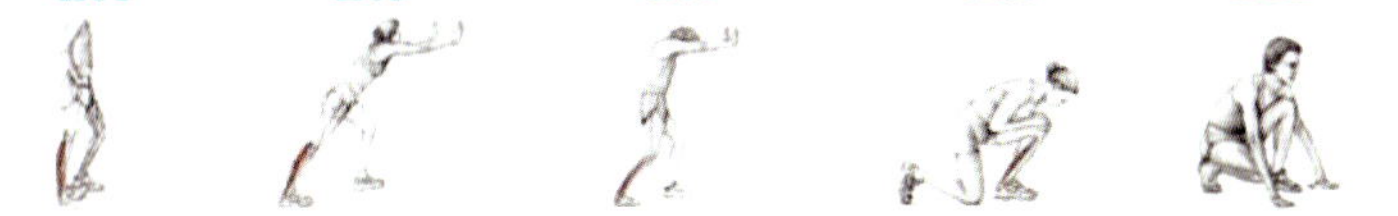	J03	J06	K04	K07	L05
뒤정강근(후경골근) 힘줄염	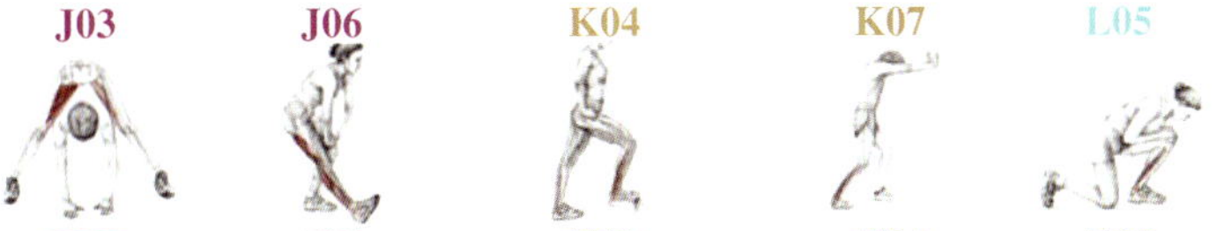	H08	J02	K01	K04	K07
네갈래근(사두근) 타박상, 스트레인 및 건염	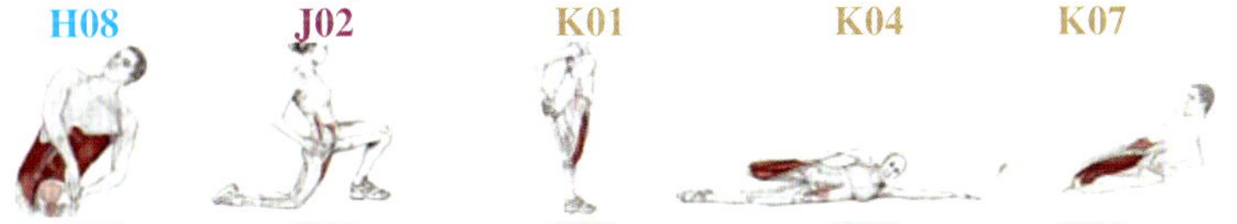	C05	F01	F02	F05	F06
돌림근(회전근) 장딴지 힘줄염	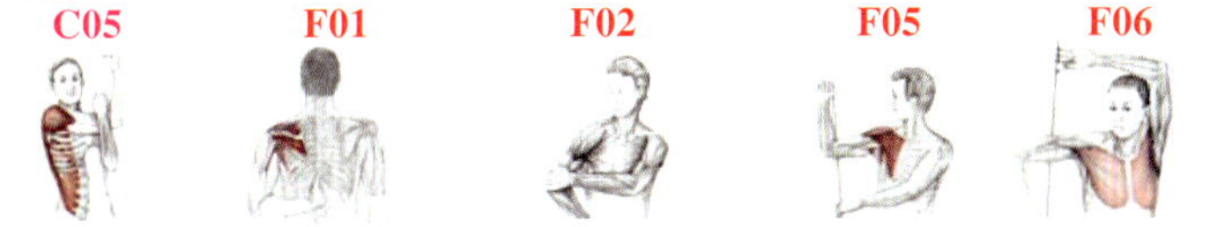	A09	A12	A13	A14	A15
테니스, 골퍼, 그리고 투포환 던지기 팔꿈치 힘줄염	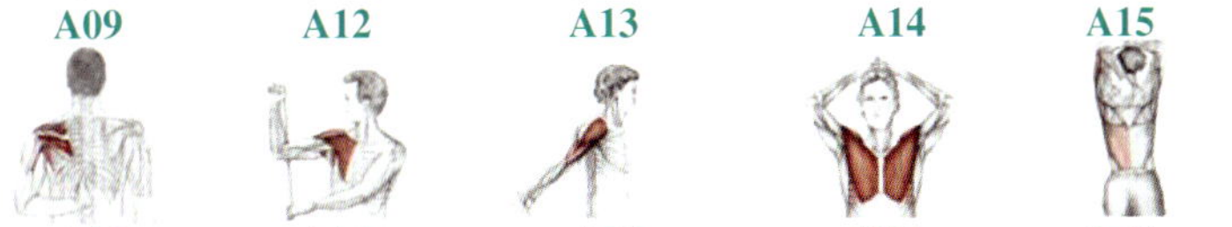	A12	A14	A16	B01	B10
엄지손가락(무지) 염좌	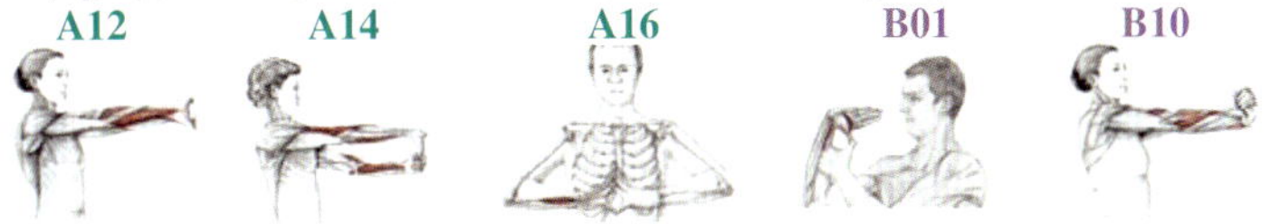	B12	B13	B14	B15	B17
세갈래근(삼두근) 힘줄 파열	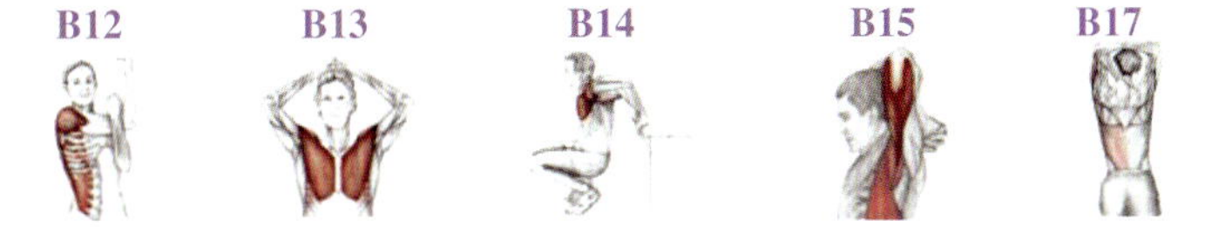	A09	B01	B06	B09	B10
채찍질 및 목 뒤틀림(사경)	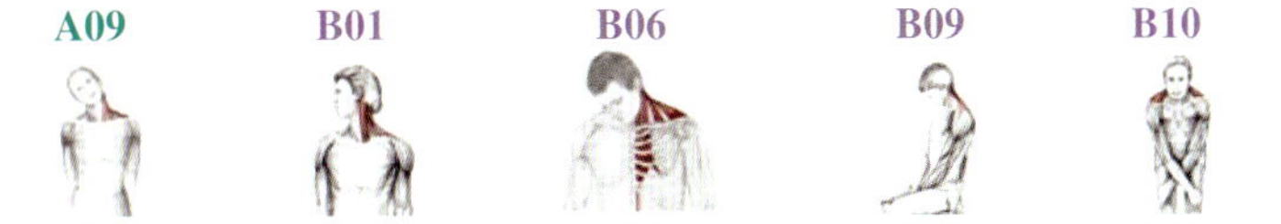	A01	A02	A04	A07	A11
손목염좌 및 힘줄염	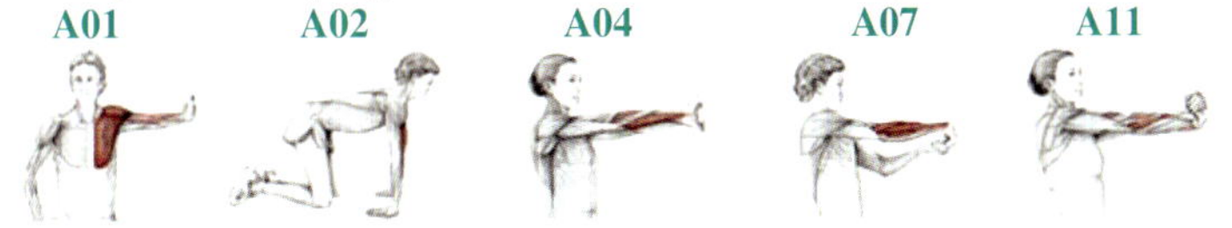	B04	B11	B12	B16	B17

각 스포츠를 위한 다섯 가지 스트레칭

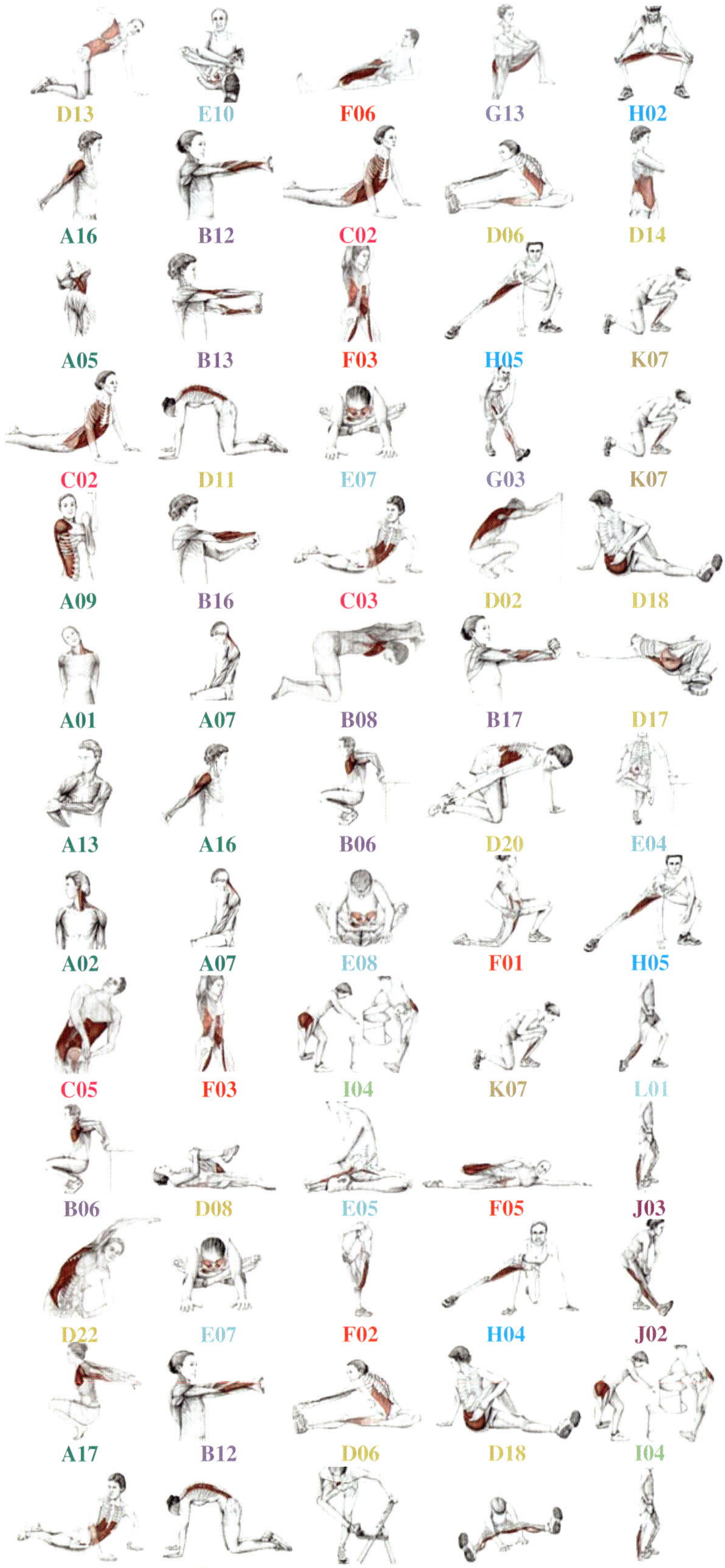

스포츠					
미식축구	D13	E10	F06	G13	H02
양궁	A16	B12	C02	D06	D14
농구	A05	B13	F03	H05	K07
배낭여행	C02	D11	E07	G03	K07
타구운동(크리켓, 야구, 소프트볼 등)	A09	B16	C03	D02	D18
권투	A01	A07	B08	B17	D17
카누	A13	A16	B06	D20	E04
접촉 스포츠 (축구, 미식축구, 럭비 등)	A02	A07	E08	F01	H05
크로스컨트리	C05	F03	I04	K07	L01
사이클	B06	D08	E05	F05	J03
필드하키	D22	E07	F02	H04	J02
골프	A17	B12	D06	D18	I04
하이킹	C03	D11	E03	G01	J03

아이스하키	D23	E08	F01	H02	K07
스케이팅	D07	E03	E12	F01	H01
인라인 스케이팅	D09	E03	E12	F01	H01
카약	A13	A17	B07	D18	E03
태권도	B17	C05	D13	G05	H06
등산	C02	D09	E01	G03	L02
네트볼	A02	B14	F03	H05	K04
오리엔티어링	C03	D13	E04	G06	K02
경보	D17	E05	F03	J02	K04
라켓스포츠 (테니스, 배드민턴, 스쿼시 등)	A14	B07	B17	C03	D16
롤러스케이팅	D08	E04	E13	F06	H03
조정	A15	A16	B06	C05	E01
달리기	C03	F01	G04	I02	K04

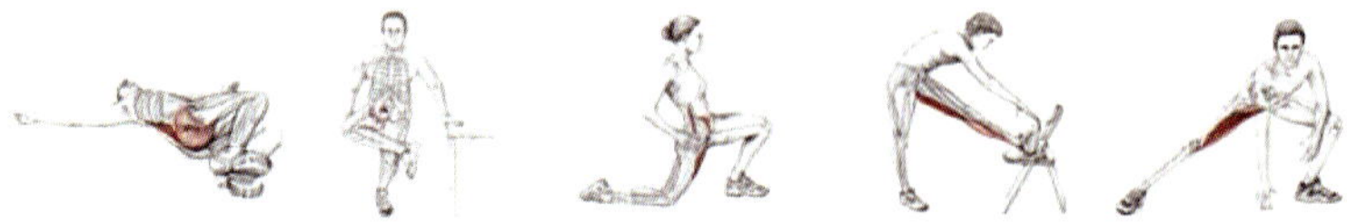

럭비	D17	E04	F01	G04	H05

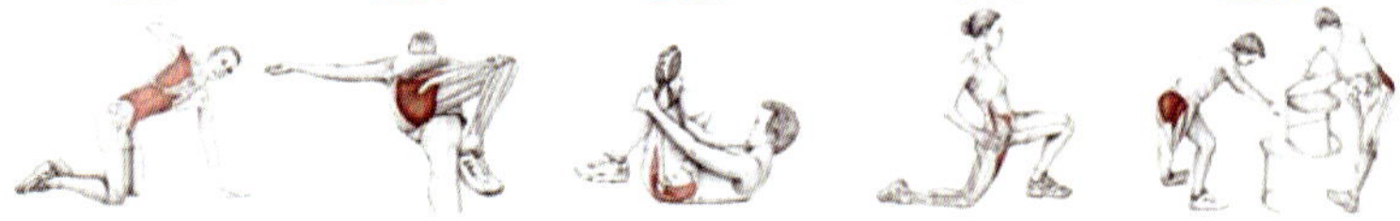

스노우 보딩	D13	E01	E13	F01	I04

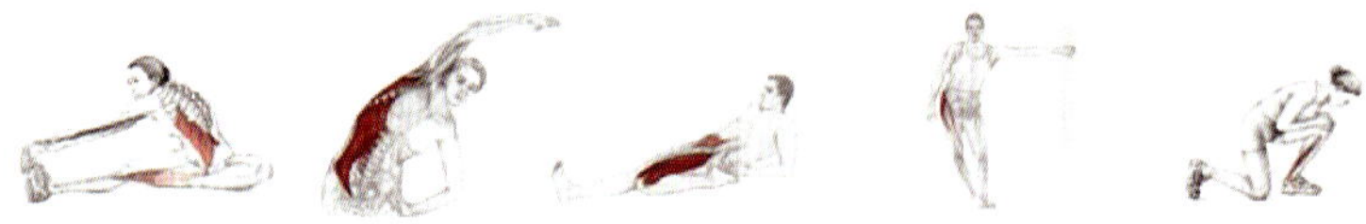

스키	D06	D22	F06	J03	K07

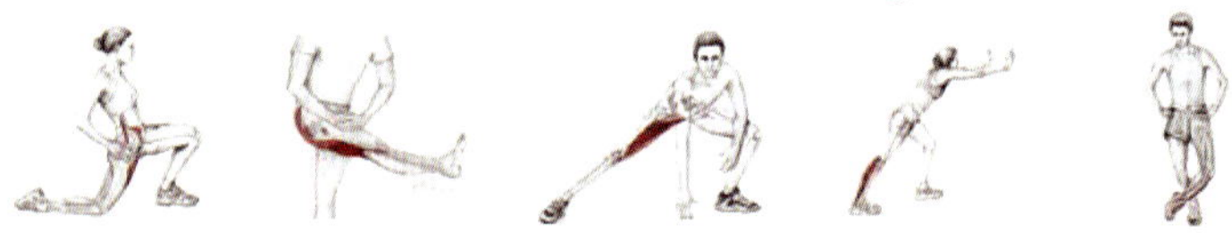

축구	F01	G05	H05	J06	L02

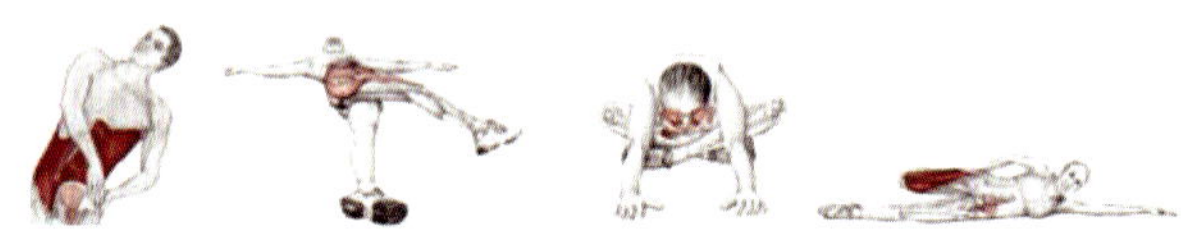

파도타기	C05	D16	E07	F05	I02

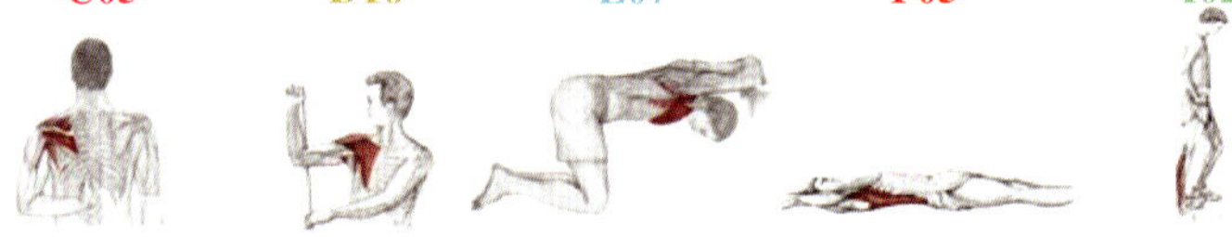

수영	A12	A14	B08	D04	J03

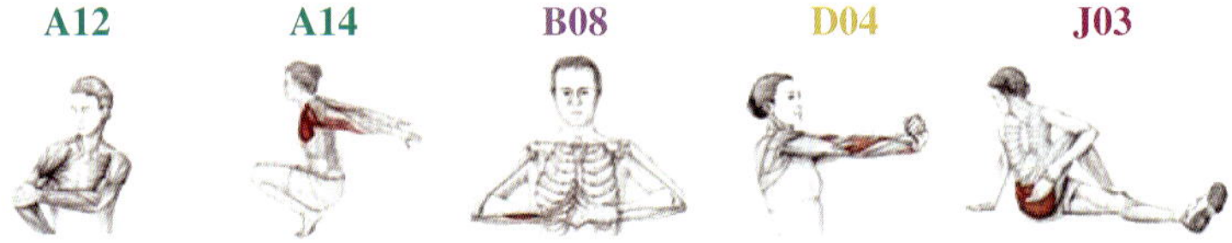

던지기 스포츠(크리켓, 야구, 야외경기)	A13	A17	B14	B17	D18

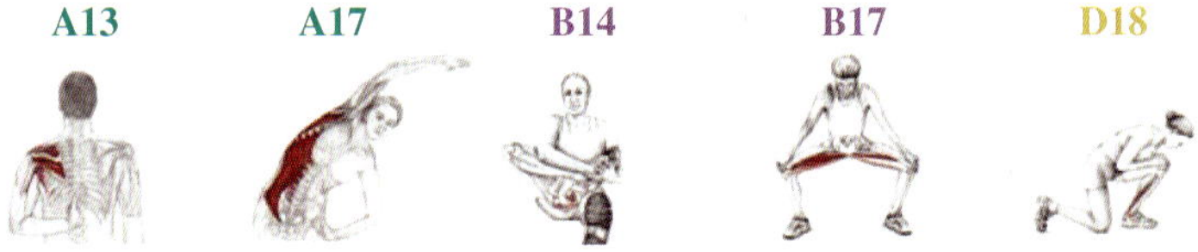

배구	A12	D22	E10	H02	K07

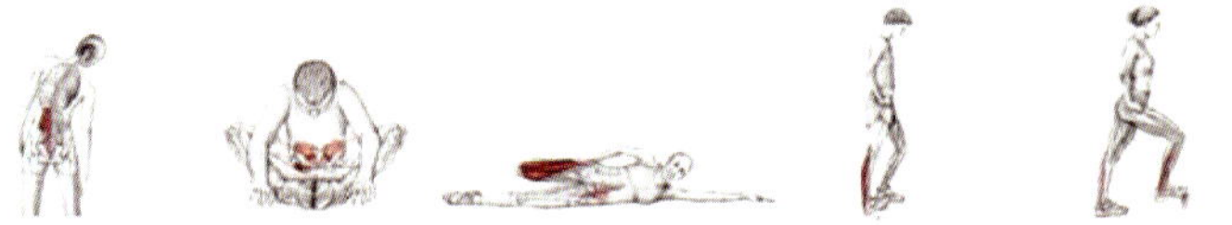

걷기	D21	E08	F05	J03	K01

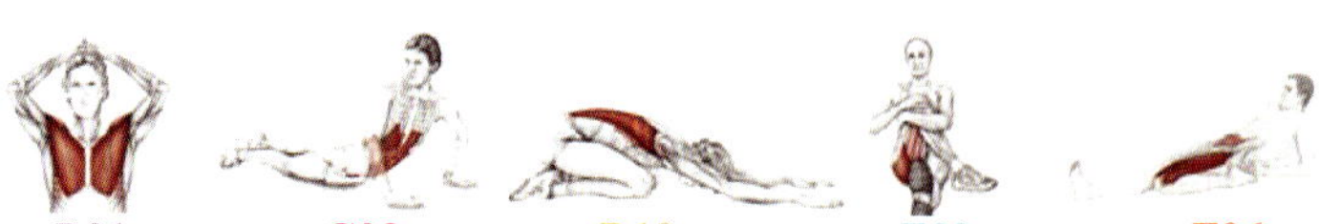

수상스키	B01	C03	D10	E09	F06

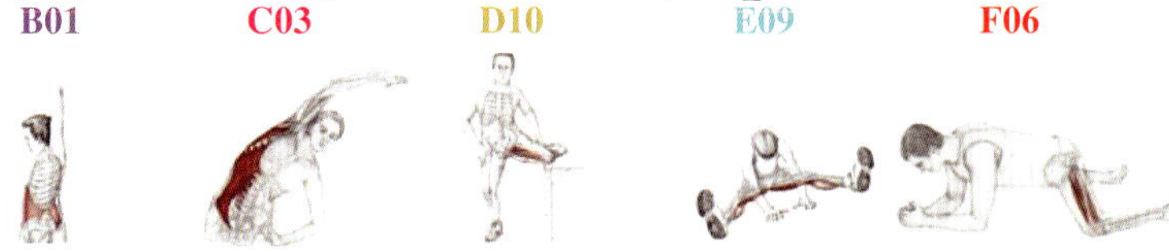

레슬링	D15	D22	E06	G01	H06

용어 해설 (Glossary)

강직척추염: 척추관절을 침범하는 퇴행성 관절질환의 한 형태이다. 신체 전체의 질환이며 엉치엉덩관절(천장관절), 척추사이관절(추간관절), 갈비척추관절(늑추관절)의 염증으로 인한 통증과 뻣뻣함이 나타난다.

골프팔꿉증: 쥐기와 비틀기, 특히 강하게 잡는 활동에 의하여 야기되는 위팔뼈의 안쪽 위관절융기의 염증.

관절 기능 이상: 관절의 침해, 장애, 이상.

관절병증: 관절질환.

구획 증후군: 구획내에서 근육내 압력의 증가가 혈액의 흐름과 조직의 기능을 방해하는 상태.

굳은어깨(동결견) 증후군: 유착성 피막염 참조.

궁둥구멍근 증후군(이상근 증후군): 궁둥신경의 충돌로 인하여 근육의 염증이 있고, 짧아지거나 경련이 있는 상태. 뒤넙다리와 볼기에 통증과 저림이 일어나며 남성보다 여성에서 더 자주 일어난다(1:6 비율).

근막염: 근육 주위부 근막의 염증.

근육둘레띠(회전근개): 어깨관절(견관절)이 움직일 때 위팔뼈머리(상완골두)와 어깨뼈(견갑골)의 관절오목(견갑와)이 분리되지 않도록 함으로써 관절의 탈구를 방지하는 데 도움이 된다. 가시위근(극상근), 가시아래근(극하근), 작은원근(소원근), 어깨밑근(견갑하근)으로 구성된다.

기운 목(사경, torticollis): 목을 비틀리게 하는 목근육이 수축된 상태.

기운 목(사경, wryneck): 기운 목 참조.

꼬리뼈 통증(미골통): 꼬리뼈(미골)와 그 주변의 통증.

던지기 팔꿉증: 안쪽 곁인대(내측측부인대)의 반복적인 스트레스.

돌기점액낭염(전자점액낭염): 큰볼기근(대둔근)과 큰돌기(대전자) 뒤가쪽(후외측)면 사이에 있는 돌기점액낭. 엉덩정강근막띠(장경인대)의 유연성이 감소되면 점액낭염이 발생할 수 있다.

두덩뼈염(치골염): 두덩뼈 결합(치골결합) 주변 두덩뼈(치골)이 염증 상황을 만드는 증상. 퇴행변화를 포함하는 다양한 상황에 의하여 유발될 수 있다.

류마티스관절염: 면역체계가 자신의 조직을 공격하는 자동면역 질환으로서 인체 여러 부위의 염증을 초래한다.

목신경신장 증후군: 원반(추간판)이 삐져나와 목신경뿌리(경추신경근)를 자극하거나 압박하여 야기되는 상태.

무릎뼈넙다리통증 증후군(슬개대퇴동통 증후군): 무릎뼈(슬개골)와 넙다리뼈(대퇴골)와 관련된 과도한 통증.

반복 스트레인 손상(RSI): 인체 어느 부위의 스트레인, 힘줄염(건염)과 같은 어떤 지나친 사용 상태를 말한다.

발뒤꿈치 돌기(극): 발뒤꿈뼈의 뼈돌기(골극).

발뒤꿈치 힘줄염(아킬레스 건염): 발뒤꿈치 힘줄(아킬레스건)의 염증

충돌 증후군: 관절테두리(관절순), 위팔두갈래근(상완이두근)의 긴갈래, 봉우리밑점액낭(견봉하점액낭)을 손상시키는 머리 위에서 이루어지는 반복적인 활동에 의하여 야기되는 만성상태.

부분탈구 : 불완전한, 부분적인 탈구.

뼈관절염(골관절염): 관절연골의 퇴행. 뼈 가장자리의 비대, 활액막의 변화에 의하여 특징지어지는 비염증성 퇴행성 관절질환. 특히 노인에게서 보인다.

뼈염(골염): 뼈의 팽창, 압통, 둔하고 쑤시는 통증을 유발하는 뼈의 염증.

삠(염좌): 지지하는 인대섬유 일부가 파열되는 관절 손상.

석회힘줄염(석회성건염): 봉우리밑주머니(견봉하점액낭) 또는 어깨세모근밑주머니(삼각근하점액낭)의 염증과 석회화이다. 결과적으로 통증과 어깨관절 움직임의 제한이 나타난다.

손목굴 증후군(수근관 증후군): 손목굴(수근관)을 지나가는 정중신경이 압박되어 손에 통증과 저림이 나타난다.

스냅핑엉덩관절 증후군: 뼈의 융기부위를 지나가는 단단한 인대와 힘줄에 의하여 초래될 가능성이 있다. 주로 윗몸 일으키기와 같은 운동을 할 때, 흡입 현상에 의하여 속 스냅핑(internal snapping)이 초래된다. 바깥 스냅핑은 보통 큰돌기(대전자) 위에서 큰볼기근(대둔근)이 맞부딪히는 결과이다. 무용수와 어린 선수에게서 보편적으로 나타나며 맞부딪힘(clicking) 엉덩관절(고관절) 증후군으로 알려져 있다.

스트레인근: 구조물 일부의 과신장 또는 지나친 사용.

신경염: 통증과 압통을 동반한 신경의 염증.

안쪽 정강통증 증후군(내측경골동통 증후군): 다리의 안쪽 정강구획(경골구획)의 빠른 부기(종창), 증가된 긴장, 통증. 보통 힘을 많이 쓴 후에 나타난다. 또한 정강덧댐(정강이 부목)으로 알려져 있다.

앞정강구획 증후군(전경골구획 증후군): 다리의 앞정강구획(경골구획)에 빠른 부기(종창)가 나타나고 긴장이 증가하며, 통증이 나타난다. 보통 힘을 많이 쓴 후에 나타난다.

어깨갈비 증후군(견갑늑골 증후군): 어깨뼈와 가슴벽 관계의 오래된 변화의 결과로 어깨이음뼈 위나 뒤의 통증.

엉덩근막띠 증후군(장경인대 증후군): 골반으로부터 무릎관절(슬관절) 아래까지 이어진 탄력성이 없는 아교질(콜라겐) 끈인 엉덩정강근막띠(장경인대)의 통증과 염증이며 다양한 생화학적 원인이 있다.

엉치엉덩관절염(천장관절염): 천장관절의 염증(관절염).

염증: 조직에 대한 손상에 의하여 기인되는 국소적 보호 반응. 통증, 발열, 발적, 부기, 기능 상실 등의 특성이 있다.

위관절융기염(상과염): 먼쪽(원위) 위팔뼈(상완골)의 위관절융기(상과)에 있는 연조직의 염증과 미세파열.

유착성피막염: 어깨의 관절주머니(관절낭)와 관절연골 사이의 유착성 염증. 동통, 뻣뻣함, 운동의 제한을 초래하며 굳은어깨(동결견)라고 불린다.

윤활주머니(점액낭): 윤활액을 함유하는 섬유성 주머니막으로, 전형적으로 힘줄(건)과 뼈 사이에서 발견된다.

자뼈굴 증후군(척골관 증후군): 자신경(척골신경)은 아래팔(전완) 안쪽을 따라서 손목까지 내려간다. 이 신경에 대한 과도한 압박은 새끼손가락과 반지손가락 바깥의 둔함과 저림을 유발할 수 있다.

점액낭염: 점액낭, 예를 들면, 삼각근하 점액낭 등의 염증.

정강이 덧대(부목): 안쪽 정강통증 증후군/앞경골구획 증후군 참조.

종자뼈: 힘줄(건) 또는 관절에 묻히는 작은 결절 뼈.

종자뼈염(종자골염): 종자뼈와 주위 구조물의 염증.

찢김골절(결출골절): 직접 외상 또는 과도한 장력에 의한 압박력을 기인된 간접골절.

채찍질손상: 인체의 빠른 가속과 감속의 결과 척주와 C4/C5 척수신경 손상에 사용되는 일반적 용어이다.

척주옆굽음증(척주측만증): 척주의 가쪽(외측) 돌림(회전) 만곡.

척추앞굽음증(요추전만): 척추의 허리 부분의 과도한 볼록 굽어짐.

척추원반(추간판): 통증척추원반(추간판)의 장애에 의하여 야기되는 상태.

탈구: 어떤 부분 특히 뼈의 옮김(전위).

테니스 팔꿉증(테니스엘보): 아래팔(전완)의 뒷면에 닿는곳(정지부)이 있는 근육의 힘줄염(건염)이며 과도한 해머 내려치기나 톱질 동작, 또는 긴장하고 서투른 테니스 라켓잡기에 의하여 유발된다.

파열: 조직의 강한 힘에 의한 째짐(열상) 또는 파열.

피막염(관절낭염): 관절피막(관절낭)의 염증.

힘줄염(건염): 힘줄의 염증. tendinitis 라고도 한다.

힘줄윤활막염(건초염): 힘줄집(건초)의 염증.